汇集北京协和医院风湿科专家 30 年的临床经验

干燥综合征

Sjögren's Syndrome

主　编　董　怡　张奉春

副 主 编　赵　岩　曾小峰

主编助理　郑文洁

人民卫生出版社

图书在版编目（CIP）数据

干燥综合征/董怡,张奉春主编.—北京:人民卫生
出版社,2015

ISBN 978-7-117-21464-3

Ⅰ.①干⋯ Ⅱ.①董⋯②张⋯ Ⅲ.①干燥-综合
征-防治 Ⅳ.①R58

中国版本图书馆 CIP 数据核字（2015）第 237319 号

人卫社官网　www.pmph.com	出版物查询,在线购书
人卫医学网　www.ipmph.com	医学考试辅导,医学数据库服务,医学教育资源,大众健康资讯

干燥综合征

主　　编：董　怡　张奉春
出版发行：人民卫生出版社（中继线 010-59780011）
地　　址：北京市朝阳区潘家园南里 19 号
邮　　编：100021
E - mail：pmph @ pmph.com
购书热线：010-59787592　010-59787584　010-65264830
印　　刷：北京顶佳世纪印刷有限公司
经　　销：新华书店
开　　本：787×1092　1/16　印张：18
字　　数：438 千字
版　　次：2015 年 11 月第 1 版　2016 年 12 月第 1 版第 2 次印刷
标准书号：ISBN 978-7-117-21464-3/R·21465
定　　价：92.00 元

打击盗版举报电话：010-59787491　E -mail：WQ @ pmph.com
（凡属印装质量问题请与本社市场营销中心联系退换）

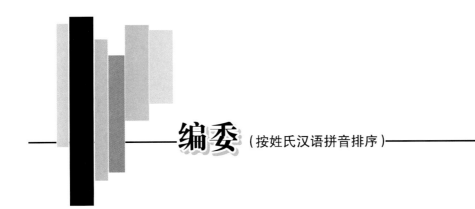

编委（按姓氏汉语拼音排序）

费允云　侯　勇　蒋　颖　冷晓梅　李梦涛　李永哲　沈　敏　史　群　苏金梅
孙凌云　唐福林　田新平　王　迁　吴庆军　徐　东　于孟学　曾学军　张　文
张　烜　张顺华　张卓莉　郑文洁

编者（按姓氏汉语拼音排序）

邓垂文（中国医学科学院北京协和医院）
董　怡（中国医学科学院北京协和医院）
费允云（中国医学科学院北京协和医院）
甘晓丹（中国医学科学院北京协和医院）
侯　勇（中国医学科学院北京协和医院）
蒋　颖（中国医学科学院北京协和医院）
冷晓梅（中国医学科学院北京协和医院）
李　菁（中国医学科学院北京协和医院）
李梦涛（中国医学科学院北京协和医院）
李永哲（中国医学科学院北京协和医院）
刘金晶（中国医学科学院北京协和医院）
沙　悦（中国医学科学院北京协和医院）
邵　池（中国医学科学院北京协和医院）
沈　敏（中国医学科学院北京协和医院）
史　群（中国医学科学院北京协和医院）
苏金梅（中国医学科学院北京协和医院）
孙凌云（南京鼓楼医院）
唐福林（中国医学科学院北京协和医院）
田新平（中国医学科学院北京协和医院）
王　立（中国医学科学院北京协和医院）

王　迁（中国医学科学院北京协和医院）
吴　迪（中国医学科学院北京协和医院）
吴婵媛（中国医学科学院北京协和医院）
吴庆军（中国医学科学院北京协和医院）
吴秀华（中国医学科学院北京协和医院）
徐　东（中国医学科学院北京协和医院）
杨云娇（中国医学科学院北京协和医院）
于孟学（中国医学科学院北京协和医院）
曾小峰（中国医学科学院北京协和医院）
曾学军（中国医学科学院北京协和医院）
张　文（中国医学科学院北京协和医院）
张　烜（中国医学科学院北京协和医院）
张奉春（中国医学科学院北京协和医院）
张顺华（中国医学科学院北京协和医院）
张卓莉（北京大学第一医院）
赵　岩（中国医学科学院北京协和医院）
赵久良（中国医学科学院北京协和医院）
赵丽丹（中国医学科学院北京协和医院）
郑文洁（中国医学科学院北京协和医院）
周佳鑫（中国医学科学院北京协和医院）

前 言

干燥综合征一词源于对本病英文医学名词"Sjögren's syndrome"的中文译名。Henrik Sjögren 是一位瑞典眼科医师,生于 1899 年,1933 年其医学博士学位论文举行答辩未获通过之后离开了瑞典高级研究机构。以后他继续研究并发表了有关眼干燥症的论文(第二次世界大战其多以德文发表)。1943 年后澳大利亚 Bruce Hamilton 将其大部论文译成英文,始为众多人们知晓,并获得国际赞誉,成为瑞典及美国风湿病学学会荣誉会员。1986 年第一次干燥综合征国际会议于丹麦哥本哈根举行,大会原想为其举行隆重的祝贺,但因其年老体衰未能成行,于该年 9 月逝世。

干燥综合征临床研究盛行于 20 世纪 80 年代,国际上关于其诊断标准即不下六种之多(哥本哈根 1976、日本 1977、希腊 1979、圣地亚哥 1986、旧金山 1975、1984……),本文作者欲探讨其在中国的流行情况,特进行了一次在北京郊区农村 16 岁以上,2066 例成年人群的调查。首先遇到的问题即是调查方法问题。考虑到口干和(或)眼干在一般人群中是很不特异的症状,受很多因素影响(如生活饮食习惯、个人口腔卫生、烟酒嗜好、所受教育水平与过去用药情况等),且过去经验在已确定的干燥综合征患者中,自诉有口干或眼干者竟高达 50% ~60%,故单依据向被调查人提问不能作为基本的筛选手段。为此我们对全部调查对象都做了 3 项血清学检查,因为抗核抗体(ANA)、类风湿因子(RF)、抗 SS-A 抗体在已确定的中国干燥综合征患者中阳性率分别为 40%、50% 及 60% ~70%,血清学检查弥补了依靠调查提问的不足。哥本哈根诊断标准(1976)具有角结膜干燥及口干燥症者即可诊断,亦即下述三项检查至少两项不正常:Schirmer 试验<5mm/5min,泪膜破裂时间<10 秒,角膜染色>4 个斑;口干燥症至少唾液流量<1.5ml/15min,腮腺造影不正常,唇黏膜检 4mm² 内多于一个淋巴细胞浸润灶(>50 个淋巴细胞为一个灶)。Fox 诊断标准(1986)满足以下 4 项可确诊:Schirmer 试验<9mm/5min,角膜染色阳性,唾液流量减低,正常人为 0.17 ~0.25ml/min,唇黏膜活检至少可见 2 个淋巴细胞浸润灶。我们修订 Fox 标准,按符合哥本哈根标准另加 3 项血清检查中一项阳性计算,不要求每例皆作唇黏膜活检。调查结果 2066 人中 16 例符合哥本哈根诊断标准,除 1 例外皆为女性,年龄 23 ~74 岁,平均年龄 42 岁。另有 16 例(女 13 例、男 3 例)有肯定的干燥性角结膜炎及唾液量减少(<0.1ml/min),但腮腺造影正常而患者拒做唇黏膜活检,只可作为可疑病例。此 16 例中 6 例 RF 1:256 ~1:32 阳性,但皆无类风湿关节炎证据。按哥本哈根标准患病率为 0.77%,按修订的 Fox 标准患病率为 0.33%。本调查人群 50 岁以上者占 9.4%,故所得患病率不致受老年因素很大影响。

干燥综合征就世界范围而言,流行病学调查资料尚不是很普遍,但在 2012 年牛津大学出版社出版的由美国干燥综合征基金会编印的 *Sjögrens Book* 第 4 版第 12 页中 Setoodeh KM 及 Wallace DJ 言及"在过去 10 年中患病率评估的研究,如发表于中国、西班牙、Slovenia、芬兰、希腊及美国的报告结果都很近似",可作为一注解。美国认为约 5% 人群患有此病,原发性干燥性综合征是居第 2 位的常见病。新中国成立后,发行量很大的《实用内科学》误写本病为少见病,加以国内的风湿病学和免疫学专业都是进入 20 世纪 80 年代才起步,因此无论患者或医学界人士对之都较陌生,这是要大力改进的。美国干燥综合征基金社主席还特别强调 5% ~ 10% 原发性干燥综合征患者最终可能发生淋巴系统增殖性疾病,成为研究两者相互关联发生的又一重大课题。

干燥综合征最新的诊断标准见于 2002 年美国和欧洲专家讨论后形成的共识标准。该标准希望全世界采用,避免与有口眼干燥而非干燥综合征的病例(如肝炎病毒 C 感染、艾滋病、结节病、移植物抗宿主病、引起干燥症状的药物反应)相混淆。且全世界相同诊断病例的累积更可加强对本病各方面的认识深度。

干燥综合征的临床表现等极为复杂多样,盖因全身内脏不同腺体器官皆可能受损。这也是本病为何又名自身免疫性上皮炎(autoimmune epithelitis)的原因,这些命名更反映了干燥综合征的免疫炎性本质,似应更推广使用。希腊名家 Tzioufus AG 及 Moutsopovlos HM 所著干燥综合征一文中,按病的不同阶段列举不同临床表现及其发生率,有助于了解本病的总体全貌。

国内对于干燥综合征研究的短板是对其免疫发病机制探讨不多。早年国外曾有原发性及继发性干燥综合征两种之说,但迄今此概念仍很模糊甚至存有争议。笔者从收集原本为干燥综合征,多年后发生胆汁淤积的病例入手,以自身抗体(抗线粒体抗体,AMA)阳性和阴性分为两组,前者 46 例,后者 35 例,后组患者中核周型抗中性粒细胞质抗体(pANCA)阳性率较前组高,具有统计学意义。文献中未见有 pANCA 与干燥综合征或原发性胆汁性肝硬化的联系,但本文中 2 例行逆行胆管造影,皆示有硬化性胆管炎的存在。这似又说明干燥综合征影响胆管疾病的复杂性,可能不只是受 AMA 及其抗 M_2 亚型抗体的影响而已。

由于干燥综合征涉及医学的多种专业,是多发病,疾病不同时期临床表现又多种多样,建议在经过充分准备后举办一次国内大型的学术交流会,对今后推进干燥综合征的学术成长将是十分有利的。

张乃峥

2014 年 4 月于北京

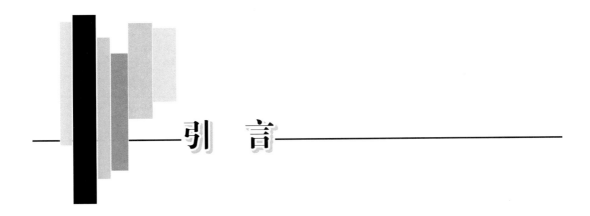

引 言

　　干燥综合征是个表现为多系统受累的自身免疫病,除涉及内科各科室外尚需与口腔科、眼科协作互动方能展开本病的诊疗和研究。由于认识的不足和检查手段较复杂,因此在国内长期被忽视。近 30 年中逐渐克服这些障碍后,它已成为我们日常医疗工作中常见的结缔组织病,也是科研者经常探讨的题目。然而这个较为特殊而复杂的病却仍有诸多问题,如病因不明、发病过程中免疫紊乱、腺体外器官损伤的治疗、淋巴瘤的风险、口干等主观症状对患者工作和生活质量的影响,这些都有待于我们解决。

　　本书的目的,一是总结我风湿免疫科和国内发表的较大数据的队列研究资料和经验,也提供一些国外相关的数据和研究,作为国内同道们的参考;二是提出现阶段国内外在本病发病机制中的不足和我们可利用的研究空间,希望更多对此有兴趣的医师、研究生继续投入力量来填补这个空间(或称短板),所谓的众擎易举;三是争取国家和相关科研机构继续支持本病的课题研究。

　　本书各章节由中国医学科学院北京协和医院风湿免疫科全体同事,在炎热夏季查阅了若干相关重要文献撰写完成,为了进一步提高本书的质量,以供再版时修改,因而诚恳地希望各位读者、专家提出宝贵意见。

　　最后要感谢张乃峥教授,他不但是我们风湿免疫科的创始人,也是我国干燥综合征的领军人。他本人亲自投入并鼓励科内人员开展本病的各项研究,在他生命的最后时期还为本书写下了前言,指出干燥综合征目前的临床及基础研究中的不足,和他寄予的期望,我相信我们的继承者一定会为实现他的期望而努力。

董 怡

2015 年 8 月 1 日

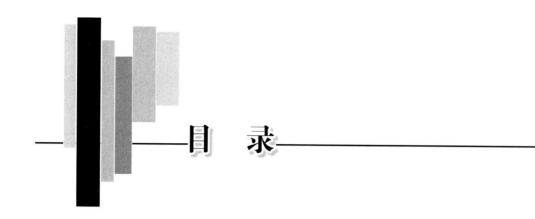

目 录

临 床 篇

发病机制篇

治　疗　篇

展 望 篇

临床篇

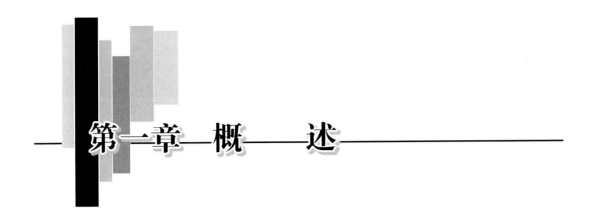

第一章　概　述

第一节　我国干燥综合征的起步

我国风湿病学在改革开放后得以长远发展,笔者认为其中干燥综合征(Sjögren's syndrome)得益最多。它被发掘、被认识、被普及、被深化,从一个原被认为的罕见病现被证实为三大常见的风湿性自身免疫病之一。这不仅是一个学术上的进步同时也获得了很大的社会效益。能有这样学术上的升华,笔者认为应归功于改革开放后的国际交流、知识更新和医学实践。

一、命名

由于干燥综合征特征性的改变为外分泌腺体受累,因此曾有学者根据本病的病理特点:即身体组织/器官的管道上皮细胞的炎症而命名本病为自身免疫性上皮细胞炎(autoimmune epithelitis),又因累及非内分泌腺体的外分泌腺体故取名外分泌腺体自身免疫病(exocrine gland autoimmune disease)。欧洲早期称本病为 SICCA 综合征,SICCA 意为干燥,但不包括自身免疫性之意。法国学者 Gougerot 亦提出本病的存在,故法国称此病为 Gougerot Sjögren's syndrome。目前国际上公认本病名为 Sjögren's syndrome。我国因感到该译名不易推广和接受,故于 1980 年定本病为干燥综合征,英文名 Sjögren's syndrome。

二、起步

我国起步探讨干燥综合征较欧美各国晚 20 年余,20 世纪 70 年代末笔者在英国参观进修时第一次听到 Sjögren's syndrome 的病名,又看到几个患此病的患者,此时抗核抗体谱的检测刚起步。因为 SSA/SSB 全名为 Sjögren's syndrome A/B,说明与干燥综合征密切相关。20 世纪 80 年代初回国后笔者去所在医院的病案室查看,竟未见有干燥综合征(Sjögren's syndrome,SS)的病例记录,翻阅当时的中文版内科学教科书(书写于改革开放前)称此为罕见病。这时笔者所在的小实验室正在开展抗 ENA 抗体的方法和探讨它的临床意义。1980年吴东海教授(当时是研究生)参加了这个课题,我们想通过抗 SSA/B 抗体找寻 SS 患者,他定期到检验科取些血清标本来检测,就这样我们开始了 SS 的探索并取得了一定结果[1]。有一次吴东海发现内科病房有 2 个肾小管酸中毒的患者血清的抗 SSA/B 强阳性,我们立即去病房采访了这两位患者。他们都有口干主诉、猖獗性龋齿、低血钾、肾小管酸中毒、肾性尿崩等表现。眼科和口腔科医师都做了相关检查,同意他们符合干燥性角结膜炎(keratoconjunc-

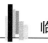

tivitis sicca)和口干燥症(xerostomia)的诊断。这两例是我们最早发现的干燥综合征患者,同时这也引起了我们对 SS 可能具有系统器官损害的警惕。此后我们又发现多例临床型和亚临床型Ⅰ型肾小管酸中毒的 SS 患者[2],再进一步发现这类型患者常合并有肾结石,甚至肾性软骨病。随之国内发表 SS 患者的肾损害也随之增多[3,4],我们再随诊原来诊断为肾小管酸中毒的患者,发现 56% 患者的病因是干燥综合征。不久北京协和医院放射科有位中年女技师,多年来有周围血白细胞和血小板低下,被认为是接触放射线的不良反应。在一次查体中发现血清 ANA(+),转到我科后,注意到她不但乏力而且有猖獗龋齿多年,再查抗 SSA/B 抗体(+)。经眼、口腔科检查确诊为 SS。两年后患者出现高热、关节痛、心包积液、血清首次出现高滴度抗双链 DNA 抗体,经糖皮质激素治疗后症状被控制,抗双链 DNA 转阴,我们诊断她是重叠综合征(SS+SLE)。她的病情让我们认识到:①SS 是可以出现血液系统异常的;②SS 是一个独立的疾病,不能笼统地把与另一结缔组织病共存的 SS 都诊为继发性 SS(见2002 年美国欧洲的分类标准),应具体分析。这时另一位 18 岁的女青年被确诊为干燥综合征,她照常工作生活,5 年后结婚生子,又 5 年后她出现反复咳嗽、发热、胸 X 线出现肺纹增多、肺大疱,继以出现气短、肺部啰音,虽经积极治疗,仍因肺部感染、呼吸衰竭而终结生命。那时肺高分辨 CT 尚未用于临床。在回顾她的病史和以后的积累资料,我们可以明确她是SS 合并了肺间质病变(ILD)和(或)支气管扩张,反复合并了肺部感染。以后材料证实 SS 并发 ILD 的概率为 14.79%("十一五"科技支撑项目资料)。这些点滴的临床故事,让我科的同事们对 SS 产生了浓厚的兴趣,启发我们开展更深的研究。

三、普及与研究相结合

我们体会到必须进行普及 SS 知识的教育,以减少误诊和漏诊。为此我科在全国各地的风湿病会议和知识更新班课程中都大讲 SS 诊治的评析内容。在临床研究方面,我科完成了对本病各系统和各器官的观察和分析[4-9]。这些将在本书以下各章节中描述。我科的干燥综合征研究获 1995 年国家进步奖。2008 年我科承担了国家"十一五"全国 SS 患者的研究课题,并于 2012 年完成。2005 年我科参加美国 NIH 的 SICCA 研题,与美国、丹麦、阿根廷、日本等单位协作完成 2000 例 SS 患者收集、分析,至 2012 年发表干燥综合征的新 ACR 的SS 分类标准[10]。以上是我科在启动、推进、发展 SS 过程的简单叙述。

第二节　干燥综合征的诊断标准与分类
标准的演绎和相关事项

在我们开展 SS 工作时,首先被 SS 诊断标准所困惑,而医师对疾病的诊断是至关重要的。诊断不明确会带来治疗的不当和预后的不良,因此医师需要诊断标准来保证他的临床和研究工作。在医师诊治工作过程中诊断是灵魂,医师依赖诊断标准。

因为 SS 是一个 20 世纪 60 年代新出现的病,所以在 1970—1990 年间共出现了若干个诊断标准[11-16],使人无所适从。这些标准各有一定局限性(可参看本书中相关章节)。随着免疫分子学的发展,自身抗体的发现和临床应用,风湿病学者们通过实践对本病的认识不断深化,得以在 2002 年经多国共识而推出美国欧洲共识小组(American European Consensus Group,AECG)的分类标准(classification criteria)[17]并经我国单中心验证[18]。为简化易行在

10 年后的 2012 年美国风湿病学院(American College of Rheumatology)推出 ACR 诊断标准[19],尚未经我国多中心验证。

可以说,原发性 SS 的分类(诊断)标准基本达到共识。AECG 和 ACR 标准的差异只在主观(口/眼干)的取舍和客观测定角结膜炎及口干症项目的简化。时间和大样本验证可以说明哪个更符合临床研究。

第三节　对继发性干燥综合征的看法

1965 年 Bloch[20]在分析了 62 例 SS 后提出 SS 可分为原发性 SS(primary Sjögren's syndrome,pSS)和继发性 SS(secondary Sjögren's syndrome)的理念。后者指 SS 出现在具有另一独立的结缔组织病的患者时,如出现在明确诊断为类风湿关节炎、系统性红斑狼疮(SLE)等的 SS 患者则称为继发性 SS,而原发性 SS 是不合并有其他结缔组织病的。

1976 年 Manthorpe 的分类标准,1979 年希腊标准,1984 年圣地亚哥标准,2012 年美国欧洲标准中都提及继发性 SS 的诊断条件。

在中外文献报道中,都有确诊为 SS 的患者在若干年后方出现另一结缔组织病(类风湿关节炎 RA、系统性红斑狼疮 SLE 等),是 SS 继发了 RA(或 SLE)呢?还是反过来,无临床症状的 RA 或 SLE 继发了 SS。即使不以发病先后论,我们试看以下材料。

1979 年 Moutsopoulous 等的 43 例 SS 患者,其中 22 个不伴有其他结缔组织病,另 21 例则与类风湿关节炎(RA)并存。与 RA 并存的 21 例中,有 4 例出现在 RA 诊断之前 2~5 年。在 SS 组的患者不论是腺体或腺体外的系统症状均严重于 RA+SS 的并存组[21]。在组织分型方面亦有明显区别,即 SS 组的 HLA-DR3 占优势,并存组的 HLA-DR4 占优势(与其并存的 RA 的组织分型相同)[22]。Fox 随访 10 例 RA+SS 并存的患者,其中仅 2 人血清抗 SSA 抗体(+),1 人抗 SSA/B(+);但局部唾腺导管抗体却在并存组明显占优势[23]。

有位 19 岁女青年,她于 1974 年 15 岁时感乏力,关节痛和反复双腮腺交替性肿大和猖獗龋齿。血沉 40mm/h,1978 年她血清 RF1∶64(正常<1∶20)。1983 年 Schirmer 及 BUT 试验,符合干燥性角结膜炎,唇腺病理 FS>1,抗 SSA/B(+),我诊断她为原发性干燥综合征。1988 年患者诉有关节痛,时有小指 PIP 和踝关节肿胀,继以多关节肿痛和晨僵,手及腕关节 X 线片未见异常。1991 年因卵巢切除术后关节炎明显加重,X 线示有腕关节骨破坏,1993 年出现肘部皮下结节,继以手指呈鹅掌样畸形。此患者曾在欧洲风湿年会讨论,一致同意为原发性干燥综合征和类风湿关节炎并存的重叠综合征。

徐东等报道[24]符合 SS 诊断标准的 41 例患者,在病程中出现了 SLE 的临床表现并符合 SLE 诊断。这 41 例患者的年龄明显高于不伴 SS 的 SLE 对照组,口/眼干症状,肾小管酸中毒,肺间质病变均显著高于对照组。而 SLE 对照组出现颊面红斑,肾病综合征、中枢神经病变则显著占优势。实验室方面血清 IgG、IgA 水平、抗 SSA/B、RF 阳性率在 SS+SLE 组则明显高于 SLE 对照组,预后亦较好。

根据上述的资料可以看出不能笼统将符合诊断标准的 SS,在与另一结缔组织病(CTD)并存时称为继发性 SS。首先有必要把干燥症状(sicca symptoms)和干燥综合征(Sjögren's syndrome)鉴别开。再者,CTD 的症状极为多样化,且可随时间移动相继出现,各个独立的CTD 之间在症状、自身抗体、甚至某些基因都可以相互重叠,而且病情可以相互演变。原发性 SS 可以演变为 SLE、皮肌炎、RA,而这些病本身亦可累及外分泌腺体而使干燥成为其临床中的一个表现。

本人以为当一个符合 pSS 诊断标准,与另一 CTD 并存时应称之为重叠综合征(overlap syndrome)。Isenberg 于 2004 年亦提出 CTD 中的重叠综合征的存在[25]。继发性干燥综合征的病名既模糊又不确切,不宜继用。

第四节　干燥综合征的疾病活动指数的临床意义

SS 是一个炎性慢性疾病,在冗长的病程中往往有病情活动和缓解交替的阶段。同时,有约 30% ~ 50% 的 SS 患者具有腺体外的多系统病变。从临床症状看几乎所有 SS 患者都表现有浅层外分泌腺体结构和功能下降,即口、眼、皮肤、阴道黏膜的干燥(dryness),另小部分患者表现为各样脏器损害和全身躯体性症状(如乏力、疼痛)。目前设置两种指标来衡量这两方面(主、客观)的表现来判断疾病的活动性,称为 SS 疾病活动性指数(disease activity index,DAI)。第一种是在 2011 年欧洲发表的 SS 患者自报指数(SS patient report index,ESSPRI)。由患者自填所设计的问卷,据所得内容总结出:干燥、乏力、疼痛三个最具有代表性症状来判断疾病活性度和严重度[26],因此可用 ESSPRI 来表示患者主观症状的活动度;第二种是欧洲发表的 SS 患者疾病活动指数(SS patient disease activity index,ESSDAI)。本指数根据受损器官数、受损器官重要性和严重性来计算。可以在患者的病程间某一时间点进行评估,以明确患者 SS 疾病的进展或稳定。参加评估的器官有:体温、体重、淋巴结、外分泌腺体、关节、皮肤、肺、肾、肌肉、周围神经、中枢神经、血液、血清免疫反应等 12 个项目的异常和程度,按 0 ~ 3 分计算[27]。ESSDAI≥5(详见 SS 活动指数章节)。ESSRRI 和 ESSDAI 起着不同作用,前者适用于评估患者关心的主观症状,后者是医师需要对 SS 患者内脏系统的检测项目。两者都决定患者的疾病状态和所需接受的治疗以及药物疗效。Vitali 等推出 SS 的疾病损伤指数(SS disease damage index,ESSDDI)[28]。2014 年西班牙学者[29]对其注册库中的 921 例原发性 SS 患者的疾病活动性按 ESSDAI 进行评估,在随诊的 6 年中,发现仅 8% 患者活动性始终为 0(即不活动)。其余患者平均 ESSDAI 达 9.15,经适当治疗后可以改变。该文得出接受糖皮质激素和(或)免疫抑制剂和(或)静脉输入免疫球蛋白的患者其 ESSDAI 分别为 12.10、13.08、15.52,均明显高于不用者。说明 ESSDAI 是选择治疗药物的参考和依据。这些指数的目的是了解该 SS 患者在不同时期的疾病状况和疾病趋势,以及治疗方向。

第五节　干燥综合征的患病率与人文特点

在经过临床的一段探索和求实后,张乃峥教授于 20 世纪 90 年初在北京市的城郊区进行了 2000 余成人的调查,企图摸清我国人群中患有 SS 的情况。在克服众多的困难后得出结果是:北京市及周边地区成人的 SS 患病率为 0.33% ~ 0.77%[30]。同一人群,用同样方法,却得出不同结果的原因是:应用不同的 SS 分类标准判断所致。按哥本哈根标准,该人群的患病率为 0.77%,若按圣地亚哥标准则为 0.33%。复习其他国家的流行病学调查数据,也令人深思。如与张教授同一时期的瑞典流行病学调查(1989 年),也用哥本哈根标准,其患病率为 2.7%[31],因为瑞典调查对象为有口干和(或)眼干症状的人。希腊在乡间社区的成人流行病学调查,结果是 0.6%[32]。英国以数据库中患者为对象则是 3.3%[33]。可以看出在调查时因选择对象不同,步骤不同,得到的结果差异极大。

及至 2002 年美国欧洲分类标准发表后,英国、土耳其、希腊(另一组的专家)均用同一分类标准进行调查,得到的患病率分别为 0.4%[34]、0.2%[35]、0.29%(在女性中)[36]。由此看出统一了分类标准虽仍有其他许多变数,但可以得到相对接近的结果。

我们希望在今后的流行病学调查过程中,首先要对流行病学调查者做集体培训,统一对各个调查项目的认识,如纳入调查对象条件(性别、年龄),问卷内容、采用方法步骤,调查表的自填、助填,入户调查,邮寄等,更重要的是判断时用的诊断标准。

根据各国各地的流行病学调查结果,也根据我们日常医疗工作的观察,可以得出以下启示:①SS 的患病率与类风湿关节炎(RA)相似;②由于 SS 的病情和预后不如 RA 严重以致被患者所忽略,登门求医者不如 RA 多;③在风湿病知识及检测尚不十分普及的基层医疗机构,本病被误诊、漏诊的概率很大;④虽然口、眼干是 SS 的最常见症状,但引起口、眼干的病因众多,所以不能认为口或(和)眼干就是干燥综合征,必须经过口、眼、免疫科医师的检查后,方可确诊;⑤干燥综合征也可不以口干或(和)眼干症状起病,而以其系统并发症为首发症状,如猖獗龋齿、肾小管酸中毒,肺间质病变等[36]。

SS 是一个女性患者占优势的自身免疫病。北京协和医院的资料中女性占 88%[37] ~ 91%[38],西班牙发表的 400 例中女性占 93%[39],希腊 261 例女性 96%[40],三大洲(亚美欧)六国的 1436 例中女性为 93%[41]。可以看出本病的男女比例为 1:(10 ~ 20)。男女性别在本病的干燥症状和腺体外症状上并无明显差异,唯女性出现雷诺现象、ANA 及抗 SSA/Ro 抗体的发生率较男性为高[42,43]。

我国 SS 发病年龄为 40 ~ 50 岁,仅 30% 发病年龄低于 30 岁,最小的年龄仅 4 岁,最大年龄 80 岁[44]。北京协和医院在 20 世纪 80 年代初统计时患者从有症状到确诊平均需要 6 年余,至 2000 年时需 5 年,2000 年以后则有明显缩短,平均只需 2 年[44]。

本病预后良好。在北京协和医院 SS 患者中最常见而可能威胁生命的是并发淋巴瘤和感染,后者多见于肺间质病变的基础上。在随诊的 1320 例中出现恶性肿瘤的 29 例(2.2%),其中 8 例为淋巴瘤,其发生率较标准发病比(SIR)高 48 倍,多发性骨髓瘤则高 38 倍[45]。而 C4 低水平、单克隆冷球蛋白血症、突出皮面的紫癜样皮疹是淋巴组织增生病的危险因素[40]。然而 pSS 的死亡率与普通人群标准死亡比(SMR)是相似的。因此我们可以认为 pSS 是一个相当良性的结缔组织病。

第六节　干燥综合征的临床和基础研究

一、临床研究

SS 在我国风湿病学中是一个年轻的自身免疫病,但有关它的临床研究是有长足进步的,而且已进入到较为成熟的模式,我们与世界水平的差距在缩小,但仍有空白需要我们去关注,去探讨。如本书第十四章(干燥综合征的预后)中有 5 人(8.33%)死于心脏病(猝死、心肌病),在 2014 年欧洲年会的总结报告中有 SS 的唯一重点(highlight)是一个关于 SS 患者死于心肌梗死的报道。这提醒我们以后应多关注心脏病变与 SS 的直接或间接,近期和远期的相关性。另外应开展 SS 疾病活动指数(SSDAI)的临床应用,以更好指导 SS 治疗和预测患者的预后。

二、基础研究

我国对 SS 的病因、发病机制的研究是"短板"的(见张乃峥教授前言)。SS 免疫紊乱的探讨虽在坚持进行,但也是薄弱的。

我们最近用 GWAS 技术,测定来自全国各地千余名 SS 患者血标本基因谱(见本书第十五章),此可能说明我国 SS 患者易感基因谱方面有突破。

本病免疫紊乱表现在以下方面:①B 淋巴细胞活化,血清多克隆的免疫球蛋白升高,冷球蛋白升高,记忆 B 细胞升高及血浆 B 细胞激活因子(BAFF)水平升高[46];②安徽学组对 SS 患者的唇腺组织进行了探讨,发现唇腺中有大量 CD4 T 淋巴细胞。但无 Treg 细胞的表达。推测由于 Treg 的缺乏使 CD4 T 细胞导致的炎症无法被控制,同时唇腺中 IL-17(促炎症性细胞因子)增多[47,48]加重了局部炎症反应;③SS 患者的唇腺组织的异位生发中心(ectopic germinal center)亦引起许多学者的关注,因为有人认为它是转变为淋巴瘤的基础,在 SICCA 课题 177 例做唇腺组织活检两次,在两年后复查者中,只有 1 例转为淋巴瘤;④唇腺组织的淋巴细胞可以分泌抗 SSA、抗 SSB 抗体;⑤唇腺组织内发现 IP-10、TNFα、IL-1、IL-7 等炎性因子[49]。可以说 SS 的 T、B 淋巴细胞、细胞因子、趋向因子均有异常,而唇腺组织是 SS 免疫紊乱最理想的研究标本[50]。

第七节　干燥综合征治疗中的商榷

目前 SS 无根治之法,治疗模式分为主观症状的对症治疗和(或)代替疗法,对症治疗包括口眼局部和口服药如羟氯喹(Hydroxychloroquine,HCQ),腺体外(extraglandular)的组织或内脏器官损害者则采用糖皮质激素和(或)免疫抑制剂。犹如 SLE 的治疗模式。不论是对症性或脏器损伤的治疗均为经验性并未经多中心双盲对照组的验证。

虽然目前治疗方法亦取得一定的疗效,但我们应考虑到 SS 和 SLE 不仅在免疫紊乱上有一定差异,在受损部位和该处病理和 SLE 亦不相同。如狼疮肾炎和 SS 的肾病变肾小管酸中毒(renal tubular acidosis,RTA)就很不同,前者是免疫复合物介导的肾小球病变,肾小管病变继肾小球病变出现,所以在肾炎晚期出现;而后者多见的是肾小管上皮细胞周围炎性病变引起的,严重者临床表现为肾小管酸中毒,即使少数有肾小球病变,亦不一定都是免疫复合物介导的。因此我们是否对 SS 的肾病变患者都需要用糖皮质激素,免疫抑制剂犹如治疗狼疮肾炎,又如肺部病变在 SS 多见的是间质性肺病变或细支气管炎,而 SLE 为胸腔积液和肺血管炎。我个人认为治疗本病的原则是:①改善患者的主观症状,除药物外,辅助精神和生活上的指导;②搞清患者受累的器官和可能的病理变化。SS 的病理变化包括:较特异且多见的是组织器官管道上皮细胞周围(periepithelial)炎性改变,出现在唾液腺、泪腺、皮肤、阴道黏膜、呼吸道黏膜的分泌性上皮细胞导管周的淋巴细胞浸润,又称浅表上皮细胞周围炎,这种病理改变也出现在内脏如肾小管、胆小管、细支气管、甲状腺滤泡等,称为深层上皮细胞周围炎。另一个相对少见的病理改变但可造成该器官功能受损且预后差的是上皮细胞以外病变(extraepithelial)如血管炎,它构成肾小球肾炎、周围神经炎、中枢神经病变、视神经炎、肺间质病变等。因相应抗体导致血液三系下降,尤其是血小板低下。血管炎和血小板低下是治疗的难点。更值得注意的是因淋巴细胞疯狂增殖而恶性变的非霍奇金淋巴瘤。应该针对上述不同发病机制和部位而采取不同的干预措施。管道性上皮细胞炎症可视病变部位和病情发展过程而决定是否需全身性药物干预。如唾液腺、泪腺、上呼吸道内膜的分泌腺的浅表上皮细胞炎,只需用对症和替代治疗,或者口服羟氯喹。深层的,有反复发作的上皮细胞炎患者可考虑加服免疫抑制剂如 MTX,甚至糖皮质激素。

HCQ 是个应用多年的免疫抑制药,它用于 SS 的治疗始于 1988 年,它有改善关节肌痛和淋巴结病变的作用[51,52],在 SS 患者中应用广泛。我科于 2008 年发表 40 例 SS 患者前瞻性 HCQ 治疗的初步观察[53];在完成 12 个月治疗的 10 例中有改善口干、眼干、关节痛主观症状的作用,在治疗达 9 个月的患者中有降低血沉、IgG、IgA、IgM 的作用,它不改变口眼干的客观指标,如 Schimer 试验、唾液流率、自身抗体。这与 Kruize 等观察相似[52]。由于本观察例数少,脱落率 15%,无对照组,观察时间短,疗效难下结论。但其安全性相对良好[54],故应用广泛。

第八节 干燥综合征的明天

回顾国际和国内关于 SS 临床、科研水平在广度和深度都远远落后于 RA 和 SLE。虽然这和 SS 病情缓和、预后好以及在医学上有此病名的历史比较短有关,然而 SS 患者普遍存在,有待治疗。

为我国 SS 的发展,国家"十一五"支撑的干燥综合征诊断方法及诊断标准的研究课题是一个绝好的先例。为研究 SS 搭建了平台,开展各项多中心研究,它有计划的长期观察一定数量的患者,了解他们病情的自然过程或干预后的转变,药物疗效和能影响病情的标记(marker)、危险因子(risk factor)等。若能长期坚持进行,必将得出很有意义的结果。

唾液腺、泪腺的检测在诊断 SS 时是不可缺少的。目前的一些检测方法如腮腺造影、唇腺病理活检均具创伤性,且因较复杂的技术不易推广,而且也很难在随诊判断病情时重复。探讨无创性唾腺 B 超、MRI、核素唾液显像是必要的。

寻找 SS 合理的治疗手段。所谓合理是既不过度治疗(overtreatment)也不治疗不足(undertreatment),且要个体化。当然目前对 SS 治疗大部分是属经验性的,因此会出现一番争议。如单纯性间质性肾炎需否用糖皮质激素或免疫抑制剂。不伴有腺体外损伤的 SS 需否口服糖皮质激素或免疫抑制剂来预防腺体外损伤的出现。高球蛋白血症(周围血 IgG>30g/L)应如何治疗。HCQ 适用于哪种类型的 SS,国人的标准剂量及疗程是什么,包括探索中医中药治疗的疗效,都需用循证医学来答复。我以为在一个 SS 的大平台上可以创出治疗我国 SS 患者有特色的结果。

基础研究是必要的,没有基础研究的根底,临床不可能有进步,只能原地转圈。作为临床科室要结合临床做免疫异常的研究。自身抗体对风湿病(包括 SS)是有诊断价值的,同时又提供了一些发病机制的信息。如母亲的抗 SSA、抗 SSB 抗体导致胎儿的传导阻滞性心脏病,抗 MSR(anti-muscarinic type 3 receptor)抗体的存在导致唾腺组织内腺细胞(acinar cell)不能接收神经转达促使唾液分泌的信息。因此虽然患者黏膜病理显示有一定量正常形态的腺细胞,但其分泌功能极差,致口干症状明显。所以 SS 患者口干并不都是腺细胞受淋巴细胞浸润所致,主要是抗 MSR 抗体的存在,又如抗 MNO 抗体导致了视神经炎。自身抗体往往与特定的遗传基因相关。如果能相互联系,可能会有更多收获。另外,唇腺病理除为诊断之用,应搞清如观察到有生发中心对患者临床及预后,尤其是后者的意义是什么。简言,唇腺中生发中心能作为过渡到淋巴瘤的危险因子等。我们最丰富的资源是患者,要在治疗这些 SS 患者同时开展临床和与临床密切相关的实验室研究,发现新的自身抗体,新一群有异常功能的淋巴细胞。如能发现有效的新药物或某一种老药新用有效,则将造福人类。

总的来说,pSS 患者因为有乏力、关节疼、精神抑郁等因素导致他们的生活质量大大下降,参与社会活动减少,消耗的医疗费用也高。当然他们还可能并发淋巴瘤,预后更不佳。因此,仍需重视 pSS 的预后。我们不仅要治疗他们的各器官、系统的损伤,在体能及精神的改善方面也需关注。(图 1-8-1、图 1-8-2)

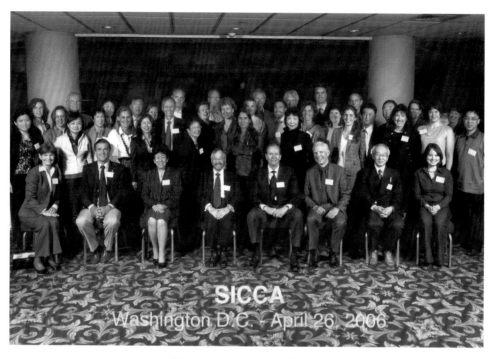

图 1-8-1　SICCA 早期参与者

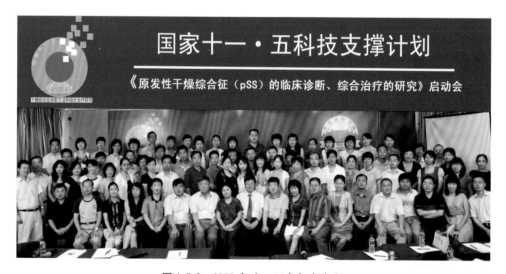

图 1-8-2　2009 年十一五参与者合影

（董　怡）

参 考 文 献

1. 董怡,吴东海,陈培珍,等.原发性干燥综合征36例临床分析.中华内科杂志,1984,23(11):697-700

2. 董怡,张乃峥.干燥综合征的肾损害.中华内科杂志,1988,27(3):162

3. 陈楠,任红,陈晓农,等.干燥综合征的肾脏损害.中华肾脏病杂志,1997,13(3):156-158

4. 杨军,李学旺,黄庆元.原发性干燥综合征26例合并肾脏损害的临床及病理分析.中华内科杂志,1997,36(1):28-31

5. 张卓莉,董怡.原发性干燥综合征肝脏损害的临床及免疫学特点.中华风湿病学杂志,1998,2(2):92-96

6. 张烜,张奉春,董怡.结缔组织病中肺动脉高压临床特点分析.中华风湿病学杂志,1999,3(1):5-7

7. 颜淑敏,赵岩,曾小峰,等.原发性干燥综合征患者的肺部病变的临床分析.中华结核和呼吸杂志,2008,31(7):513-516

8. 李敬扬,周炜,张卓莉,等.101例原发性干燥综合征临床首发症状及误诊分析.中国医刊,2004,39(11):19-21

9. 张宝红,曾学军.以间质性膀胱炎为首发表现的干燥综合征一例.中华风湿病学杂志,2006,10(3):189-190

10. Shiboski SC, Shiboski CH, Criswell L, et al. American college of Rheumatology classification criteria for Sjögren's syndrome: a data-driven, expert consensus approach in the Sjögren's International Collaborative Clinical Alliance cohort. Arthritis Care Res (Hoboken),2012,64(4):475-487

11. Manthorpe R, Oxholm P, Prause JU, et al. The Copenhagen Criteria for Sjögren's syndrome. Scand J Rheumatol,1986,15 suppl,61:19-21

12. Fox RI, Robinson CA, Curd JG, et al. Sjögren's Syndrome. Proposed criteria for classification. Arthritis Rheuma,1986,29(5):577-585

13. Skopouli FN, Drosos AA, Papaiannou T, et al. Preliminary diagnostic criteria for Sjögren's syndrome. Scand J Rheumatol Suppl,1986,61:22-25

14. Homma M, Tojo T, Akiruki M, et al. Criteria for Sjögren's syndrome in Japan. Scand J Rheumatol Suppl,1986,61:26-27

15. Fujibayashi T, Sugai S, Myasaka N, et al. Criteria for The Diagnosis of Sjögren's syndrome [Japanese criteria 111]. Annual reports of research group of autoimmune disease,1999:135-138

16. Vitali C, Bombardier S, Moutsopoulos HM, et al. Preliminary criteria for the classification of Sjögren's syndrome. Result of a prospective concert action supported by the European Community. Arthritis Rheum,1993,36(3):340-347

17. Vitali C, Bombardier S, Jonsson R, et al. Classification Criteria for Sjögren's Syndrome: A revised version of the European criteria proposed by the American-European Consensus Group. Annual Rheum Dis,2002,61(6):554-558

18. Zhao Y, Kang J, Zhang WJ, et al. Evaluation of international classification criteria(2002) for primary Sjögren's Syndrome in Chinese patients. Chin Med Sci J,2005,20(3):190-193

19. Shiboski SC, Shiboski CH, Criswell IA, et al. American College of Rheumatology Classification Criteria for Sjögren's Syndrome: A Data Driven Expert consensus Approach in Sjögren's International Collaborative Clinical Alliance cohort. Arthritis Care Res (Hoboken),2012,64(4):475-487

20. Bloch KJ, Buchanan WW, Wohl MJ, et al. Sjögren's Syndrome, A clinical and pathological and serological study of 62 cases. Medicine (Baltimore),1965,44:187-231

21. Moutsopoulous HM, Weber BL, Vlagopoulous TP, et al. Difference in the clinical manifestations of SICCA syndrome in the presence and absence of RA. Ann J Med,1979,66(5):733-736

22. Moutsopoulous HM,Mann DL,Johnson AH,et al. Genetic differences between primary and secondary SICCA syndrome. N Engl J Med,1979,301(14):761-763

23. Fox RI,Howell FV,Bone RC,et al. Primary Sjögren's Syndrome:Clinical and Immunopathologic Features. Semin Arthritis Rheum,1984,14(2):77-105

24. 徐东,张烜,刘斌,等. 以干燥综合征起病的系统性红斑狼疮临床及预后分析. 中华风湿病学杂志,2009,13(3):25-27

25. Iseuberg DA. Systemic Lupus Erytheatosus and Sjögren's Syndrome:Historical Pereeptive and Ongoing Concerns. Arthritis Rheum,2004,50(3):681-683

26. Seros R,Ravaud P,Mariette X,et al. EULAR Sjögren's Syndrome Patient Report Index(ESSPRI):Development of a consensus patient index for primary Sjögren's Syndrome. Ann Rheum Dis,2011,70(6):968-972

27. Seros R,Ravaud P,Bowman SJ,et al. EULAR Sjögren's Syndrome disease activity index:Development of a consensus systemic disease activity index for primary Sjögren's Syndrome. Ann Rheum Dis,2010,69(6):1103-1109

28. Vitali C,Palombi G,Baldini C,et al. Sjögren's Syndrome disease damage index and disease activity index scoring systems for the assessment of disease damage and disease activity in Sjögren's Syndrome,derived from an analysis of a cohort of Italian patients. Arthritis Rheum,2007,56(7):2223-2231

29. Ramos-Casals M,Brito-Zeron P,Solans R,et al. Systemic involvement in primary Sjögren's syndrome evaluated by the EULAR-SS disease activity index:analysis of 921 Spanish patients(GEAS-SS Registry). Rheumatology(Oxford),2014,53(2):321-331

30. 张乃峥,施全胜,要庆平,等. 原发性干燥综合征的流行病学调查. 中华内科杂志,1993,32(8):522-523

31. Jacobsson LT,Axell TE,Hansen BU,et al. Dry Eyes or Mouth-An Epidemiological Study in Swedish Adults,with special references to Primary Sjögren's Syndrome. J Autoimmun,1989,2(4):521-527

32. Dafni UG,Tzioufas AG,Staikos P,et al. Prevalence of Sjögren's Syndrome in a closed rural community. Ann Rheum Dis,1997,56(9):521-525

33. Thomas E,Hay EM,Hajeer A,et al. Sjögren's Syndrome:A community based study of prevalence and impact. Brit J Rheumatol,1998,37(10):1069-1076

34. Bowman SJ,Ibrahim GH,Holmes G,et al. Estimating the prevalence among Caucasian Women of primary Sjögren's Syndrome in two general practice in Birmingham in UK. Scand J Rheumatol,2004,33(1):39-43

35. Birlik M,Akar S,Gurler O,et al. Prevalence of primary Sjögren's Syndrome in an urban population of Iemir,Turkey(abstract). Ann Rheum Dis,2004,63(suppl):500

36. Trantras PL,Cindrianakas AA. Sjögren's Syndrome:a population based study of prevalence in Greece. The ESORDIG study. Ann Rheum Dis,2005,64(8):1240-1241

37. 赵岩,董怡,郭晓萍,等. 原发性干燥综合征的临床分析. 北京医学,1997,19(2):100-104

38. 颜淑敏,张文,李梦涛,等. 原发性干燥综合征573例临床分析. 中华风湿病学杂志,2010,14(4):223-227

39. Garcia-Carasco M,Ramas-Casala M,Rosas J,et al. Primary Sjögren's Syndrome:Clinical and immunologic disease pattern in a cohort of 400 patients. Medicine(Baltimore),2002,81(4):270-280

40. Skopouli FN,Dafni U,Ioannidis JP,et al. Clinical evolution and morbidity and mortality of Primary Sjögren's Syndrome. Semin Arthritis Rheum,2000,29(5):296-304

41. Daniels TE,Criswell LA,Shiboski C,et al. An Early View of the International Sjögren's Syndrome Registry. Arthritis Rheum,2009,61(5):711-714

42. Drosos AA,Tsiakou EK,Tsiferaki N,et al. Subgroups of Primary Sjögren's Syndrome. Sjögren's Syndrome in male and pediatric Greek patients. Ann Rheum Dis,1997,56(5):333-335

43. Brennan MT, Fox PC. Sex Differences in Primary Sjögren's Syndrome. J Rheumatol, 1999, 26(11):2373-2376

44. Ling DF, Yan SM, Zhao Y, et al. Clinical and prognostic characteristics of 573 cases of primary Sjögren's Syndrome. Chinese Med J(Engl), 2010, 123(22):3252-3257

45. Zhang W, Feng S, Yan S, et al. Incidence of malignancy in primary Sjögren's Syndrome in a Chinese cohort. Rheumatology (Oxford), 2010, 49(3):571-577

46. 王琳, 张文, 李梦涛, 等. 原发性干燥综合征患者及其一级亲属外周血记忆性 B 细胞、B 细胞激活因子及临床指标的相关性. 协和医学杂志, 2010, 1(2):132-136

47. 厉小梅, 李向培, 钱龙, 等. 转录因子 Foxp3 在干燥综合征患者唇腺及外周血的表达. 中华内科杂志, 2007, 46(7):544-546

48. 王喜梅, 厉小梅, 李向培, 等. 白细胞介素-17 在原发性干燥综合征患者唇腺组织及外周血的表达. 中华风湿病学杂志, 2009, 13(5):292-295

49. 周炜, 董怡, 赵岩, 等. 干扰素诱导蛋白 10 在干燥综合征患者唇腺中的异常表达. 中国医学科学院学报, 2003, 25(5):603-607

50. Fox RI. The importance of minor salivary gland biopsy in prediction of lymphoma in Sjögren's Syndrome: Should we be obtaining more information about prognosis from minor salivary gland samples? Ann Rheum Dis, 2011, 70(8):1351-1353

51. Fox RI, Chan E, Benton L, et al. Treatment of Primary Sjögren's syndrome with hydroxychloroquine. Amer J Med, 1988, 85(4A):62-67

52. Kruize AA, Hene RJ, Kallenberg CG, et al. Hydroxychloroquine treatment for primary Sjögren's Syndrome: a two year double blind crossover trial. Ann Rheum Dis, 1993, 52(5):360-364

53. 史群, 赵岩, 李玲, 等. 羟氯喹治疗原发性干燥综合征前瞻性临床研究初探. 中华风湿病学杂志, 2008, 12(4):258-260

54. Bernstein HN. Ocular safety of hydroxychloroquine. Ann Ophthalmol, 1991, 23(8):292-296

第二章 口 干 燥 症

口干燥症(xerostomia)是指唾液腺分泌功能下降而引起的症状,是干燥症状(sicca symptoms)中最常见的表现。唾液由三对大唾液腺(腮腺、颌下腺、舌下腺)分泌,各自分泌内容略有不同,腮腺分泌浆液性液体,颌下腺分泌除浆液性液体尚有黏液性液体,舌下腺则分泌黏液性液体。它们各自含有多种糖蛋白、酶、有机和无机物质。小唾液腺位于唇、颊、腭、鼻、咽的黏膜,分泌黏液以润滑局部黏膜。正常人每日分泌唾液量约 1000ml,并受年龄、性别、慢性病、药物的影响而有差异。唾液的功能是:润滑牙齿和黏膜,帮助食物的运送、冲洗清洁存在口腔内的细菌、病原体、食物碎屑。唾液中的许多成分可以制约各类病原体,使口腔保持健康。

第一节 临 床 表 现

一、口干(dry mouth)

这是本症最常见的主观症状,出现频率约 90%[1]。起病隐匿,患者很难回忆起发生确切的年月。他们在咀嚼或吞咽固体食物如糕饼类、馒头等时都需用水协助送下。有人夜间因口腔黏膜干涩而醒,需多次饮水。有极少数患者虽唾液呈减少(客观检查证明)但自觉无口干症状。

二、体征

1. 舌下唾液池消失或减少。

2. 舌瘦小,光滑,色红,舌蕾萎缩,舌面有裂隙;部分患者舌有真菌感染而疼痛(图 2-1-1 和图 2-1-2)。

3. 猖獗龋(rampant caries) 指有大量牙齿相继变龋齿,尤其是门齿及邻近部位的齿。出现频率约 50%。牙齿的变龋首先出现在齿颈(即齿与牙龈交界处)以及相邻两齿的接触面,表现为该处变黑,以后延及全牙,继而小片小片地脱落,仅留残根。引起猖獗龋的原因是唾液减少后冲洗功能制菌作用下降,以致口腔内大量病原体繁殖而使齿颈和齿缝处菌斑滞留而发病。猖獗龋是原发性干燥综合征(pSS)的一个特征性唾液减少后体征且与唾液下降程度成比例(图 2-1-3 和图 2-1-4)。

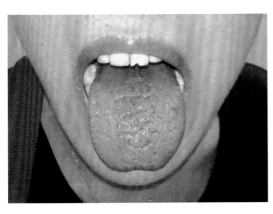

图 2-1-1　口干燥舌皲裂

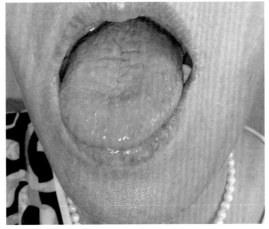

图 2-1-2　口干燥舌光滑

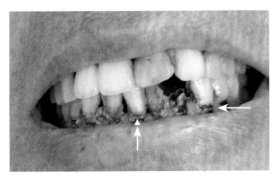

图 2-1-3　患者的齿颈部首先变龋

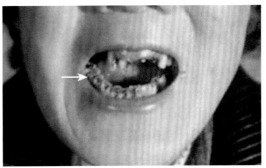

图 2-1-4　猖獗龋齿脱落留残根(箭头指)

4. 唾液腺肿大　在干燥综合征腮腺肿大最为常见,颌下腺肿大少见,泪腺肿大未见。多呈反复发作,发作时局部肿痛,压痛以单侧常见,亦有双侧同时发作或相继发作。肿大腮腺在 1~2 周内可完全消失。国内外报道 pSS 出现腮腺肿大 25% ~30% 。而且是 pSS 并发淋巴瘤的风险因素之一(图 2-1-5)。

5. 口角炎,唇裂,牙周炎也有出现。

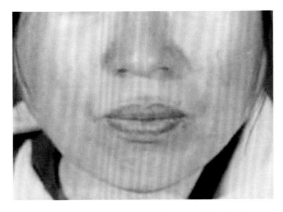

图 2-1-5　原发性干燥综合征双侧腮腺肿大

第二节　唾腺的检测

一、唾腺的功能

1. 唾液流率(sialometry,salivary flow rate)　指在静止状态下一定时间内唾液的分泌量,是口干燥症的一个筛选性的客观试验,简单可行,是诊断口干燥症的主要辅助检查。测定方法有自然/非刺激流率(unstimulated flow rate)和刺激后流率(stimulated flow rate)。pSS 时现多应用自然唾液流率,为自然流率下测得的全部唾腺分泌物。方法:测前要求患者静坐 10 分钟,收集患者 10~15 分钟内流出的全部唾液于清洁容器内,测其量。正常人全唾液流率为 15ml/15min。国内经观察后定≤0.5ml/min 为流率低下。

2. 核素造影(scintigraphy)　见本章第三节。

二、影像学

1. 腮腺造影(parotid sialogram)　是用以观察腮腺导管系统形态的检查。方法是将造影剂经一侧颊黏膜的腮腺导管口注入后进行 X 线片,观察造影剂分布。当腮腺腺细胞病变时,可见 X 片中有多个点状,球状影,有人形容它如苹果树样改变或雪花样改变,而主导管无阻塞(图 2-2-1)。

本方法的不足之处为:

(1) 注入造影剂后患者感胀痛,腮腺病变严重者,造影剂不易排出而致腮腺肿大加剧。

(2) 除 pSS 外其他唾液腺病,甚至少数正常人亦可出现这类异常。

(3) 不宜重复应用,因此不宜作为随诊指标。

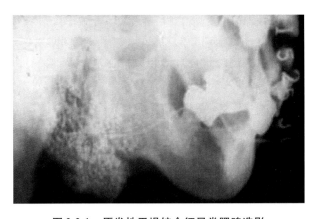

图 2-2-1　原发性干燥综合征异常腮腺造影

2. 超声检查(ultrasound)　见本章第五节。

三、病理

1. 唇黏膜活检的意义　从活检标本可以见到分布于黏膜的小涎腺,除唇黏膜外,颊、颚、鼻的黏膜均有小涎腺分布,由于可操作性并证实在干燥综合征唇黏膜的小涎腺与腮腺病变相似,故以唇黏膜小涎腺的病理特点作为判断干燥综合征的指标之一。

2. 唇腺组织的判断　黏膜的小涎腺所显示的灶性淋巴细胞数(focal lymphocytic sialadenitis,FLS)是评估 pSS 的特异性指标。其敏感性及特异性仅次于血清抗 SSA/B 抗体。FLS 定义为 $4mm^2$ 的涎腺组织中看到有 50 个以上的淋巴细胞、浆细胞、巨噬细胞聚集成团,此谓一个 FLS 灶。pSS 患者唇腺黏膜组织中可以看到 1 ~ 12 个灶[2]。阳性灶数的确定是根据以下资料:1968 年 Chisholm[3] 报道 10 例 SS 患者的唇腺病理其中 9 例出现 FLS≥1(6 例>1,3 例=1),其他 30 例非 SS 的结缔组织病中只有 5 例 FLS=1,其余 FLS 为 0。由此认为 FLS 是 pSS 的病理基础。1970 年 Bertram 等[4]通过 12 例 SS 病证明小涎腺与腮腺的病理是一致的。1984 年 Daniels 在 362 例唇腺标本中,凡 FLS>1 者均与干燥性角结膜炎有明显相关性($P<0.0001$),而且只见于 pSS。在 2011 年 SICCA[5] 研究 1618 例疑似 SS 唇腺,其中 62% FLS>1,3% =1。故 FLS>1 和 FLS=1 意义相同。在 AECG 或 ACR SS 诊断标准中,都将唇腺 FLS≥1 定为阳性结果诊断。

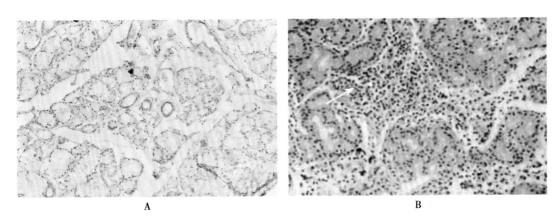

图 2-2-2　唇腺组织显微镜下形态
A. 正常唇黏膜腺体;B. pSS 唇腺病理示灶性淋巴细胞浸润 FLS

（董　怡）

参 考 文 献

1. 颜淑敏,张文,李梦涛,等. 原发性干燥综合征 573 例临床分析. 中华风湿病学杂志,2010,14(4):223-227

2. Daniels TE. Labial salivary gland biopsy in Sjögren's Syndrome,Assessment as a diagnostic criterion in 362 suspected cases. Arthritis Rheum,1984,27(2):147-156

3. Chisholm DM,Mason DK. Labial salivary gland biopsy inSjögren's disease. J Clin Pathol,1968,21(5):656-660

4. Bertram U,Hjorting-Hansen E. Punch biopsy of minor Salivary glands in the diagnosis of Sjögren's Syndrome. Scand J Dent Res,1970,78(3):295-300

5. Shiboski SC,Shiboski CH,Criswell L,et al. American College of Rheumatology classification criteria for Sjögren's Syndrome:a data-driven expert consensus approach in the Sjögren's International Collaborative Clinical Alliance Cohort. Arthritis Care Res (Hoboken),2012,64(4):475-487

6. Fox RI, Fox CM. Sjögren's Syndrome:Practical Guideline to Diagnosis and Therapy. New York:Springer,2011:61

第三节　唾液腺核素显像

唾液腺放射性核素——$^{99}Tc^mO_4{}^-$腮腺核素显像是一种非侵入性、可重复操作、具有较高敏感性和特异性的检查方法,可直接观察腮腺的形态及功能状态,操作简便,被广泛应用于临床。唾液腺小叶内导管上皮细胞能主动从血液中吸收大量$^{99}Tc^mO_4{}^-$,然后分泌入导管腔,随腺体分泌的唾液一起排入口腔,其浓聚排泌的多少、快慢与腺体功能密切相关。放射性核素显像与干燥综合征的其他结果如临床症状、腮腺造影、腮腺流量测定、唇腺活检等均有很好的相关性。Vitali 等通过多中心前瞻性研究发现唾液腺放射性核素显像与唇腺活检结果有相似的诊断价值,灵敏度和特异性都达到80% ~ 85%[1]。

唾液腺放射性核素显像(salivary gland scintigraphy)的结果判读可以通过视觉判断,视觉判断的阳性表现为:摄取减慢、摄取量降低、排泄延缓[2]。唾液腺放射性核素显像定性分析结果分为正常、轻度受损和重度受损 3 个等级:①正常:指唾液腺(包括腮腺和颌下腺)显像双侧基本对称,随着时间延长腺体内放射性浓聚增加,分布均匀,轮廓清晰;维生素 C 刺激后腺体内放射性迅速下降,轮廓缩小,口腔内放射性迅速增加;②轻度受损:指唾液腺显像腺体摄取放射性较正常减少,两侧基本对称;维生素 C 刺激后唾液腺放射性下降速度减慢,口腔内放射性逐渐增加;③重度受损:指唾液腺显像腺体放射性摄取显著减低,维生素 C 刺激后唾液腺影像无明显变化,口腔内放射性极少。

除定性分析之外,目前国内外通过选用半定量或定量参数分析唾液腺放射性核素显像对于干燥综合征的诊断意义,对于 pSS 的诊断及病变程度评估具有重要的临床价值[3]。由于采集影像的方法不一致,应用的半定量/定量参数、计算方法也不尽相同,选择的检测指标如下:①腺体摄取指数(UR) = (腺体最大放射性计数–本底放射性计数)/本底放射性计数;②腺体相对摄取率(S/T) = (腺体最大放射性计数/甲状腺放射性计数)×100%;③酸刺激后腺体排泄率(MSR) = [(给维生素 C 前腺体计数率–给维生素 C 后最低计数率)/给维生素 C 前腺体计数率]×100%;④酸刺激后唾液腺放射性计数由高峰降至最低的时间(Tmin);⑤最大浓聚率(MAR) = [(最大放射性变化计数–本底放射性变化计数)/最大放射性变化计数]×100%。

UR、S/T、MAR 反映双侧腮腺、颌下腺浓聚显像剂的能力,即唾液腺的摄取功能;MSR 反映双侧腮腺、颌下腺排泄显像剂的能力,即唾液腺的排泄功能;Tmin 反映自然排泄和受酸刺激后排泄显像剂的速度。UR、S/T、MAR、MSR、Tmin 等参数是评价 SS 唾液腺功能重要的灵敏指标[4]。除上述方法之外,$^{99}Tc^mO_4{}^-$腮腺核素显像可以时间-放射性曲线形态做大致的功能判断。通过描绘唾液腺的时间放射性曲线将曲线形态分类为正常、中等、水平线及下滑线四类,水平线及下滑线形态曲线与唾液腺功能损害相关密切[5]。Hermann 等比较 SS、慢性腮腺炎、放射性唾液腺炎及药物作用四类患者的定量参数,结果提示酸刺激后的排泄参数在 SS和放射性涎腺炎疾病有比较满意的诊断价值,但是在四者的鉴别上所有的定量参数意义不大[6,7]。

有研究发现,唾液腺放射性核素显像与唇腺活检分级有良好的相关性[2,8-10]。根据腮腺放射性变化特点、功能参数和唇腺活检的病理关系,pSS 影像可以分为:①轻度受损:该期病理所见仅少量淋巴细胞浸润,导管及腺泡结构完整,并不影响腮腺$^{99}Tc^mO_4{}^-$功能,但已有自发分泌速度减慢,表现为腮腺的放射性从高峰降低的速度较对照组减慢,但对酸刺激尚敏感,腮腺影于维生素 C 刺激后消退迅速(Tmin 正常,MAR 与 MSR 差较大);②中度受损:随淋巴细胞浸润增多,腺导管和血管扩张,腺泡萎缩,腺泡导管上皮细胞摄取^{99}Tc^{m}O$_4^-$已明显降低(MAR 降低),自发分泌速度大大减慢,对酸刺激尚有反应(Tmin 延长,MSR 与 MAR 差减小),腮腺影消退缓慢;③重度受损:多个灶性淋巴细胞浸润,腺导管严重萎缩,腺泡上皮细胞功能重度受损,影像表现为腮腺摄取^{99}Tc^{m}O$_4^-$极度减少(MAR 降低),可为荒芜型,且分泌速度极慢,甚至可表现为不排泌,对酸刺激反应性也差,即整个显像过程中,腮腺的放射性无明显的动态变化过程[10]。除此之外,Umehara 等的研究提示 SS 颌下腺的高峰摄取比值和最大摄取率与正常组差异显著且与病理分级相关[2]。

值得注意的是,不是所有腮腺显像差和排泄率低就是干燥综合征,腮腺炎症、肿瘤和其他慢性病变如甲状腺疾病均可有上述表现。由于腮腺在唾液腺功能中占很大比例,了解腮腺功能可间接了解整个唾液腺情况。

(费允云)

参 考 文 献

1. Vitali C,Bombardieri S,Moutsopoulos HM,et al. Preliminary criteria for the classification of Sjögren's syndrome:results of a prospective concerted action supported by the European community. Arthritis Rheum,1993,36(3):340-347

2. Umehara I,Yamada I,Murata Y,et al. Quantitative evaluation of salivary gland scintigraphy in Sjörgen's syndrome. J Nucl Med,1999,40(1):64-69

3. 向阳,周陆. 唾液腺动态显像定量分析对原发干燥综合征的诊断及评估病变程度的临床研究. 中国全科医学,2013,16(24):2809-2812

4. 张晓明,冯珏,张文军,等. 核素唾液腺动态显像定量分析评价干燥综合征唾液腺功能的研究. 中国医学影像技术. 2007,23(4):608-612

5. Saito T,Fukuda H,Horikawa M,et al. Salivary gland scintigraphy with 99mTc-pertechnetate in Sjögren's syndrome:relationship to clinicopathologic features of salivary and lacrimal glands. J Oral Pathol Med,1997,26(1):46-50

6. Hermann GA,Vivino FB,Shnier D,et al. Diagnostic accuracy of salivary scintigraphic indices in xerostomic populations. Clin Nucl Med,1999,24(3):167-172

7. Hermann GA,Vivino FB,Goin JE. Scintigraphic features of chronic sialadenitis and Sjögren's syndrome:a comparison. Nucl Med Commun,1999,20(12):1123-1132

8. 黄劲雄,何小江,俞浩,等. 腮腺核素显像半定量分析与干燥综合征患者唇腺病理检查分级的关系. 中华核医学杂志. 2009,29(2):131-134

9. Aung W,Murata Y,Ishida R,et al. Study of quantitative oral radioactivity in salivary gland scintigraphy and determination of the clinical stage of Sjögren's syndrome. J Nucl Med,2001,42(1):38-43

10. 彭旭兰,赵红卫,张宝牛,等. 原发性干燥综合征唾液腺核素显像与唇腺活检病理的相关性分析. 中华风湿病学杂志. 2001,5(6):372-375

第四节 唇 腺 病 理

唇腺病理检查是诊断 SS 重要的检查,因其重要性和患者接受能力的提高,于 1986 年后被列为主要诊断项目之一。以下内容详细介绍了SS唇腺病理的特点。SS患者唇腺病理结果的分类如下：①灶性淋巴细胞浸润性唾液腺炎（focal lymphocytic sialadenitis，FLS）（图2-4-1）：导管或血管周围≥50淋巴细胞聚集为1个灶，镜下可见≥1个灶即为FLS，周围腺泡组织正常，少见导管扩张和间质纤维化；②慢性非特异性唾液腺炎（non-specific chronic sialadenitis，NSCS）或慢性硬化性唾液腺炎（sclerosing chronic sialadenitis，SCS）（图2-4-2）：有散在或局灶淋巴细胞、巨

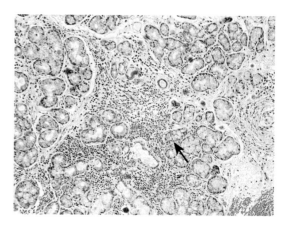

图2-4-1　灶性淋巴细胞浸润性唾液腺炎（FLS）

噬细胞和浆细胞浸润，周围腺泡萎缩、间质纤维化和导管扩张，NSCS进一步进展为SCS；③正常唇腺（图2-4-3）：有少量的浆细胞浸润，无腺泡萎缩。

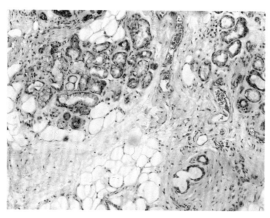

图2-4-2　慢性非特异性唾液腺炎（NSCS）

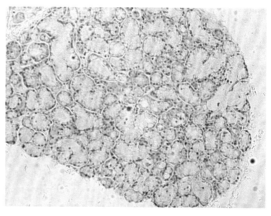

图2-4-3　大致正常唇腺

　　FLS是SS典型的唇腺病理表现，SS唇腺组织出现FLS外也可以出现NSCS或SCS，但唇腺组织出现NSCS或SCS时不能作为诊断SS的依据。根据2002年干燥综合征的分类标准，对于抗SSA和抗SSB抗体阴性的患者，唇腺病理示FLS是诊断SS的必要条件[1]。Daniels等对1726例疑诊SS患者的唇腺进行研究，61%的患者唇腺病理示FLS，37%的患者唇腺病理示NSCS或SCS[2]；北京协和医院分析了77例诊断pSS的唇腺结果，62例符合FLS；6例符合NSCS，4例符合SCS，5例正常唇腺[3]。在健康人群中约有15%出现灶性淋巴细胞浸润，不合并口眼干燥的表现[4]。需要注意的是，腺泡的萎缩、导管扩张、脂肪组织增加、间质纤维化或淋巴细胞浸润为人唇腺的增龄性改变，以致在高龄患者中活检取不到腺体的现象时有发生。也有学者发现，非自身免疫病中<60岁的尸体解剖唇腺有淋巴细胞浸润，但无浸润灶形成，而>60岁的唇腺中40%出现灶性淋巴细胞浸润，提示唇腺的增龄改变与SS的病理表现有相似之处。

　　在唇腺病理分级中，以唇小涎腺组织中的淋巴细胞灶数来代表SS涎腺的病变是Chisholm等1970年研究得出的结果：0级，无淋巴细胞浸润；Ⅰ级，轻度淋巴细胞浸润；Ⅱ级，

中度淋巴细胞浸润;Ⅲ级,每$4mm^2$ 1个灶(>50个淋巴细胞聚集);Ⅳ级,每$4mm^2$>1个灶[5]。除 Chisholm 分级方法之外,灶性指数(focus score,FS)是评估唇腺组织淋巴细胞浸润程度的方法,$4mm^2$ 腺体面积≥50个淋巴细胞为1个灶,每$4mm^2$ 的灶的数量即为FS,FS的最高限为12(图2-4-4),当浸润腺体的淋巴细胞相互融合,浸润2个腺体,则FS为12(图2-4-5)。

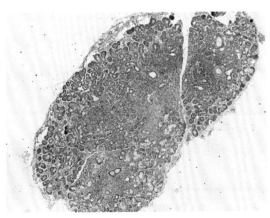
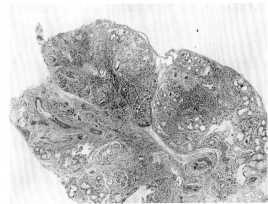

图2-4-4 FS即为每$4mm^2$ 灶的数量   图2-4-5 淋巴细胞融合浸润2个腺体,FS为12

FS≥1的意义等同于 Chisholm 分级Ⅲ/Ⅳ级,有文献报道,诊断pSS的患者中78.7%的患者 FS≥1,其他非 pSS 患者 FS<1[6],FS≥1的患者中94.5%满足pSS的分类标准[7],因此 FS 与 Chisholm 分类标准相比,前者诊断SS的特异性更高[8]。除此之外,FS≥1与抗SSA/B、高滴度 ANA 相关,FS≥1的患者RF和IgG水平更高[2,3]。上述研究结果显示,FS≥1的FLS对于诊断SS更有意义,可能与SS病情活动相关。

一些研究发现SS唇腺浸润的细胞主要为CD4[+] T淋巴细胞,有时可以用于与其他一些疾病唇腺组织出现的淋巴细胞浸润的鉴别。在 Mikulicz 病、结节病、移植物抗宿主病(GVH)、艾滋病(AIDS)、慢性丙型肝炎病毒(HCV)感染和淋巴瘤的唇腺组织也可以出现淋巴细胞甚至淋巴细胞灶,而这些病除淋巴细胞浸润外还各有其特征性的病理。Mikulicz 病的唇腺病理显示 IgG4 阳性浆细胞的浸润明显增多[9]。结节病的特点是灶性非干酪样肉芽肿,内含上皮样巨噬细胞,周围以CD8[+] 淋巴细胞浸润为主,另有单核细胞和成纤维细胞。GVH 病的特征是涎腺导管上皮细胞有节段性坏死。AIDS 浸润涎腺的则为CD8[+] 淋巴细胞。近年来不少学者认为慢性 HCV 感染不仅在临床上可以出现类似SS的表现,同时有47%～57%的患者出现与SS相同的小涎腺Ⅲ级和Ⅳ级病理改变,且其淋巴细胞亚型亦与SS相似。HCV 感染与SS的相关性目前尚在探索中,有待更多的研究来确定。

SS 与非霍奇金淋巴瘤(NHL)相关密切。SS的B淋巴细胞由良性转为恶性最早可能出现在涎腺组织,黏膜相关淋巴组织(MALT)淋巴瘤易于侵犯腮腺、颌下腺即小涎腺,在作涎腺病理观察时进行淋巴细胞良恶性鉴别有助于除外淋巴瘤。研究报道,175例行唇腺活检的pSS,43例出现生发中心的患者6例出现淋巴瘤,132例不伴有生发中心的患者仅有1例出现淋巴瘤,并且该例患者的淋巴瘤为发生于泪腺的 MALT,因此,诊断pSS时唾液腺活检生发中心样结构是预测将来发生非霍奇金淋巴瘤的高危因素[10]。

(费允云)

参 考 文 献

1. Vitali C,Bombardieri S,Jonsson R,et al. Classification criteria for Sjögren's syndrome:a revised version of the European criteria proposed by the American-European Consensus Group. Ann Rheum Dis,2002,61(6):554-558

2. Daniels TE,Cox D,Shiboski CH,et al. Associations between salivary gland histopathologic diagnoses and pheno-typic features of Sjögren's syndrome among 1726 registry participants. Arthritis Rheum,2011,63(7):2021-2030

3. 费允云,李雪梅,林东方,等.唇腺灶性指数在原发性干燥综合征中的意义.中华医学杂志,2013,93(13):976-979

4. Radfar L,Kleiner DE,Fox PC,et al. Prevalence and clinical significance of lymphocytic foci in minor salivary glands of healthy volunteers. Arthritis Rheum,2002,47(5):520-524

5. Chisholm DM,Waterhouse JP,Mason DK. Lymphocytic sialadenitis in the major and minot glands:a correlation in postmortem subjects. J Clin Pathol,1970,23(8):690-694

6. Yazisiz V,Avci AB,Erbasan F,et al. Diagnostic performance of minor salivary gland biopsy,serological and clin-ical data in Sjögren's syndrome:a retrospective analysis. Rheumatol Int,2009,29(4):403-409

7. Caporali R,Bonacci E,Epis O,et al. Safety and usefulness of minor salivary gland biopsy:retrospective analysis of 502 procedures performed at a single center. Arthritis Rheum,2008,59(5):714-720

8. Teppo H,Revonta M. A follow-up study of minimally invasive lip biopsy in the diagnosis of Sjögren's syndrome. Clin Rheumatol,2007,26(7):1099-1103

9. Yamamoto M,Harada S,Ohara M,et al. Clinical and pathological differences between Mikulicz's disease and Sjögren's syndrome. Rheumatology(Oxford),2005,44(2):227-234

10. Theander E,Vasaitis L,Baecklund E,et al. Lymphoid organisation in labial salivary gland biopsies is a possible predictor for the development of malignant lymphoma in primary Sjögren's syndrome. Ann Rheum Dis,2011,70(8):1363-1368

第五节　唾液腺超声

　　超声作为一种新型的影像学技术,在风湿病学领域中的应用已经越来越广泛,尤其在炎性关节病诊治方面全球已经积累了大量经验并获得了很多循证医学证据,因此2013年欧洲风湿病学会对于在类风湿关节炎诊断与治疗随访中超声技术的使用给出了推荐。此外,近些年来随着超声技术和设备的进步,超声技术在其他风湿病中的应用也有很多尝试和报道。干燥综合征是一种以外分泌腺体受累为主的系统性自身免疫性疾病,研究显示将超声技术直接用于唾液腺的检查为干燥综合征的诊断和治疗随访带来了更广阔的前景。本文将简单介绍超声技术的发展史,重点对在干燥综合征中的应用进行阐述。

一、超声波的起源及发展史

　　超声波是指振动频率20kHz以上、人在自然环境下无法听到和感受到的一种声波。最早超声波的发明与我们熟知的泰坦尼克号沉船事件有关,惨痛的教训发生后,加拿大发明了第一套声波定位仪器,对探测两海里之内的冰山起到了辅助作用,在两次世界大战中用于探测敌方的潜水艇。

最早将超声波技术应用于医学的是奥地利神经科医师 Karl Dussik,1949 年他成功获得了头部的超声图像[1];1951 年英国 John Wild 和 Reid 首先应用 A 型超声报道了乳腺癌的回声图像;1954 年英国妇产科教授 Ian Donald 首次将超声技术用于妇产科,随后开始腹部器官的超声检查[2],1958 年他在 *Lancet* 杂志上发表了使用超声波探查卵巢囊肿的文章。此后,超声波逐渐在产科得到推广,主要应用于胎盘前置的检查以及产前诊断。1965 年 Lallagen 首先采用多普勒技术检测了胎心及某些血管疾病。1973 年荷兰 Bon 首先报道实时超声显像仪,这是最早真正用于检查与诊断心脏病的实时超声显像仪[3]。20 世纪 70 年代脉冲多普勒与二维超声结合成双功能超声显像,能选择性获得指定部位的血流频谱。20 世纪 80 年代以来,超声诊断技术不断发展,应用数字扫描转换成像技术,图像的清晰度和分辨率进一步改善。脉冲与连续频谱多普勒联合应用,近一步提高了诊断的准确性。20 世纪 80 年代彩色多普勒技术问世,通过实时获取异常血流的图像,不仅在诊断心脏瓣膜疾病与先天性心脏病方面显示了独特的优越性,而且可以用于检测血管的病理改变,给临床工作带来了很大帮助。20 世纪 90 年代起三维超声技术开始成熟,并逐步在临床得到了应用,在很多应用领域表现出了优于传统二维超声的特性。近年来,超声医学成像技术得到了飞速发展,很多新技术如造影成像、谐波成像、心内超声成像等技术都在临床上得到了应用。

超声技术在风湿病领域的应用始于 1958 年,KT Dussik 首次阐述了有关骨、关节、软骨以及关节旁软组织在超声下的特征[4],为超声技术在风湿病中的应用和发展奠定了基础。此后多年直到超声探头、计算机科技及 B 型超声技术得到了进一步发展,超声技术才走上了一个新的台阶。1972 年 DG McDonald 对 Baker 囊肿与下肢深静脉血栓的超声下表现分别做出了描述,1978 年 PL Cooperberg 对类风湿关节炎滑膜增生及积液等病变的超声表现进行了描述[5],1988 年 L De Flaviis 首次发表了类风湿关节炎超声下骨侵蚀改变的文章。1994 年能量多普勒的出现极大地推动了超声技术在风湿病中的应用。

欧洲为超声技术在风湿病领域的应用和发展做出了很大贡献,他们积极推进超声技术,开展超声技术操作的培训,制定超声扫描的基本体位和方法。现在,不仅仅风湿科医师,超声科、医学影像科、骨科、运动医学科、麻醉科、疼痛科以及康复科医师等等都对超声技术有着浓厚的兴趣。

超声成像技术有很多优势,例如设备价格低廉、检查费用低、无辐射性,短时间内可以重复检查,因此广泛用于患者的随访中。超声成像技术应用于风湿性疾病对常见病变的检出分辨率高,而且能够实时观察很多结构的运动影像,必要时可以辅助局部病灶的定位和穿刺。随着彩色多普勒、能量多普勒、宽景成像、三维超声等成像技术的不断进步,超声技术在风湿科中的应用日益广泛。

二、超声技术在干燥综合征中的应用

干燥综合征是以口眼干燥为最常见临床表现的系统性自身免疫性疾病,自身免疫性淋巴细胞浸润外分泌腺体以及肺脏、肾脏、血液、神经、关节肌肉等器官,从而导致患者出现各种不同的临床表现。干燥综合征基本的病理学改变是上皮细胞炎症,尽管约 50% 患者出现不同程度的内脏器官受累,外分泌腺体仍然是干燥综合征最早受累也是最常受累的器官,由于腺体发生急慢性炎症从而功能下降是患者出现口眼干燥表现的原因所在。

常用的评价唾液腺功能的方法包括唾液流率、唾液腺核素显像、腮腺造影、唇腺活检,但是其中任何一种检测对于干燥综合征的诊断既不够敏感,也不够特异。唾液流率和唾液腺核素显像较为敏感,但特异性较差。腮腺造影是相对特异性的检查,但是为侵入性操作,造影剂可能导致过敏反应,由于造影剂导致的腺体疼痛或肿胀通常持续 24 ~ 48 小时,不易为患者接受,而且增加患者慢性腮腺炎复发的风险。一般认为下唇组织病理学提示存在淋巴细胞聚集灶是确诊本病最客观的检查手段,对于干燥综合征的诊断意义最大,但诊断仍然需要患者满足很多其他条件,而且唇腺活检同样是有创性操作,术中及术后并发症包括疼痛、出血、感染、神经损伤、唇腺囊肿、取材不良等,特异性高但阳性率低,国内不足 1/3 的患者能够接受该项检查。因此,很多年来大家一直探索新的无创技术作为替代的检查手段。新的影像学手段,如 CT 和磁共振可以准确发现干燥综合征患者唾液腺回声不均匀的特点,但是两种检查手段价格均比较昂贵,而且 CT 检查还会让患者接受大量的辐射。

超声技术应用于干燥综合征是相对新的领域。20 世纪 80 年代末 Bradus RJ 和 Gritzmann N 医师首先尝试将超声技术用于探查干燥综合征患者的唾液腺,并与正常唾液腺体的超声改变进行对比,结果发现干燥综合征患者的唾液腺在超声下有独特的改变,并相继将研究结果公布于世[6,7]。

近些年来,随着超声技术和设备的进步,将超声技术用于干燥综合征患者的唾液腺检查也越来越普遍,越来越多大样本的研究也相继发表。正常腮腺的超声影像表现为回声均一的结构,回声强度与甲状腺类似,边界清晰,可见面动脉穿行。正常颌下腺位于下颌下方,可见面动脉的分支血管穿行。异常腮腺和颌下腺的超声表现在回声强度、均一性、腺体大小和边界清晰度的异常。在唾液腺炎症的急性期时,超声下显示腺体肿胀,回声不均,且回声减低,结节增大,肌上皮增生以及多发囊肿。慢性期时,腺体通常出现萎缩变小,回声减低以及边界不清。大部分研究者报告,在干燥综合征患者中,唾液腺的回声不均以及伴有低回声区域是最有意义的征象(图 2-5-1)。在彩色和脉冲多普勒中的阻力,面动脉指数或脉冲指数下降与腺体损害的严重程度相关[8-10]。

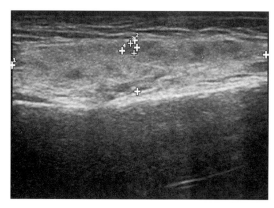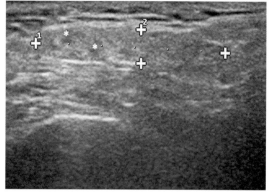

图 2-5-1 干燥综合征患者左侧腮腺回声不均,可见多发低回声区(星号所示)
(腮腺纵向扫描,加号表示腮腺组织的界限)

目前常常根据腺体回声不均及低回声区域的程度和范围,对干燥综合征患者受累腺体的超声下表现进行半定量评分:0 级＝正常腺体,回声均匀一致;1 级＝少量低回声信号,边界不清;2 级＝多发低回声区,边界清晰,直径<2mm;3 级＝多发低回声区,边界清晰,直径 2 ~

6mm;4 级 = 多发低回声区,边界清晰,直径>6mm 或多发钙化。对每一例干燥综合征患者的四个腺体(即双侧腮腺及下颌下腺)进行超声检查,最后将每个腺体的评分相加可以得到总评分(0~16 分)。既往文献报道,当总评分为 6 或 7 分时,腺体超声对于干燥综合征诊断的敏感性为 75.3%~91.4%,特异性为 83.6%~94%[11,12]。也有研究者认为可以选取四个腺体中评分最高的一个,当临界值设定为 2 分时,对于干燥综合征诊断的敏感性为 62.8%,特异性为 95%[13]。

瑞典 Theander E 医师于 2013 年提出了一种简化的唾液腺超声评分系统,将唾液腺实质回声的均一性分为 0~3 级:0 级为正常;1 级 = 轻度回声不均(正常或非特异性改变);2 级 = 明显的圆形低回声区;3 级 = 很多或融合的低回声区。研究发现 105 例原发性干燥综合征患者中 52% 出现 2 级或 3 级改变,而 57 例对照中仅 1 例(1.8%)出现,提示 2 级或 3 级超声改变是干燥综合征的特征,其特异性和阳性预测值均为 98%,敏感性和阴性预测值分别为 52% 和 53%[14]。

由于干燥综合征起病隐袭,口眼干燥的主观症状在日常生活中非常多见,因为没有特异性,常常被患者忽视,因此延迟就诊的现象非常普遍。而临床上一直缺乏一个满意的干燥综合征诊断标准,历史上不同的国家和组织曾经提出十余个分类标准,试图提高干燥综合征诊断的准确性。目前国际上通常采用 2002 年美国-欧洲共识小组(American European Consensus Group,AECG)提出的分类标准,包括口干、眼干 2 条主观症状和 4 条唾液腺及泪腺受累的客观证据[15]。泪腺受累的客观检查方法简单易行,而正如前面所提到的,评价唾液腺常用的检查手段却均存在一定的局限性。近年来针对唾液腺超声的研究表明,在原发性干燥综合征患者中,唾液腺超声的诊断价值优于腮腺造影和唾液腺核素检查[16-19]。提示腮腺及颌下腺超声有望替代传统检查成为干燥综合征诊断的重要手段。

为了验证唾液腺超声检查对于干燥综合征诊断的敏感性和特异性,国外进行了几项大规模的队列研究。Hocevar 的研究发现,在干燥综合征患者中用 ROC 曲线验证,腮腺超声是仅次于唇腺病理检查的最佳手段[20]。Milic 评价了三套分别包含唾液腺超声、唾液腺造影或活检的不同干燥综合征诊断标准的准确性,每套标准均包括口眼部症状、Schirmer 试验及抗 SSA 抗体,相应的 ROC 曲线下面积分别为超声组 0.99(0.00)、造影组 0.98(0.00)、活检组 0.97(0.00),因此认为在 2002 年 AECG 分类标准中,唾液腺超声检查能够取代唾液腺造影用于干燥综合征的诊断[18]。2013 年 Cornec 及其同事报道:唾液腺超声对于干燥综合征的诊断是一种有价值的检查手段,将超声检查纳入 2002 年美国——欧洲共识小组的分类标准中,可以将原发性干燥综合征的诊断敏感性由 77.9% 提高到 85.7%,而特异性保持 96.1% 不变。同时对于疑诊干燥综合征的患者,建议首先进行涎腺超声检查,在超声为阴性结果的前提下再进行唇腺活检,以减轻患者接受有创检查的痛苦[13]。基于多项相似的研究结果,2013 年法国布雷斯特大学医学院提出修订 2002 年干燥综合征分类标准,建议保留 AECG 中的客观指标,采用唾液腺超声替代唾液腺造影和唇腺活检,然后通过评分的方法诊断干燥综合征(表 2-5-1)。依据这一标准,当患者总评分 ≥5 分时诊断干燥综合征的敏感性为 85.7%,特异性为 98.7%,阳性预测值 94.4%,阴性预测值 84.4%[13]。

唾液腺超声的特征性改变也与干燥综合征患者的严重程度和发生淋巴瘤的风险相关。Theander E 对 105 例原发性干燥综合征患者的研究提示,简化评分分级中的 2 级或 3 级唾液腺超声改变不仅是干燥综合征患者的特征性改变,具有这些改变的患者还更多出现系统损害的症状和体征,疾病活动度更高,发生淋巴瘤的迹象更多(如唾液腺肿胀、皮肤血管炎、唇腺活检组织更易见到生发中心样结构,以及 CD4$^+$ T 淋巴细胞减少)[14]。

表 2-5-1　2013 年原发性干燥综合征新的评分分类标准

	项目	评分
唾液流率	>0.1ml/min	0
	≤0.1ml/min	1.5
Shirmer 试验(5 分钟)	>5mm	0
	≤5mm	1.5
唇腺活检病理分级	1~2	0
	3~4	3
抗 SSA 或 SSB 抗体	阴性	0
	阳性	4.5
涎腺超声评分	0~1	0
	2~4	2
最高总评分		12.5

　　涎腺超声也可能成为随访干燥综合征患者的一种手段。尽管唇腺活检、腮腺造影等有创检查可以辅助干燥综合征的诊断,却很难用于患者的随访过程中。而超声检查因其便捷、无电离辐射、可重复操作,作为一种随访手段很有前景。国外曾有学者对此进行尝试。在一项利妥昔单抗治疗干燥综合征患者的临床观察中,研究者用灰阶超声和多普勒波形对比分析了患者治疗 12 周前后唾液腺的变化,结果显示,治疗后患者唾液腺的结构改善,腮腺的体积较治疗前减小,同时面动脉阻力指数较前上升,与临床情况改善一致[21]。

　　对于唾液腺超声在干燥综合征诊断中的价值全球正在处于验证阶段,用于患者随访也在更多的观察中。国内将超声技术应用于干燥综合征方面刚刚起步。我们深信随着肌肉骨骼超声在我国风湿科的推进,随着超声设备的不断进步,超声技术在干燥综合征临床工作中的应用会越来越成熟、越来越广泛。

(张卓莉)

参 考 文 献

1. Dussik KT. On the possibility of using ultrasound waves as a diagnostic aid. Z Neurol Psychiatr, 1942, 174: 153-168

2. Donald I, MacVicar J, Brown TG. Investigation of abdominal masses by pulsed ultrasound. Lancet, 1958, 1 (7032):1188-1195

3. Kane D, Grassi W, Sturrock R, et al. A brief history of musculoskeletal ultrasound: 'From bats and ships to babies and hips'. Rheumatology (Oxford),2004,43(7):931-933

4. Cooperberg PL, Tsang I, Truelove L, et al. Gray scale ultrasound in the evaluation of rheumatoid arthritis of the knee. Radiology,1978,126(3):759-763

5. Dussik KT,Fritch DJ,Kyriazidou M,et al. Measurements of articular tissues with ultrasound. Am J Phys Med, 1958,37(3):160-165

6. Bradus RJ,Hybarger P,Gooding GA. Parotid gland:US findings in Sjögren's syndrome,Work in progress. Radiology,1988,169(3):749-751

7. Gritzmann N. Sonography of the salivary glands. AJR Am J Roentgenol,1989,153(1):161-166

8. Wernicke D,Hess H,Gromnica-Ihle E,et al. Ultrasonography of salivary glands—a highly specific imaging procedure for diagnosis of Sjögren's syndrome. J Rheumatol,2008,35(2):285-293

9. Gritzmann N. Ultrasound of the salivary glands. Laryngorhinootologie,2009,88(1):48-56

10. Tzioufas AG,Moutsopoulos HM. Ultrasonography of salivary glands:an evolving approach for the diagnosis of Sjögren's syndrome. Nat Clin Pract Rheumatol,2008,4(9):454-455

11. Salaffi F,Carotti M,Iagnocco A,et al. Ultrasonography of salivary glands in primary Sjögren's syndrome:a comparison with contrast sialography and scintigraphy. Rheumatology (Oxford),2008,47(8):1244-1249

12. Milic V,Petrovic R,Boricic I,et al. Ultrasonography of major salivary glands could be an alternative tool to sialoscintigraphy in the American-European classification criteria for primary Sjögren's syndrome. Rheumatology (Oxford),2012,51(6):1081-1085

13. Cornec D,Jousse-Joulin S,Pers JO,et al. Contribution of salivary gland ultrasonography to the diagnosis of Sjögren's syndrome:toward new diagnostic criteria? Arthritis Rheum,2013,65(1):216-225

14. Theander E,Mandl T. Primary Sjögren's syndrome:The diagnostic and prognostic value of salivary gland ultrasonography using a simplified scoring system. Arthritis care Res (Hoboken),2014,66(7):1102-1107

15. Vitali C,Bombardieri S,Jonsson R,et al. Classification criteria for Sjögren's syndrome:a revised version of the European criteria proposed by the American-European Consensus Group. Ann Rheum Dis,2002,61(6):554-558

16. Chikui T,Shimizu M,Kawazu T,et al. A quantitative analysis of sonographic images of the salivary gland:a comparison between sonographic and sialographic findings. Ultrasound Med Biol,2009,35(8):1257-1264

17. Takagi Y,Kimura Y,Nakamura H,et al. Salivary gland ultrasonography:can it be an alternative to sialography as an imaging modality for Sjögren's syndrome? Ann Rheum Dis,2010,69(7):1321-1324

18. Milic VD,Petrovic RR,Boricic IV,et al. Diagnostic value of salivary gland ultrasonographic scoring system in primary Sjögren's syndrome:a comparison with scintigraphy and biopsy. J Rheumatol,2009,36(7):1495-1500

19. Milic VD,Petrovic RR,Boricic IV,et al. Major salivary gland sonography in Sjögren's syndrome:diagnostic value of a novel ultrasonography score (0-12) for parenchymal inhomogeneity. Scand J Rheumatol,2010,39(2):160-166

20. Hocevar A,Ambrozic A,Rozman B,et al. Ultrasonographic changes of major salivary glands in primary Sjögren's syndrome. Diagnostic value of a novel scoring system. Rheumatology (Oxford),2005,44(6):768-772

21. Joisse-Joulin S,Devauchelle-Pensec V,Morvan J,et al. Ultrasound assessment of salivary glands in patients with primary Sjögren's syndrome treated with rituximab:Quantitiative and doppler waveform analysis. Biologics,2007,1(3):311-319

第六节　诊断与治疗

一、诊断和鉴别诊断

口干燥症是诊断 pSS 的主要依据之一,但因上述方法无一是金标准,故多采用综合性方法来确诊。2012 年前世界各国诊断口干燥症的内容和方法不完全相同,Fox 等总结了各国应用方法(表 2-6-1)。

表 2-6-1　各国诊断口干燥症的项目

	哥本哈根 (1976)	日本 (1977)	希腊 (1979)	圣地亚哥 (1986)	旧金山 (1975) (1984)
口干(主观)症状	−	+	+	+	−
唾液流率下降	+	−	+[*]	+	−
核素显像异常	+	−	−	−	−
腮腺造影异常	−	+	−	−	−
FLS[▲]/4mm²(唇腺)	>1	>1	≥2	≥2	>1

注:+ 被列入;−未被列入;[*] 刺激后唾液流率;[▲] FLS 灶性淋巴细胞数

从上表看出口干燥症的诸多客观检查中,唇腺的 FLS 是公认的 pSS 特点,只是该时 FLS 的数字未能统一。唾液流率也被看好,因为它无创伤性、易行、价廉,但受环境、情绪等影响。2012 年 SICCA 比较 1618 例 pSS 患者口干燥症主要方法测定敏感性及特异性如下表 2-6-2:

表 2-6-2　口干燥症主要方法的敏感性及特异性的分析[1,2]

	敏感性%(95% CI)	特异性%(95% CI)
FLS≥1	83.5(79.1~88.2)	82.3(78.1~85.8)
UWS 流率<0.1ml/min	64.6(59.8~68.9)	49.7(46.1~53.6)
口干(主观)	87.0(83.7~90.1)	6.6(4.8~8.6)

注:UWS 流率=非刺激全唾液流率

1. 诊断　在 2002 年的美欧标准[3]中列有主观的口干症状,即至少一项阳性:①每日口干持续 3 个月以上;②曾有成人腮腺炎发作;③需用液体来协助吞咽干性食物。客观口干症只要符合以下任一条件即可:①非刺激唾液流率下降;②腮腺造影是苹果树样改变;③唾腺核素显影有吸收、浓缩、排液延缓。2012 年 ACR 标准[1]中只要唇腺示有 FLS≥1 即可代表口干燥征。

2. 鉴别诊断　口干燥征并非 pSS 所专有,它可以出现在以下情况和疾病,需要排除。

(1) 药物性口干:长期服用抗抑郁药,兴奋副交感神经传导的药物如颠茄类药阿托品。

(2) 曾接受头、颈部放疗。

(3) Mikulicz。

(4) 结节病。

（5）慢性感染性疾病：丙肝病毒感染、HIV、结核病等。

（6）糖尿病。

（7）移植排异反应。

二、治疗

口干燥症的治疗主要是采取对症和代替疗法。保持口腔清洁极为重要。预防病原菌感染。有龋齿者控制含糖类的饮食。预防真菌感染，可以用含氟化物水漱口，已有真菌感染者局部用抗真菌药物。药物应用可阅读相关章节。

西方国家以人工唾液为替代疗法，效果有待肯定。我们用羟氯喹及中药有改善口干的主观症状，但客观指标无改善。

（董　怡）

参 考 文 献

1. Shiboski SC, Shiboski CH, Criswell L, et al. American College of Rheumatology classification criteria for Sjögren's Syndrome：a data-driven expert consensus approach in the Sjögren's International Collaborative Clinical Alliance Cohort. Arthritis Care Res（Hoboken），2012，64（4）：475-487

2. Fox RI, Fox CM. Sjögren's Syndrome：Practical Guideline to Diagnosis and Therapy. New York：Springer，2011：61.

3. Vitali C, Bombardieri S, Jonsson R, et al, Preliminary criteria for the classification of Sjögren's Syndrome. Ann Rheumatic Diseases，2002，61：544-558.

第三章 干燥性角结膜炎

一、概述

干燥综合征(SS)是一个主要累及外分泌腺体的慢性炎症性自身免疫病,干眼病(dry eye)也称为干燥性角结膜炎(keratoconjunctivitis sicca,KCS),是 SS 的眼部表现。

国际干眼病工作组(Dry Eye Work Shop,DEWS)将干眼病定义为"一种涉及泪液和眼表的多因素疾病,可导致不适症状、视力扰动和泪膜不稳定,可对眼表组织造成潜在损伤,伴有泪膜渗透压升高以及眼表炎症反应"[1]。多种内源性因素和外源性因素均可导致干眼病,内源性因素包括年龄增加、免疫功能异常、内分泌改变、睑板腺功能不良、眼睑不完整、睑裂增宽、眼睑运动异常等;外源性因素包括维生素缺乏、滴用含防腐剂眼药水、佩戴角膜接触镜以及一系列眼表疾病。

根据泪液分泌功能是否受损,干眼病分为泪液缺乏型和蒸发过强型两大基本类型(图 3-0-1)[1,2]。SS 相关干眼病是干眼病的一种类型,主要表现为泪腺分泌功能降低,属于泪液缺乏型干眼病。

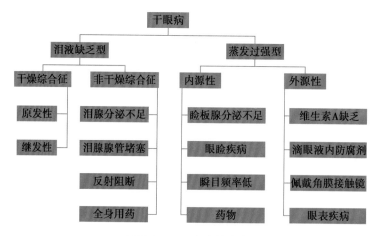

图 3-0-1 干眼病的分类

SS 相关干眼病与其他原因造成的干眼病表现相似,常见症状为干涩感、异物感、烧灼感、痒感、畏光、眼红、视物模糊、视力波动和易疲劳。干眼病常规眼科检查包括 Schirmer 试验(图3-0-2A)、泪膜破碎时间(tear film break-up time,TFBUT)(图3-0-2B)以及角膜结膜染色,这些检查可以用于大致判断干眼病的类型和严重程度,目前还没有 SS 相关干眼病特异的眼科检查。通过症状和常规眼科检查将 SS 相关干眼病与其他类型的干眼病区分开来是本节阐述的重点。

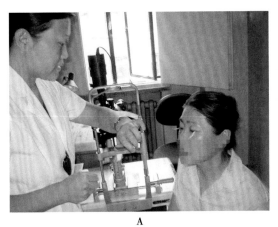
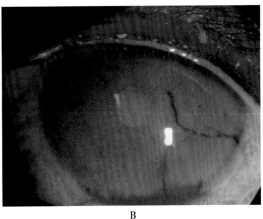

图 3-0-2　干眼病常规眼科检查
A. Schirmer 试验;B. 泪膜破碎时间检查,角膜表面深蓝色裂纹为泪膜破裂表现

二、干燥综合征相关干眼病发病机制

干眼病的发病机制非常复杂,涉及眼表、泪腺结构和功能以及其间的神经内分泌调节[1,2]。由泪腺、眼表(包括角膜、结膜和睑板腺)、眼睑以及连接上述组织的感觉运动神经整合而成的系统被称为泪腺功能单位(lacrimal functional unit,LFU)。泪腺功能单位在各种调控下控制泪膜的成分组成,并对环境、内分泌和皮质激素的变化做出反应。DEWS 提出干眼病不单纯是泪液量和成分的异常,而是泪腺功能单位的紊乱。不同类型的干眼病是泪腺功能单位发生紊乱并进入恶性循环的过程。

SS 相关干眼病主要发病机制为泪腺分泌功能下降。泪腺分泌功能下降导致泪液中浆液性成分比例降低,泪液中各种物质浓度增加,从而引起泪液渗透压升高。泪液渗透压升高触发眼表上皮细胞发生一系列炎症反应,MAP 激酶和 NF-κB 信号转导通路激活后产生多种炎症细胞因子(IL-1α、IL-1β、TNF-α)以及多种基质金属蛋白酶。炎症因子进一步激活其他炎症细胞,造成连锁反应,导致更多炎性因子进入泪液。炎性因子造成上皮细胞凋亡、杯状细胞数目减少,黏蛋白分泌紊乱,从而引起泪膜不稳定,泪膜不稳定进一步加重了泪膜渗透压升高。这一过程形成环路,使干眼情况不断恶化(图3-0-3)。其他致病因素参与加重炎症反应过程。

在干眼病发病初期,渗透压升高、炎症反应和机械刺激(如眼表缺少润滑)可以通过神经反射弧刺激泪腺分泌增加,提高瞬目频率。泪腺分泌功能正常的干眼病类型,如蒸发过强型干眼病,此时期呈现出泪腺高分泌状态,通过这种代偿机制泪液的渗透压可恢复到正常范围。但是对于 SS 患者,泪腺分泌功能受损,仍表现为低分泌状态(Schirmer Ⅰ试验数值低于正常人),反射性分泌的泪液不足以使泪膜渗透压恢复到正常范围。过度的眼表刺激传入泪

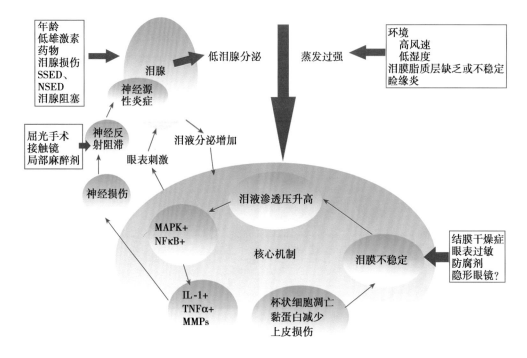

图 3-0-3　干眼病发病机制

腺还可导致泪腺内神经源性炎性细胞产生反应,导致一系列腺体自身抗原表达,同时向泪液中释放炎症调节因子。过度的眼表刺激可造成泪腺分泌功能衰竭。

SS 相关干眼病及其他慢性干眼病进展到一定程度,角膜知觉会受到不同程度的损伤,表现为患者眼表损伤加重但是异物感等刺激症状减轻。此时反射性的泪液分泌减少,疾病早期的补偿机制消失使泪液的成分进一步偏离正常。在角膜知觉明显受损的这个阶段,泪液缺乏型干眼病和蒸发过强型干眼病均表现为泪腺低分泌状态,很难用常规的检查方法区分开。

三、干眼病相关检查

诊断干眼病需要了解患者的病史和主诉,并且对泪液分泌能力、泪膜稳定性以及眼表损伤程度进行评估,必要时还需要进一步对泪液成分进行实验室检查。DEWS 在 2007 年发表的报告中建议干眼病检查项目以及检查顺序如表 3-0-1 所示。

表 3-0-1　干眼病检查项目和顺序

临床检查顺序	临床检查顺序
询问病史	眼表染色检查
了解症状	Schirmer 试验
外眼和裂隙灯检查	其他检查
泪膜破碎时间(BUT)检查	

(一) 询问病史

了解患者的病史对于诊断干眼病的类型是极其重要的。某些眼部或系统性疾病、手术和药物可导致或加重干眼症状,因此认真了解患者的病史和用药情况有助于将其他原因导致的干眼症状与 SS 相关干眼病相区别。

与 SS 相关干眼病相关的病史包括患者是否有各种类型的结缔组织病。了解患者家族史,即其有血缘关系的亲属中是否有 SS 或其他结缔组织病。

需了解的眼部疾病和手术史包括:使用角膜接触镜、角膜手术史(如角膜移植术、角膜屈光手术)、眼睑手术史(如上睑下垂矫正术、眼睑成形术、睑内翻/外翻矫正术)、过敏性结膜炎、眼表炎性疾病病史(如眼部瘢痕性类天疱疮、Stevens-Johnson 综合征)、眼部外伤(如化学伤)。需要了解的系统性疾病和手术史包括:痤疮、慢性病毒感染(丙型肝炎病毒、人类免疫缺陷病毒)、神经系统疾病(如帕金森病、Bell 麻痹、Riley-Day 综合征)、骨髓移植、颈部手术等。需了解的系统用药类型包括抗组胺药、利尿剂、抗抑郁药、抗心律失常药物、异维 A 酸、阿托品、β 受体阻滞剂、化疗药物、具有抗胆碱能效果的其他药物。生活习惯如吸烟、内分泌改变如更年期也可导致或加重干眼症状。

上述病史和影响因素与干眼病的相关关系如下表(表 3-0-2),根据研究证据的可靠程度将这些危险因素分为基本确定、提示性、不肯定三个级别。

表 3-0-2　可导致或加重干眼病的因素

证据的可靠程度		
基本确定	提示性	不肯定
年龄增加	亚洲人种	吸烟
女性	药物	西班牙族裔
绝经后雌激素替代治疗	三环类抗抑郁药	抗胆碱能药物
Ω-3 和 Ω-6 脂肪酸	选择性血管紧张素抑制剂	抗焦虑药
药物	利尿剂	安定类药物
抗组胺药物	β 受体阻滞剂	酒精
结缔组织病	糖尿病	绝经
准分子激光屈光手术	HIV/HTLV1 感染	肉毒素注射
放射治疗	化疗	痤疮
骨髓干细胞移植	大切口 ECCE 和穿透性角膜移植	痛风
维生素 A 缺乏	Isotretinoin	口服避孕药
丙型肝炎	低湿度环境	妊娠
雄激素缺乏	类肉瘤病	
	卵巢功能障碍	

基本确定:指至少有一个在同行评审期刊上发表的充分有说服力的或者设计严谨的研究。

提示性的:符合以下条件之一:①在同行评审期刊上发表的无肯定结论的研究;②未发表或者在同行评审期刊以外发表的无确定结论或者在特定条件下显示关联性的研究。

不确定:指在同行评审期刊上发表的研究结论不一致,或者有一定生理学推理基础、无确定的研究。

（二） 了解症状

SS 相关干眼病和其他类型干眼病具有相似的表现,常见症状为干涩感、异物感、烧灼感、痒感、畏光、眼红、视物模糊、视力波动、易疲劳、哭时无泪、不能耐受烟尘环境等。溢泪可能是疾病早期表现。"哭时无泪"是疾病程度较重的表现,即各种环境刺激和情感刺激均不能产生泪液。患者的上述症状大多数是模糊的,难以用词汇精确描述。干眼症状在使用计算机、干燥环境、空调环境、刺激性气体环境、从事瞬目减少的特定活动等情况下加重,应用人工泪液后有一定程度缓解。

不能用干眼病的症状轻重来估计干眼病实际严重程度。某些眼表严重受损的患者可无明显不适,这可能和角膜感觉神经受到损伤有关。

（三） 外眼和裂隙灯检查

外眼和裂隙灯检查主要用于寻找干眼病的病因、了解干眼病的程度、排除影响干眼病检查结果的其他疾病。检查内容包括:①泪腺:通过拉起上眼睑并令患者向下看可以评估泪腺的大小;②眼睑:有无眼睑闭合不全、内翻外翻及倒睫;③睑缘:有无睑缘炎、睑板腺开口阻塞,压迫腺体是否有形态异常脂质排出;④泪河:睑缘半月形泪河的高度是否正常(≥0.3mm为正常),泪河中有无碎屑和泡沫;⑤泪小点:泪小点位置是否正常、开口是否通畅;⑥结膜:有无结膜炎、结膜松弛、睑裂斑和翼状胬肉;⑦角膜:有无角膜炎、角膜溃疡和瘢痕,角膜有无血管长入。

SS 患者外眼检查有时可发现泪腺肿大。SS 患者裂隙灯检查的常见表现包括球结膜及睑结膜有不同程度充血,泪河高度低于正常甚至完全消失,泪河中有较多碎屑。病变较重的患者角膜上皮粗糙缺乏光泽,角膜表面污秽,碎屑及黏液散在分布于角膜表面。在更为严重的患者,可见丝状物一端牢固附着于角膜表面,游离的部分随眼睑运动而运动,称为丝状角膜炎。此外,眼睑功能异常、睑板腺功能不良、睑缘炎、结膜炎、睑裂斑及翼状胬肉可影响 BUT 检查及角结膜染色评分的结果,应记录并在分析结果时将这些因素考虑在内。

除了眼部检查,也应注意观察面部痤疮、腮腺以及甲状腺。面部痤疮通常与睑板腺功能不良相关。腮腺肿大、甲状腺异常如甲状腺肿大和结节是 SS 患者的常见表现。

（四） 泪膜破碎时间检查

无论泪液的质还是量发生异常,均可导致泪膜不稳定,泪膜不稳定是干眼病发病核心机制之一。泪膜破碎时间(tear film break-up time, TFBUT)表示眨眼后保持睁眼状态泪膜表面出现第一个干燥斑的时间,TFBUT 是评价泪膜稳定性的客观检查,其操作简单而且无创,是诊断干眼病的常规检查。

TFBUT 检查方法和影响因素见表 3-0-3。TFBUT 目前缺乏统一的异常标准。Abelson 等人的研究表明正常人 TFBUT 平均为 7.1 秒,而干眼病患者均值为 2.2 秒,推荐干眼病的诊断标准为≤5 秒。1995 年 DEWS 推荐的异常标准为≤10 秒。

目前还没有两个标准诊断 SS 所对应的诊断敏感性与特异性数据。对北京协和医院 174 例 SS 患者与 100 位正常对照进行的分析显示,以 BUT≤5 秒为诊断 SS 阳性标准,诊断敏感性和特异性分别为 77.3% 和 66.3%;以 BUT<10 秒为诊断 SS 的阳性标准,诊断敏感性和特异性分别为 68.6% 和 68.1%(待发表)。

一项欧洲的 SS 诊断研究显示,TFBUT 变异大,与 Schirmer 检查、角结膜染色评分缺乏一致性,SS 患者与正常人分布重叠,其诊断 SS 的意义有限。

表 3-0-3　泪膜破碎时间检查方法和影响因素

临床意义	评价泪膜稳定性
检查方法	1）将 0.5% 荧光素钠滴入结膜囊
	2）嘱患者自然眨眼数次,避免挤眼,使荧光素钠均匀分布于眼表
	3）设置裂隙灯放大倍数为 10 倍,使用钴蓝光照射保持背景照明强度稳定,透过 Wratten12 黄色滤光片观察
	4）嘱患者眨眼后保持睁眼状态注视前方
	5）观察到角膜表面出现深蓝色并迅速扩大的干燥斑,用秒表记录从睁眼到第一个干燥斑出现的时间间隔
	6）观察到干燥斑之后可令患者自由眨眼
	7）重复观察三次,取平均值,平均值按四舍五入原则取整数位
影响因素	1. 环境因素　房间温度、湿度、亮度均可影响检查结果,房间应避免开窗通风、电扇、空调所造成的明显空气流动,空气流动将增加患者睁眼状态的不适感觉,同时使泪膜破碎时间缩短
	2. 荧光素钠的浓度和量　荧光素钠选用的浓度为 0.25% ~1%,这个浓度范围的荧光素钠在钴蓝光下荧光最为明显,大多数研究选择 0.5% 浓度的荧光素钠。研究表明 TFBUT 结果受滴入荧光素钠量影响。滴入荧光素钠量 1 ~2.7μl 范围内,TFBUT 结果随滴入量增加而增加,但是滴入量提高到 7.4μl 以上,TFBUT 则不再随之变化
	3. 从滴入到观察的时间间隔　时间间隔过长可使荧光素钠被泪液稀释并排出,因此 TFBUT 检查应该在 2 ~4 分钟内完成双眼的多次测量
	4. 患者配合程度　患者不能保持睁眼状态,将使检查不能完成。此外患者挤眼、眯眼、注视其他方向均会影响检查结果,在检查前和检查中需要和患者充分沟通,使其正确配合

（五）角膜结膜染色

角膜结膜上皮损伤是干眼病的重要表现,也是引起患者不适症状和视力下降的主要原因。SS 患者角膜结膜上皮损伤的程度通常高于其他类型的干眼病,且有特征性的分布形态,角膜结膜染色是诊断 SS 相关干眼病的重要检查[3-5]。

荧光素钠、孟加拉红和丽丝胺绿均可以显示角膜和结膜上皮的病损,从而了解干眼病眼表损伤的程度。但是由于角膜和结膜的背景不同,荧光素钠可以更加清晰的显示角膜病损,孟加拉红和丽丝胺绿可以更加清晰的显示结膜病损,因此在临床工作中常规使用荧光素钠对角膜进行染色,再使用孟加拉红或者丽丝胺绿对结膜进行染色。孟加拉红刺激性很大,干眼病患者难以忍受,近年来被丽丝胺绿所取代。

1. 角膜染色　角膜荧光素钠染色的操作方法和影响因素见表 3-0-4。荧光素钠的着染对象为角膜上皮失活细胞。荧光素钠刺激性小,SS 患者滴用后无明显不适。SS 患者早期角膜染色的表现为点状高荧光点,大部分分布于瞳孔区外的周边角膜,数量可数。病情加重后可出现高荧光点融合成片以及出现于瞳孔区。病情严重时全角膜弥漫高荧光点,难以计数,部分融合成片,角膜表面有丝状物附着,泪液中有较多碎屑,使角膜表面变得污秽,影响对高荧光点的判断(图 3-0-4)。

表 3-0-4 角膜荧光素染色检查方法和影响因素

临床意义	评价角膜上皮损伤程度
检查方法	1）将一滴浓度为 0.25%～1% 的荧光素钠滴入结膜囊,滴入后 1 分钟左右开始观察。通常角膜荧光染色在 BUT 检查后立即进行,不需要重新滴入荧光素钠 2）裂隙灯放大倍数为 10 倍,使用钴蓝光照射保持背景照明强度稳定,透过 Wratten12 黄色滤光片分别观察右眼和左眼角膜表面荧光素着染数量、分布和形态
影响因素	1）荧光素钠浓度和滴入量:浓度为 0.25%～1% 的荧光素在钴蓝光下荧光最明显,浓度过高或过低均会因荧光太弱难以观察。荧光素滴入量过少使角膜组织不能充分浸润于荧光素钠,造成荧光着染点少于实际情况 2）时间:实践中发现荧光素钠滴入后即刻观察,会使一些细小角膜上皮缺损尚未和荧光素钠充分作用而没有表现出荧光。如果时间较长后观察,着染点会模糊不清,着染点的数量和形态难于辨别。建议在荧光素钠滴入后 2～4 分钟观察,整个观察过程不超过 8 分钟

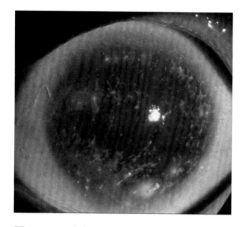

图 3-0-4 重度干燥综合征患者角膜荧光素染色表现,可见全角膜弥漫高荧光点,部分融合成片,角膜表面有丝状物附着

2. 结膜染色 结膜丽丝胺绿染色的操作方法和影响因素见表 3-0-5。丽丝胺绿着染的对象为失活细胞、黏液、碎屑以及没有黏蛋白保护的正常上皮细胞。丽丝胺绿刺激性小,SS 患者滴用后无明显不适。干燥综合征者结膜上皮损伤通常早于且程度重于角膜上皮损伤。疾病早期,睑裂区的鼻侧结膜和颞侧结膜出现散在点状或者簇状着染点,数量可数。疾病加重后,着染点数量增加,部分融合,着染点的分布显现出尖端指向内外眦的三角形(图 3-0-5A)。病情严重时,着染点全部融合成片,形成染色的三角形(图 3-0-5B)。这种染色形态是 SS 的特征表现,其他类型的眼表疾病罕有类似表现。结膜染色比角膜染色对于诊断干燥综合征干眼病具有更重要的意义。

表 3-0-5 结膜丽丝胺绿染色检查方法和影响因素

临床意义	评价结膜上皮损伤程度
检查方法	1）结膜囊滴入足量 1% 丽丝胺绿,嘱患者闭眼无菌棉球吸除溢出染料 2）即刻通过裂隙灯黄色滤片观察结膜,根据着染点的数量进行评分
影响因素	1）丽丝胺绿滴入量:研究表明结膜着染点数量和丽丝胺绿滴入量有剂量依赖关系,在操作中可滴入超过结膜囊最大容量的丽丝胺绿后用棉球吸除溢出部分。由于孟加拉红有明显的眼表刺激和毒性作用,在使用中很难做到足量滴入,这也是孟加拉红在结膜染色中的缺陷之一 2）时间:在临床实践中发现丽丝胺绿结膜着染点数量随观察时间延长而明显减少,数分钟之后观察常需要重新滴入丽丝胺绿,因此对于这项检查在操作上应有时间限制,即滴入后即刻检查 3）眼表疾病:睑裂斑、翼状胬肉是我国常见眼表疾病,病变区域的结膜会有明显的丽丝胺绿着染,在计算着染点数量时应注意将这一部分染色点剔除。此外在丽丝胺绿检查之前进行 Schirmer 试验,可使试纸接触的结膜弥漫着染,也应注意剔除

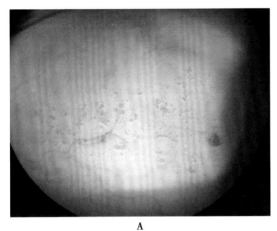
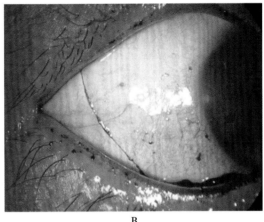

A   B

图3-0-5 干燥综合征患者结膜丽丝胺绿染色表现,可见着染点分布为三角形,基底指向角膜
A 图示散在分布的着染点,B 图示着染点融合成片

3. 角膜结膜染色评分 在临床工作或者研究中,需要对角膜结膜染色进行定量地评分。目前常用的眼表染色评分方法有三个,分别是 Van Bijsterveld system、Oxford system 以及 SICCA 研究提出的 OSS 评分方法[6-8]。这些评分方法将眼表分为鼻侧结膜、角膜和颞侧结膜三部分,对每个部分分别进行评分,将三个部分的评分相加得到总评分。具体评分方法见表3-0-6。

不同染色评分方法诊断 SS 的标准不同。1969 年 Van Bijsterveld 对其提出的染色评分方法进行评价(43 位 SS 患者 vs 550 位正常人),发现以 3.5 分为界限,可以将干燥综合征患者和正常人最大程度的区分开来,以此为界限诊断 SS 的假阳性率为 4%,假阴性率为 5%[6]。2002 年 SS 国际分类(诊断)标准采用 Van Bijsterveld 评分方法,眼表染色评分≥4 分为阳性。欧洲一项研究(the European community study group on diagnostic criteria for SS)显示眼表染色评分≥4 分为阳性,诊断敏感性和特异性分别为 64.3% 和 81.7%,角结膜染色与 Schimer 和 BUT 比较具有最高的诊断特异性。

SICCA 研究将 OSS≥3 分定义为异常,但缺乏相应的病例对照研究数据。对北京协和医院 174 例符合 2002 年 SS 国际分类(诊断)标准患者的 OSS 评分分析显示,SS 患者双眼各项评分无统计学差异,鼻侧结膜评分高于颞侧结膜。角膜出现着染点融合、着染点出现在瞳孔区以及丝状角膜炎的比例分别为 43.1%、20.1% 和 4.0%。OSS 与 BUT 及 Schirmer I 试验具有很好的相关性[9]。174 例 SS 患者和 100 例正常对照的 OSS 分析显示,综合考虑诊断敏感性与特异性两方面因素,选择 OSS≥5 是较为合适的阳性诊断标准,采用这一标准时诊断敏感性与特异性达到了 90.0% 和 65.0%。

眼表染色与 Schirmer 和 BUT 检查相比,受环境影响较小,重复性较好,检查者间的差异较小,具有较高的诊断意义。

(六) Schirmer 试验

Schirmer 试验通过在结膜囊内放置滤纸条来了解泪液分泌的量。Schirmer 试验有三种检查方法:Schirmer I 试验在检查时不使用眼表麻醉剂,其结果反映基础性和反射性泪液的分泌量(表3-0-7);Schirmer II 试验在检查时不使用眼表麻醉剂,滤纸条放置方法与 Schirmer I 相同,但是在放置滤纸前用长 8mm 顶端宽 3.5mm 的棉棒刺激外侧鼻黏膜,其结果反映反射性泪液分泌量;Schirmer III 试验使用眼表麻醉剂后进行上述操作,其结果反映基础泪液分泌量。

表 3-0-6　角膜结膜染色评分方法

染色评分名称	评 分 方 法
Van Bijsterveld	每眼眼表分为鼻侧结膜、颞侧结膜和角膜三部分,每部分根据着染点的密度分为 0~3 分,单眼总分为 0~9 分
Oxford Schema	将眼表分为鼻侧结膜、角膜和颞侧结膜三部分,根据图例判断评分,每个部分为 0~5 分,单眼总分为 0~15 分

方　　格	级别	标　　准
A	0	等于或小于方格 A
B	I	等于或小于方格 B,大于方格 A
C	II	等于或小于方格 C,大于方格 B
D	III	等于或小于方格 D,大于方格 C
E	IV	等于或小于方格 E,大于方格 D
>E	V	大于方格 E

Ocular Staining Score(OSS)	每眼眼表分为 3 部分,即鼻侧结膜、角膜和颞侧结膜。其中鼻侧和颞侧结膜按照睑裂区结膜着染点数量分别进行评分(0~3 分),角膜染色根据着染点数量、形态以及分布进行评分(0~6 分)。单眼总分为 0~12 分

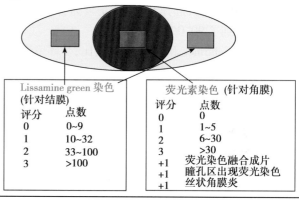

表 3-0-7　Schirmer Ⅰ 试验检查方法和影响因素

临床意义	评价基础性和反射性泪液的分泌量
检查方法	在不使用眼局部麻醉剂的情况下将 5mm×35mm 的滤纸条头部插入下睑外侧 1/3 处的结膜囊,嘱患者自然闭眼,并开始计时,5 分钟时取出滤纸条读取浸湿的长度(插入结膜囊的头部不计入)。如不足 5 分钟滤纸条全部浸湿,应记录全部浸湿所用的时间
影响因素	1）环境因素:温度、湿度、空气流速、照明均可影响结果 2）患者情况:应嘱患者检查前数小时不要使用人工泪液以及其他滴眼液。患者眼表脂质异常可影响结果,脂质过多可使泪液在滤纸上的扩散速度减慢,结果偏低,而脂质过少则相反,使结果偏高 3）滤纸条:滤纸条应使用标准规格,滤纸条的长度、宽度、厚度、材质不同将影响检查结果。滤纸条头部应为圆弧状以减少对眼部的刺激 4）医师技巧:放入时应保持滤纸平铺于结膜以减少滤纸对眼部的刺激

根据 van Bijsterveld 的研究,在 SS 的诊断中,以 Schirmer Ⅰ ≤5.5mm/5min 作为异常标准敏感性为 85%、特异性为 83%[5]。也有人提出以 <5.0mm/5min 作为标准但是缺乏研究证据。综合多种研究,Schirmer Ⅰ 试验以 ≤5.0mm/5min 作为异常标准应是比较合理的。2002年 SS 国际分类(诊断)标准采用 Schirmer Ⅰ ≤5mm/5min 为阳性标准[10]。

北京协和医院 174 例 SS 患者和 100 例正常受试者进行比较发现,以 Schirmer 试验 ≤5mm/5min 为诊断 SS 的阳性标准,诊断的敏感性和特异性分别为 80.6% 和 48.5%。

Schirmer Ⅰ 对于判断水液缺乏性干眼病具有重要意义。Schirmer Ⅰ 是一个标准化的诊断试验,存在较大的受试者个体间、日间以及访诊间差异,但是对于泪腺分泌功能明显受损的SS 患者来说,数值和变异均明显降低。

Schirmer Ⅰ 的诊断特异性低于角结膜染色,但敏感性和特异性两个因素综合考虑,Schirmer Ⅰ 优于角结膜染色和 BUT。

（七）辅助检查

1. 泪液渗透压检查　泪液渗透压检查测量的是泪液中物质的浓度。干眼病患者泪液渗透压升高,意味着泪液产生和蒸发失衡,泪液中的浆液性成分降低。泪液渗透压升高是干眼病眼表损伤的重要因素。很多测量设备可以检测泪液渗透压,但是由于其需要特殊的技术设备从而限制了这一检查在日常临床工作中的应用。

2. 泪液溶菌酶和乳铁蛋白　泪液溶菌酶正常浓度为 2 ～ 4mg/ml,SS 患者溶菌酶浓度降低。乳铁蛋白是泪液中一种抗菌酶,SS 患者乳铁蛋白浓度降低。

3. 结膜印迹细胞学检查　结膜印迹细胞学通过将特定的滤纸片放置于结膜表面来获得结膜上皮细胞。通过这一方法可以分析杯状细胞密度。干眼病患者杯状细胞密度降低。

四、鉴别诊断

（一）泪液缺乏型干眼病

除外系统性免疫异常,多种原发性和继发性泪腺分泌不足也可表现为泪液缺乏型干眼病。这些泪液缺乏型干眼病与 SS 均表现为 Schirmer 试验数值明显降低,但是不伴其他外分泌腺体异常,应结合免疫科和口腔科检查来鉴别这些疾病。

1. 年龄相关性干眼病（age-related dry eye, ARDE） 研究表明随着年龄增加正常人群的泪腺和腺管也发生了一些改变，诸如腺管纤维化、腺泡内的纤维化、腺管旁组织血供降低以及腺泡细胞的萎缩等，这些变化导致泪腺分泌功能降低。

2. 先天性无泪症 是在年轻人群中发生的罕见的干眼病，常染色体隐性遗传病，是由编码 ALADIN 蛋白的基因发生突变造成的。

3. 家族性自主神经异常 常染色体隐性遗传病，主要表现为泪腺功能障碍的多系统疾病。患者对疼痛不敏感，伴有反射性泪液分泌功能的缺失，因为神经发育异常造成支配泪腺的交感和副交感神经缺失、眼表感觉神经缺失。

4. 泪腺疾病 类肉瘤病中的肉瘤样组织、淋巴瘤中的淋巴细胞、艾滋病中的 T 细胞、移植物抗宿主病（graft versus host disease）中的抗原呈递细胞在泪腺组织中浸润，造成泪腺分泌功能降低。泪腺切除、泪腺去神经支配、泪腺腺管阻塞均可导致泪液缺乏型干眼病。

（二）蒸发过强型干眼病

早期 SS 患者可以没有泪腺分泌功能下降表现，Schirmer 试验数值正常甚至偏高，需要和蒸发过强型干眼病患者进行鉴别。蒸发过强型干眼病是在泪腺分泌功能正常的情况下由于眼表泪液流失过多造成的干眼病，主要分为内源性和外源性，常有明确的诱因。此外蒸发过强型干眼病可有多种形式的角膜结膜上皮损伤，多以角膜上皮损伤为主，不同于 SS 患者早期以结膜上皮损伤为主。角膜结膜染色形态、免疫科和口腔科检查亦有助于鉴别蒸发过强型干眼病和 SS 干眼病。

1. 睑板腺功能障碍（meibomian gland dysfunction, MGD） 睑板腺功能障碍可以表现为分泌过多、分泌减少以及睑板腺堵塞三种形式。裂隙灯检查睑缘形态和睑板腺开口可以予以诊断。

2. 睑裂异常以及睑球完整性和动力学异常 睑裂异常见于各种原因造成的眼球突出，如甲状腺相关眼病。睑球完整性和动力学异常可见于眼睑成形术后。

3. 瞬目频率低 瞬目频率低增加了眼表暴露、泪液蒸发时间从而造成干眼。这一情况发生在某些生理情况下比如使用视频终端或者使用显微镜时以及完成某些需要注意力高度集中的工作时，也发现这种现象是帕金森病的临床表现之一。

4. 眼表异常情况 维生素 A 缺乏、使用含防腐剂滴眼液及使用角膜接触镜均可出现蒸发过强型干眼病，各种眼表疾病如结膜炎也可出现蒸发过强型干眼病。

五、干燥综合征相关干眼病的治疗

（一）干眼病严重程度分级

DEWS 提出的干眼病的严重程度分级具有很好的临床实用性，可以指导干眼病的治疗，这一严重程度分级针对所有类型的干眼病，大多数 SS 患者具有 3 级或 4 级干眼病（表 3-0-8）。

（二）干燥综合征相关干眼病的治疗

SS 相关干眼病治疗困难，眼科医师应向患者解释疾病的自然病史和慢性经过，设立一个符合实际的治疗目标。治疗时应根据干眼病的严重程度采用相应的治疗措施，并注意处理干眼病的其他致病因素。

1. 轻度 轻度 SS 相关干眼病患者可以给予人工泪液替代治疗，应尽量选择不含防腐剂的人工泪液;处理潜在的可使病情加重的外部因素,如吸烟、长时间使用计算机、高气流和低湿度环境;停用加重干眼病的药物。对于睑缘炎和睑板腺炎等眼部疾病给予积极治疗。

表 3-0-8 干眼病严重程度分级

干眼病严重程度	1	2	3	4*
不适症状的程度	轻度和(或)阵发的	中度,阵发的或者慢性的	重度,经常的或者持续的	严重的和(或)导致功能障碍的
不适症状的频率	发生在环境刺激情况下	有刺激或无刺激情况下	没有刺激情况下	持续的
视觉症状	没有或者仅有轻度阵发性视疲劳	令人苦恼的和(或)阵发性影响生活	长期令人苦恼的和(或)持续性影响生活	持续影响生活和(或)造成可能的功能障碍
结膜充血	无或轻度	无或轻度	+/-	+/++
结膜染色	无或轻度	多变的	中度或者重度	重度
角膜染色(程度/位置)	无或轻度	多变的	显著的中央区染色	严重的点状上皮缺损
角膜/泪膜体征	无或轻度	少量碎屑	丝状角膜炎黏液团块泪液碎屑明显	丝状角膜炎黏液团块泪液碎屑明显溃疡
眼睑/睑板腺	可能有 MGD 表现	可能有 MGD 表现	通常有 MGD 表现	倒睫、角质化、睑球粘连
TFBUT(秒)	结果不稳定	≤10	≤5	立即
Schirmer 评分(mm/5min)	结果不稳定	≤10	≤5	≤2

注:* 必须同时具有症状和体征;MGD:睑板腺功能障碍

2. 中度 除了滴用不含防腐剂的人工泪液,还可以给予如下治疗:

1)环孢素滴眼液可以阻止 T 细胞激活和炎性细胞因子产生所必需的细胞质转录因子的激活和核转位。美国食品和药品管理局(FDA)批准的临床试验报告显示,眼部炎症引起的泪液减少患者滴用 0.05% 环孢素 6 个月后 Schirmer 试验数值增加具有统计学意义,干眼症状有不同程度改善。大部分 SS 患者能够耐受这种药物,17% 患者报告有眼部烧灼感。另一项研究显示使用 0.05% 环孢素滴眼液治疗轻度、中度和重度干眼病,分别有 74%、72% 和 67% 的患者有效。

2)糖皮质激素滴眼液对 SS 干眼病的治疗效果不明确,有研究显示糖皮质激素滴眼液可以减轻眼部刺激症状,减少角膜荧光素染色,改善丝状角膜炎,但是这些证据尚不足以形成结论。对于使用糖皮质滴眼液的患者应注意药物相关的眼压升高和白内障形成等副作用。

3)补充 Ω-3 脂肪酸对 SS 干眼病具有潜在益处,但研究有限。

4）对于水液缺乏型干眼病患者,泪小点栓塞有助于将有限的泪液存留于结膜囊,对改善眼干症状有一定作用。临床实践中,大部分 SS 患者采用泪小点栓塞治疗后症状和体征改善不明显。泪小点栓塞可以先使用非永久性塞子,以观察患者症状能否缓解以及是否出现溢泪。如有效果,可使用永久性塞子或者热烧灼、激光烧灼泪小点。进行泪小点栓塞或者烧灼时,建议一次治疗每只眼只进行一个泪小点的栓塞。

3. 重度　除了上述轻度和中度干眼的治疗方法外,对重度干眼可以采用下列治疗:

1）口服拟胆碱能药物毛果芸香碱和西维美林,这些药物主要用于刺激 SS 患者唾液腺和汗腺的分泌,也可以改善眼干症状。临床试验显示患者口服毛果芸香碱 5mg,每日 4 次后,阅读时的注视能力提高,视物模糊症状改善明显优于安慰剂治疗组。这种药物最常见的副作用是过度出汗,约见于 40% 的患者。西维美林是另一种拟胆碱能药物,可以改善眼部刺激症状,增加泪液分泌,全身不良反应少于口服毛果芸香碱。

2）有报道自体血清滴眼可以改善 SS 患者的眼部刺激症状以及角膜结膜染色情况,但是自体血清制备和保存不便。

3）丝状角膜病变可以在眼表麻醉后通过棉签或者显微镊去除,也可局部应用溶解剂如10% 乙酰半胱氨酸每日 4 次来治疗。软性角膜接触镜(绷带镜)可以有效防止丝状角膜病变复发,但是重度干眼患者对角膜接触镜的耐受性很差。

(张顺华)

参 考 文 献

1. Lemp MA. The definition and classification of dry eye disease:report of the definition and classification subcommittee of the international dry eye workshop(2007). Ocular Surface,2007,5(2):75-92

2. Lemp MA. Report of the National Eye institute/Industry Workshop on Clinical Trials in dry eye. CLAO J,1995,21(4):221-232

3. Hardma n-Lea S,Mengher L,Davey C,et al. Rose Bengal and fluorescein staining in the assessment of kerato-conjunctivitis sicca. Ophthalmol Res,1987,19:19-20

4. Abha Gulati,Reza Dana. The Dry Eye// Bromet EJ,Wallace DJ. The new Sjögren's syndrome handbook. 3rd ed. Oxford:Oxford University Press Inc,2005

5. 郭晓萍,赵岩,李小春,等. 原发性干燥综合征眼科诊断试验的评价. 中华眼科杂志,1998,34(2):158

6. van Bijsterveld OP. Diagnostic tests in the sicca syndrome. Arch Ophthal,1969,82(1):10-14

7. Bron AJ,Evans VE,Smith JA. Grading of corneal and conjunctival staining in the context of other dry eye tests. Cornea,2003,22(7):640-650

8. Whitcher JP,Shiboski CH,Shiboski SC,et al. A simplified quantitative method for assessing kerato-conjunctivitis sicca from the Sjögren's Syndrome International Registry. Am J Ophthal,2010,149(3):405-415

9. 张顺华,卞爱玲,赵岩,等. 角膜结膜染色评分新方法在原发性干燥综合征的应用. 中华临床免疫和变态反应杂志,2013,7(2):134-138

10. Vitali C,Bombardieri S,Jonsson R,et al. Classification criteria for Sjögren's syndrome:a revised version of the European criteria proposed by the American-European consensus group. Ann Rheum Dis,2002,61(6):554-558

第四章 干燥综合征分类标准的演变

干燥综合征(Sjögren's syndrome,SS)主要表现为口眼干燥,也有多器官、多系统的损害,并伴有一系列的临床和血清学表现,所以 SS 的诊断需要免疫科、眼科、口腔医学科三个领域综合分析,没有一个单独的诊断金标准。医学领域中不同的权威专家已经提出了不同的 SS 分类标准(classification criteria),本文就 SS 分类标准的演变进行综述。

一、传统标准

自 1965 年首个 SS 分类标准制定后,世界各地先后先后提出多种不同的标准,包括旧金山标准、哥本哈根标准、日本标准、希腊标准、圣地亚哥标准和中国 1996 年制定的建议标准,这些标准采用不同的临床和实验室指标的组合,诊断的 SS 范畴并不完全相同,下面简单介绍其中有代表性的标准。

1. 旧金山标准　1975 年 Daniels 等首次强调了局灶性涎腺炎在诊断 SS 口干上相对高的特异性和重要性,并强调 50 个单核细胞浸润为 1 个灶,检查时至少观察 4 个腺小叶取得平均灶数;他还强调局灶性涎腺炎与 SS 的关联而非一般非特异的慢性涎腺炎,后者多见于老年人,腺管内为黏液性物质填充,周边中性粒细胞浸润。同年他又将至少 4 个腺小叶检查转为 4mm² 面积内计算灶数。旧金山标准指出诊断 SS 必须进行小唾液腺活检,并且病理示淋巴细胞灶数 FS≥1 为阳性标准[1]。1984 年 Daniels 研究表明局部涎腺炎是一种客观的标准,相比口腔干燥症状或者腮腺流量降低,对口干燥症的诊断更具特异性[2]。

2. 哥本哈根标准　哥本哈根标准产生于 1986 年的第一次国际 SS 讨论会。该标准未纳入患者的主诉,而强调了眼科和口腔科的客观检查。首次提出用放射性核素造影来评估所有唾液腺的功能,并要求干燥性角膜炎和口干燥症的诊断需要满足三项客观检查中至少两项异常[3]。该标准还使用了"原发性"和"继发性"SS 的术语。

3. 圣地亚哥标准　1986 年 Fox 等提出了圣地亚哥标准,其目的主要为选择相同病例供发病机制及临床研究之用。第一次把自身抗体纳入 SS 的诊断标准,强调了本病的自身免疫性质,并要求分类标准具备组织病理学指标,规定淋巴细胞浸润灶≥2 为阳性结果。确诊 SS 时必须具备唇腺活检阳性结果,否则被认为可能患此病[4]。

4. 日本标准　1977 年提出最初日本标准,1999 年颁发了修改的 SS 最新日本分类标准[5]。此标准不包括主观症状,尽管他们强调内科医师应该注意干燥症状。标准只依靠客观测试结果,满足四个客观测试中的两项可以诊断 SS。组织学检查中泪腺活检能代替唾液腺活检,定义 FS≥1 为阳性结果。诊断角膜结膜炎干燥至少需要两个异常的测试。而口部检查只要满足腮腺造影术异常即可诊断,或者满足唾液分泌减少同时唾液腺闪烁扫描法异常。唇腺活检以及自身抗体在日本标准集合中都不是必需的。

5. 希腊标准　希腊标准既使用了"可能的和确定的"SS 术语,又使用了"原发性"和"继发性"SS 术语。标准中不仅涉及客观检查,还纳入了口眼干燥的主观症状,因此只需要一项异常的客观眼睛检查即可诊断干燥性角膜结膜炎。唇腺活检是诊断 SS 的必要条件,并定义灶数≥2 为阳性[6]。

6. 传统分类标准的比较　几乎所有标准均定义 SS 为一个自身免疫外分泌病,所以均致力于主要累及的器官:泪腺和唾液腺。但是不同标准存在以下不同点:

1) 除了哥本哈根标准,所有的标准中都使用了"可能的和确定的"SS 术语,但只有哥本哈根和希腊标准使用了"原发性"和"继发性"SS 的术语。

2) 许多的争论和焦点都是关于分类标准的设置差异的:即这个标准是由主观症状和客观数据共同决定还是仅仅由容易重复的客观发现决定。

3) 不同的标准使用的测试方法以及正常值与异常值临界点各不相同。希腊标准仅仅需要一个异常的客观检查,而旧金山、哥本哈根、日本和圣地亚哥标准至少需要两个异常客观检查方能诊断干燥性角膜结膜炎。所有的标准都涉及小唾液腺活检,实施活检的形式都采用了 1975 年 Daniels 等提出的方法但是标准临界值各异。希腊标准和圣地亚哥标准规定小唾液腺活检是诊断 SS 重要的必要条件,而其他三个标准中,唇腺活检则不是确诊干燥综合征的必要条件。

这些标准主要的局限性是它们从未被多中心研究或者标准的统计方法所证实,不能用来实施可比较的类似的流行病学研究。此外,在许多病例中,在疾病明确之后仍需要评估敏感性、特异性以及可靠性。

二、欧洲分类标准

因以前提出的标准没有获得广泛的认可,1988 年欧洲流行病学委员会支持了一个多中心的研究,并在 1993 年最初报道,其后的验证报告于 1996 年发表。该分类标准的特点是首次将患者的主诉症状纳入到标准中;另一特点是口、眼客观检查和自身抗体检测要求皆只一项阳性即可。即眼部症状提问(3 问)、口干症状提问、眼客观检查、唇腺活检以及自身抗体抗 SSA/抗 SSB 中每一大项中只一小项阳性即可,满足四项即可诊断[7]。根据 Fox 等提出的建议[4],SS 分类集合中增加了一些排除标准,即存在另一结缔组织病、淋巴瘤、获得性免疫缺陷综合征、结节病和移植物抗宿主病。

欧洲标准区分了原发性和继发性 SS,而避免了使用确定的/可能的 SS 的概念。该标准第一次尝试使用统计学方法研究 SS 的分类标准,这个方法已经用于定义其他风湿疾病[8,9]。通过综合分析主观症状,客观标准,组织学检查以及血清学数据,相比单项试验有明显的优势,因此标准具有较高的敏感性和特异性。

但是,欧洲的 SS 的分类标准产生了广泛的争论。争论的关键点是在没有自身抗体或者阳性唇唾液腺活检的情况下,也能够满足标准 SS 的诊断。此外,六项标准中两项是主观症状,一方面,药物、年龄、焦虑等其他情况导致的口眼干燥易导致误诊;另一方面,疾病起始期口眼干燥症状不明显并且较少出现特征性抗体会导致诊断困难[10,11]。

三、美欧合议标准

为了克服最初欧洲标准的局限性,2002 年美国欧洲合作联盟对标准做出修正,提出了两家共识的美欧共识(American and European Consensus Group classification,AECG)标准[12](表4-0-1、表4-0-2),并在第八届 SS 国际研讨会上得到较为广泛的接受。本标准基本保留了圣地亚哥标准的理念,要求必须具备自身免疫表现,即小唾液腺活检阳性或者血清学抗体阳性才能诊断为 SS。另外,AECG 标准中增加了某些特定的规范,以使分类标准项目定义的更加准确并且测试更广泛的适用。如特别指定 Schirmer I 试验应该按照欧洲和日本的传统在未麻醉闭眼的情况下使用标准的条形纸进行测试。此外,许多国家不能使用 Rose Bengal 染色,建议使用其他的眼睛染色方法来替代它。因此与最初欧洲标准相比,本标准有较低的敏感性(89.5% vs 97.4%)和较高的特异性(95.2% vs 89.4%)。最后,美欧共识标准把丙肝病毒列入排除标准,这种患者被观察到的干燥症状是病毒的肝外表现,需要和原发性 SS辨别。

表4-0-1 2002 年干燥综合征国际分类标准

Ⅰ. 口腔症状:3 项中有 1 项或 1 项以上
  1. 每日感口干持续 3 个月以上
  2. 成年后腮腺反复或持续肿大
  3. 吞咽干性食物时需用水帮助
Ⅱ. 眼部症状:3 项中有 1 项或 1 项以上
  1. 每日感到不能忍受的眼干持续 3 个月以上
  2. 有反复的砂子进眼或砂磨感觉
  3. 每日需用人工泪液 3 次或 3 次以上
Ⅲ. 眼部体征:下述检查任 1 项或 1 项以上阳性
  1. Schirmer I 试验(+)(≤5mm/5min)
  2. 角膜染色(+)(≥4van Bijsterveld 计分法)
Ⅳ. 组织学检查:下唇腺病理示淋巴细胞灶≥1(指 4mm² 组织内至少有 50 个淋巴细胞聚集于唇腺间质者为一个灶)
Ⅴ. 唾液腺受损:下述检查任 1 项或 1 项以上阳性
  1. 唾液流率(+)(≤1.5ml/15min)
  2. 腮腺造影(+)
  3. 唾液腺同位素检查(+)
Ⅵ. 自身抗体:血清抗 SSA 和(或)抗 SSB(+)

表4-0-2 上述项目的具体分类

1. 原发性干燥综合征 无任何潜在疾病的情况下,有下述 2 条则可诊断:
  a. 符合表4-0-1 中 4 条或 4 条以上,但必须含有条目Ⅳ(组织学检查)和(或)条目Ⅵ(自身抗体)
  b. 条目Ⅲ、Ⅳ、Ⅴ、Ⅵ 4 条中任 3 条阳性
2. 继发性干燥综合征 患者有潜在的疾病(如任一结缔组织病),而符合表4-0-1 的 Ⅰ 和 Ⅱ 任 1 条,同时符合条目Ⅲ、Ⅳ、Ⅴ中任 2 条
3. 必须除外 颈、头面部放疗史,丙肝病毒感染、AIDS、淋巴瘤、结节病、GVH 病,抗乙酰胆碱药的应用(如阿托品、莨菪碱、溴丙胺太林、颠茄等)

相比欧洲 SS 分类标准,美欧共识标准有强项也存在弱点[13]。一方面,严格保证纳入临床研究或者流行病研究患者的同质性,在某些情况下提高了诊断 SS 的敏感性和特异性。另一方面,强调 SS 患者必须有抗 SSA 或者抗 SSB 自身抗体或者阳性唇腺活检,那么在临床实践和研究领域中可能只有一亚群患者被诊断,这可能导致漏诊活检阴性和自身抗体阴性的患者,而这些患者通过随访与诊断 SS 的患者有相同的结果[14,15]。此外,AECG 美欧共识标准对随访患者没有任何明确的预后意义。标准中没有一项与 SS 主要不良结果(淋巴瘤和死亡)有关,并且值得注意的是,像皮肤血管炎症,冷沉球蛋白血症,低水平的 C3、C4,单克隆丙种球蛋白等预后不良因子[16]也不包含在标准中。

四、ACR 标准

2004 年起美国国立卫生院对 SS 研究进行了最大一项资助,6 个国家的研究机构包括北京协和医院参与了干燥综合征国际合作联盟(Sjögren's International Collaborative Clinical Alliance,SICCA),以期制定一套简捷、客观而又能准确反映 SS 疾病范畴的分类标准。针对 AECG 标准中主观条目(如口干、眼干)的分析发现,其与血清学指标、唇腺活检病理和角结膜染色的相关性低。因此,SICCA 研究组提出了依靠三个客观标准来评估 SS 的三个主要方面,即血清学、眼睛以及唾液腺检查。满足三项中的两项即可诊断 SS(表 4-0-3)。

表 4-0-3　2012 年干燥综合征 ACR 分类标准

具有干燥综合征相关症状和体征患者如能满足以下三条标准至少两条即可诊断:
1. 抗 SSA/Ro 和(或)抗 SSB/La 阳性或 RF 阳性和 ANA≥1∶320
2. 唇腺活检显示局灶性淋巴细胞性唾液腺炎,其灶性指数≥1 个淋巴细胞灶/4mm²
3. 干燥性角膜炎,眼染色评分≥3 分(假设该个体目前并不每日应用眼药水治疗青光眼和过去五年里没有做过角膜手术或者眼睑整容手术)

血清学方面,ACR 标准指出,除了抗 SSA/Ro 和(或)SSB/La 抗体,RF 阳性和抗 ANA≥1∶320 同存在原发性干燥综合征的诊断中也有重要地位,Shiboski SC 等分析数据得出 RF 和抗 ANA 虽然没有特异性,但在抗 SSA/Ro 和 SSB/La 阴性时,RF 阳性并且 ANA 高效价(≥1∶320)可以作为抗 SSA/Ro 和 SSB/La 阳性的替代标准来诊断疾病[17]。在 AECG 标准中纳入或者不纳入这个标准所得结果是高度一致的,而且将 RF 和高效价抗 ANA 纳入标准能够增加诊断标准的敏感性,但是不会降低诊断特异性[18]。

正确诊断干燥性角膜结膜炎(keratoconjunctivitis sicca,KCS)对 SS 的诊断意义重大,SICCA 修改以前的评分系统,提出了一个简单的定量干眼评分方法——OSS 染色评分方法。角膜荧光素染色及结膜丽丝胺绿染色联合称为 OSS 染色。OSS 评分系统是一个 0~6 得分的角膜荧光素染色和 0~3 得分的鼻侧及颞侧球结膜丽丝胺绿染色的总和,单侧评分总和 0~12 分。OSS 分数大于 0 分被认为是异常,可能是 KCS 的征兆。但是 1 分或者 2 分能出现在荧光素角膜染色在 8 分钟以上的正常人群,所以定义异常的 OSS≥3 分。此评分标准相对于之前的评分标准更省时间并且重视临床相关性。北京协和医院近期的研究显示,OSS 染色与泪膜破碎时间及 Schirmer I 试验相关性明显具有统计学意义,均是反映干眼病严重程度的良好客观指标。干眼病程度加重时,染色与泪膜破碎时间及 Schirmer I 试验下降,OSS 评分增高[19]。

组织学检查下唇腺活检在 AECG 和 ACR 诊断标准中都有突出的地位。但是曾有研究发现老年患者淋巴细胞的灶数较高(FS≥1),并且随着年龄的增加,活检阳性率有所增加,因此唾液腺活检的特异性受到质疑[20]。SS 国际合作联盟通过分析 1618 个患者数据得出唾液腺活检的敏感性为 83.5%,特异性为 82.7%,但没有评估在可疑未诊断患者中活检的诊断价值。很少有研究来评估唇腺活检在 SS 诊断中的作用,因此仍需要大量研究设计来证明。

ACR 分类标准排除诊断还新纳入了 IgG4 相关性疾病,IgG4 相关性疾病是在 2003 年由日本学者 Kamisawa 等首次提出,此类疾病是以多个器官出现肿胀性病变、血清 IgG4 水平显著升高、大量 IgG4 阳性浆细胞在组织中浸润为主要特点,可累及泪腺、颌下腺、胰腺、腹膜后组织、胆管等多个器官或组织,导致受累脏器肿胀、增大[21]。其中累及泪腺和唾液腺的被称为 IgG4 相关性米古利兹病(Mikulicz's disease,MD)。MD 曾被归为干燥综合征的亚型,但近年的研究发现 MD 是一种 IgG4 相关性疾病,与 SS 有着显著的不同,MD 患者血清中 IgG4 水平显著升高,而自身抗体阴性。另外,MD 患者即使泪腺,腮腺或颌下腺肿胀,口干及眼干症的发生率也明显低下。且 MD 患者的腮腺造影并没有 SS 患者呈现的"苹果树"样改变,并且腮腺功能多正常或轻微异常。更重要的是 SS 患者不表现为血清中 IgG4 升高,且组织病理学无明显 IgG4 阳性淋巴细胞[22]。

ACR 标准不包括口眼干燥的主观症状,主观症状相对于客观检查特异性低,所以此标准具有很高的特异性,因此 ACR 标准更适合应用于强调较高特异性、减少药物相关毒性风险的严格研究,而 AECG 标准可适用于更广泛的用途,尤其是风险较低的医学研究或者非治疗性临床或转化医学研究。尽管两个标准在客观检查上亦存在一定的差异,通过统计方法比较新 ACR 标准与 AECG 标准显示两标准具有高度一致性,有 0.81 的符合率[23]。此外基因表达分析表明满足任何一个标准的患者基因表达相似,并且与健康对照组不同。因此,在临床或者生物学角度没有明确的证据表明新 ACR 标准比 AECG 标准有更高的价值,提高诊断能力需要对干燥综合征病因机制有更加深入的理解。

五、我国的现实情况

我国自 20 世纪 80 年代初开始对 SS 的研究,起步阶段曾参用哥本哈根标准,以后也采用过圣地亚哥标准,董怡曾在 1996 年提出过一套建议标准[24]。赵岩[25]等还对 AECG 标准进行了验证,证实其适合于中国患者,有较高的敏感度(87%)和特异度(97.8%)。2004 年起,北京协和医院参与了国际多中心、前瞻性的 SICCA 研究,并建立了风湿科、眼科和口腔科协作的合作机制。2008 年,由北京协和医院牵头的国家科技部"十一五"课题"干燥综合征诊断方法及诊断标准的建立",联合国内 16 家主要研究单位,建立了 SS 注册信息数据库和生物标本库,同时规范了有关 SS 眼科和口腔科相关检查,为带动提高我国对 SS 发病机制、诊断和治疗临床水平的研究奠定了基础。

六、展望

尽管 2012 年 ACR 提出以血清学指标、角膜荧光染色、唇腺活检三项检查组成的简化的分类标准,克服了主观因素的影响,降低了误诊率,但尚存在有创的唇腺活检不能普遍实行等不足。故探讨应用新技术替代有创性唇腺活检发展 SS 诊断标准日趋成为研究热点。近年来,涎腺超声以其方便、无创、便宜的优势受到越来越大的关注,2013 年,法国一家医学部提出了新的 SS 分类标准——将涎腺超声列入分类标准[26]。这项研究预示了涎腺超声良好的应用前景,降低了早期 SS 的漏诊率,减少了唇腺活检等有创检查带来的不便,其可行性尚需在大量疑诊 SS 患者中验证。

一个统一和被广泛接受的 SS 分类(诊断)标准有利于本病的流行病学调查、病理和发病机制的研究、临床观察、药物验证和学术交流等。而且当分类标准的敏感性和特异性较高时,可以作为临床诊断标准。单独依靠客观检查有一定的可能造成漏诊或者误诊,诊断结合临床表现仍然很重要。

因为有临床特征的重叠或干扰准则检验,任何预先诊断满足下列条件的将排除在干燥综合征研究或治疗试验之外:颈部和头部放射治疗史,丙肝病毒感染,获得性免疫缺陷综合征,结节病,淀粉样变,移植物抗宿主病,IgG4 相关疾病。

(郑文洁　吴秀华)

参 考 文 献

1. Daniels TE,Silverman S Jr,Michalski JP,et al. The oral component of Sjögren's syndrome. Oral Surg Oral Med Oral Pathol,1975,39(6):875-885

2. Daniels TE. Labial salivary gland biopsy in Sjögren's syndrome. Assessment as a diagnostic criterion in 362 suspected cases. Arthritis Rheum,1984,27(2):147-156

3. Manthorpe R,Oxholm P,Prause JU,et al. The Copenhagen criteria for Sjögren's syndrome. Scand J Rheumatol Suppl,1986,61:19-21

4. Fox RI,Robinson CA,Curd JG,et al. Sjögren's syndrome. Proposed criteria for classification. Arthritis Rheum,1986,29(5):577-585

5. Fujibayashi T,Sugai S,Myasaka N,et al. Criteria for the diagnosis of Sjögren's syndrome[Japanese criteria Ⅲ]. Annual reports of research group of autoimmune disease. 1999:135-138

6. Skopouli FN,Drosos AA,Papaioannou T,et al. Preliminary diagnostic criteria for Sjögren's syndrome. Scand J Rheumatol Suppl,1986,61:22-25

7. Vitali C,Bombardieri S,Moutsopoulos HM,et al. Preliminary criteria for the classification of Sjögren's syndrome. Results of a prospective concerted action supported by the European Community. Arthritis Rheum,1993,36(3):340-347

8. Arnett FC,Edworthy SM,Bloch DA,et al. The American Rheumatism Association 1987 revised criteria for the classification of rheumatoid arthritis. Arthritis Rheum,1988,31(3):315-324

9. Tan EM,Cohen AS,Fries JF,et al. The 1982 revised criteria for the classification of systemic lupus erythematosus. Arthritis Rheum,1982,25(11):1271-1277

10. Fox RI,Saito I. Criteria for the diagnosis of Sjögren's syndrome. Rheum Dis Clin North Am,1994,20(2):391-407

11. Fox RI. Fifth internatinal symposium on Sjögren's syndrome. Arthritis Rheum,1996,39(2):195-196

12. Vitali C,Bombardieri S,Jonsson R,et al. Classification criteria for Sjögren's syndrome:a revised version of the European criteria proposed by the American-European Consensus Group. Ann Rheum Dis,2002,61(6):554-558

13. Baldini C,Talarico R,Tzioufas AG,et al. Classification criteria for Sjögren's syndrome:a critical review. J Autoimmun,2012,39(1-2):9-14

14. Ramos-Casals M, Brito-Zerón P, Perez-De-Lis M, et al. Sjögren syndrome or Sjögren disease? The histological and immunological bias caused by the 2002 criteria. Clin Rev Allergy Immunol,2010,38(2-3):178-185

15. Baldini C, Talarico R, Luciano N, et al. Are the revised American-European Consensus Criteria too stringent for primary Sjögren's Syndrome (pSS)? The experience on a large monocentric cohort of pSS patients. Ann Rheum Dis,2010,69(Suppl3):391

16. Voulgarelis M, Moutsopoulos HM. Mucosa-associated lymphoid tissue lymphoma in Sjögren's syndrome:risks, management,and prognosis. Rheum Dis Clin North Am,2008,34(4):921-933

17. Shiboski SC, Shiboski CH, Criswell L, et al. American College of Rheumatology classification criteria for Sjögren's syndrome:a data-driven, expert consensus approach in the Sjögren's International Collaborative Clinical Alliance cohort. Arthritis Care Res (Hoboken),2012,64(4):475-487

18. Huo AP, Lin KC, Chou CT. Predictive and prognostic value of antinuclear antibodies and rheumatoid factor in primary Sjögren's syndrome. Int J Rheum Dis,2010,13(1):39-47

19. 张顺华,卞爱玲,赵岩,等.角膜结膜染色评分新方法在原发性干燥综合征的应用.中华临床免疫和变态反应杂志,2013,7(2):134-138

20. Takeda Y, Komori A. Focal lymphocytic infiltration in the human labial salivary glands:a postmortem study. J Oral Pathol,1986,15(2):83-86

21. Stone JH, Zen Y, Deshpande V. IgG4-related disease. N Engl J Med,2012,366(6):539-551

22. Yamamoto M, Harada S, Ohara M, et al. Clinical and pathological differences between Mikulicz's disease and Sjögren's Syndrome. Rheumatology (Oxford),2005,44(2):227-234

23. Rasmussen A, Ice JA, Li H, et al. Comparison of the American-European Consensus Group Sjögren's syndrome classification criteria to newly proposed American College of Rheumatology criteria in a large, carefully characterised sicca cohort. Ann Rheum Dis,2014,73(1):31-38

24. 董怡,赵岩,郭晓萍,等.原发性干燥综合征诊断标准的初步研究.中华内科杂志,1996,35(2):114-117

25. 赵岩,贾宁,魏丽,等.原发性干燥综合征2002年国际分类(诊断)标准的临床验证.中华风湿病学杂志,2003,7(9):537-540

26. Cornec D, Jousse-Joulin S, Pers JO, et al. Contribution of salivary gland ultrasonography to the diagnosis of Sjögren's syndrome:toward new diagnostic criteria? Arthritis Rheum,2013,65(1):216-225

第五章 干燥综合征临床活动指数及临床损伤指数

干燥综合征(SS)是一种相对稳定、进展缓慢的结缔组织病,随着时间的延长会出现病情的活动或脏器损伤。前者是可逆性的,通常表现为受累脏器的炎症现象。后者代表不可逆的疾病状态,即功能的丧失或受累脏器组织学或影像学的结构异常。因此评估疾病的活动性及损伤情况对疾病的进一步治疗及了解预后非常重要。此外,目前 SS 的治疗主要局限在改善干燥的症状,很多评估药物治疗效果的方法也主要建立在腺体的症状方面。近几年关于 SS 靶向治疗的药物越来越多,为 SS 的治疗提供了新的方向。但这些研究存在着一个重要的问题:由于缺乏统一的评估疾病活动性、药物疗效的方法,使得这些临床试验的结果之间无法进行客观有效的比较。临床工作者们迫切地需要有效的指数来评估靶向治疗疾病活动性的效果。但是到目前为止,SS 仍缺乏统一的评估病情状态的有效指标,尤其在临床工作中,更多还是依赖于医师的临床经验。因此,各国风湿病专家也在积极寻找评估的方法以用于临床试验和临床实践。

1998 年 Sutcliffe 等对评估狼疮损伤的 SLICC/ACR 损伤指数进行修改,增添了口腔和眼部症状,第一次用来评估 SS 终末期器官损害,并对原发性 SS 与 SLE 及 SLE 合并继发性 SS 的患者的器官损伤进行了比较。此后,2000 年和 2003 年分别在牛津及贝塞斯达举行了研讨会,讨论建立一个在随机对照试验和纵向观察性研究中用来评估原发性 SS 预后的方法。口腔症状,眼部症状,口腔体征,眼部体征,乏力,以 SF36 评估的健康相关生活质量以及 IgG 首先被选择用来评估 SS 的预后。此外,用来评估口腔和眼主观和客观表现的干燥症状问卷以及自然唾液流率、Schirmer I 试验,评估乏力的 VAS 评分以及包括平均荧光强度(MFI)、疲劳与不适指数(profile of fatigue and discomfort, PROFAD)的大量调查问卷都被考虑加入其中[1]。此外,各国的风湿病学家也在不停地探索新的方法来评估 SS 患者的病情活动性。法国的 Camille 等回顾性分析了 2008—2012 年期间在法国 4 个大学医疗中心进行了 PET/CT 检查的 32 例原发性 SS 患者,提出了 ^{18}F-氟代脱氧葡萄糖(^{18}F-fluorodeoxyglueose, ^{18}F-FDG)PET/CT 的 6 分评分法评估病情的活动性[CT 上显示淋巴结病(直径>1cm),HRCT 显示间质性肺病,腮腺标准摄取值(standard uptake value,SUV)最大值>3,颌下腺 SUV 最大值>3,淋巴结摄取值高于背景值,间质性肺病 FDG 摄取(>肝脏摄取),每项评分 1(是)或 0(无)][2]。但该方法需建立在进行 PET/CT 检查的基础上,不适合我们的临床试验或日常临床工作。

目前用于临床的活动性指数(activity index)主要是以下 3 种:干燥综合征疾病活动指数

（SS disease activity index，SSDAI），干燥综合征临床活动指数（SS clinical activity index，SCAI）以及 EULAR 干燥综合征疾病活动指数（EULAR SS disease activity index，ESSDAI）。损伤指数（damage index）是以下 2 种：干燥综合征疾病损伤指数（SS disease damage index，SSDDI）和干燥综合征损伤指数（SS damage index，SSDI）。此外，还有评估患者主观症状的 EULAR 干燥综合征患者报告指数（EULAR Sjögren's syndrome patients report index，ESSPRI）与 ESSDAI 配合应用。下面将分别阐述。

2007 年，英国的 Bowman 等人在 BILAG 的基础上提出了用在原发性 SS 临床试验中评估全身疾病活动性的 SCAI（表 5-0-1）。该指数包括 10 个部分，每项根据近 4 周的情况与之前的病情相比记录。此后使用建立在 BILAG 方法基础上的评分公式，将原始计分转换为"域分数"。有研究显示 SCAI 中乏力、肌肉骨以及雷诺的内容与 FROFAD 中乏力、关节痛和血管区域间有很强的相关性。治疗的改变和 SCAI 定义的复发间显著相关。提示 SCAI 可作为评估原发性 SS 患者全身活动性的工具[3]。但此评分标准比较复杂，主要用于临床试验。

为了纵向评估 SS 患者脏器损伤的情况，Bowman 等人又在 SLICC 损伤指数的基础上提出了 SSDI（表 5-0-2）。研究对 104 例原发性 SS 患者观察 12 个月，研究者由口腔、眼科及风湿科专家组成[4]。结果显示总损伤评分与入组时的病程、SF36 评估的身体功能以及 SCAI 评估的疾病活动性相关。眼部损伤部分的评分与 PROFAD-SSI（Sicca Symptoms Inventory）的眼干部分评分相关。SSDI 对于 12 个月的变化敏感。

同时期，意大利也在进行研究制定 SS 活动和损伤测量的方法。从 2004 年 2 月到 2006 年 5 月期间，12 个中心 206 名患者参与了研究，提出了评估活动性的 SSDAI 以及评估损伤的 SSDDI[5]（表 5-0-3、表 5-0-4）。结果显示，在入组及 3 个月随访时的 SSDAI 评分均与评估者评分强相关。评分者对前后两次随访时评分的差异也与应用 SSDAI 计算的差异密切相关。SSDAI≥5 作为疾病活动的分界值有较高的敏感性（86.5%）和特异性（87.6%）。而 SSDDI 评分也与评估者评分间密切相关。

但是，无论是 SCAI/SSDI 还是 SSDAI/SSDDI，都只是对 SS 活动和损伤标准的探索，其源自同样的方法学，患者来自一个国家的人种，在内容效度上都具有一定的局限性，如一些少见的临床表现并未包含在内。基于这种情况，以 Vitali 教授为首的欧洲风湿病联盟（EULAR）SS 工作组在以意大利 SSDAI 的研究结果的基础上建立了 ESSDAI 和 ESSPRI 作为评估 SS 活动和疾病状态的指标[6,7]（表 5-0-5、表 5-0-6）。ESSDAI 主要用来评估 SS 全身活动性，并未涉及评估患者的症状。而 ESSPRI 主要用来评估患者干燥、疼痛和乏力的症状。之所以提出两个指标，主要是考虑到 SS 比较特异的临床特点：临床谱变化大，从相对稳定或慢性进展（通常局限在外分泌腺受累，伴随全身症状如乏力、疼痛）到严重的腺体外系统受累均可出现。因此临床评估被分成了两个方面：①良性、主观但影响生活质量的症状：如干燥、关节肌痛和乏力，这些症状在绝大多数患者中都存在；②严重的系统受累表现：如血管炎，皮肤和肾受累等。故提出两种指数以满足不同情况的需要。而研究也显示 ESSDAI 和 ESSPRI 并非必然相关，提示患者的症状和系统受累是疾病的两个不同方面，需要分开评估[8]。

目前针对 SS 患者主观症状的评分共 3 种：SSI 评估干燥的表现，PROFAD 评估乏力和不适，而 ESSPRI 包括了上面两个方面，是在 SSI 和 PROFAD 基础上发展而来。相比 SSI 及 PROFAD，ESSPRI 只有 3 个问题，更为简单实用，且对于各种不同文化环境的患者都有较高的适用性。

表 5-0-1 干燥综合征临床活动指数（SCAI）

评分:0＝缺乏,1＝改善,2＝相同,3＝加重,4＝新发,或者 Y＝是,N＝否,或者数值,活动性评分为近 4 周表现与之前的疾病情况相比项目	评分	项目	评分
1. 乏力	（　　）	肾	
一般状况		26. 尿蛋白量(＋＝1,＋＋＝2,＋＋＋＝3)	数值:＿＿
2. 发热(＿＿℃)/盗汗	（　　）	27. 24 小时蛋白(＿＿克)	（　　）
3. 淋巴结肿大/脾大	（　　）	蛋白尿是由于活动性肾炎吗?	Y/N
4. 非饮食或其他疾病引起的体重减轻>5%	（　　）	28. 活动性尿沉渣	Y/N
骨骼肌肉		29. 活动性肾炎(3 个月内)	（　　）
5. 关节痛	（　　）	30. 肾病综合征	Y/N
6. 晨僵≥30 分钟	（　　）	31. 血清肌酐	（　　）
7. 大关节肿胀(关节炎)(肩,髋,膝)	（　　）	实验室正常值＿＿＿＿＿	
8. 小关节肿胀(关节炎)		32. GFR(ml/min)	数值:＿＿
请分别评分		33. 收缩压	数值:＿＿
指关节(IP)	（　　）	34. 舒张压	数值:＿＿
MCP	（　　）	唾液腺	
腕	（　　）	35. 主要唾液腺的急性肿胀	（　　）
肘	（　　）	血液学/其他血指标	
踝	（　　）	36. 血红蛋白 g/dl	数值:＿＿
足和趾	（　　）	37. 白细胞计数(×10⁹/L)	数值:＿＿
9. >4 个累及大小关节的活动性多关节炎	（　　）	38. 中性粒细胞(×10⁹/L)	数值:＿＿
10. 肌痛	（　　）	39. 淋巴细胞(×10⁹/L)	数值:＿＿
11. 客观的无力	（　　）	40. 血小板(×10⁹/L)	数值:＿＿
12. 肌炎	（　　）	41. 活动性溶血的证据	Y/N
皮肤/血管炎		42. Coombs 试验阳性	Y/N
13. 雷诺现象	（　　）	43. ESR(mm/h)数值:	（　　）
14. 轻皮肤血管炎	（　　）	44. CRP(单位)	数值:＿＿
15. 严重皮肤血管炎	（　　）	(实验室正常值范围＿＿＿＿)	
16. 轻亚急性皮肤型狼疮	（　　）	免疫学	
17. 广泛的亚急性皮肤型狼疮(>60%/体表+4 肢)	（　　）	45. ANA(阳性/阴性 & 滴度)	
呼吸道		46. dsDNA(阳性/阴性 & 滴度)	
18. 气短	（　　）	短膜虫法　阳性/阴性	Y/N
19. 胸膜心包痛	（　　）	47. C3 ＿＿＿正常值＿＿＿	（　　）
20. 胸腔积液	（　　）	48. C4 ＿＿＿正常值＿＿＿	（　　）
21. 间质性肺病	（　　）	49. IgG(g/L)　正常值	
神经系统		50. IgA(g/L)＿＿正常值＿＿	
22. 感觉神经病<6 个月		51. IgM(g/L)＿＿正常值＿＿	
23. 感觉运动神经病<6 个月(或纯运动神经病)		52. Anti-Ro (阳性/阴性 & 滴度)	＿＿＿
24. 颅感觉/运动神经病 <6 个月		53. Anti-La (阳性/阴性 & 滴度)	＿＿＿
25. 中枢神经系统受累<6 个月			
(详细说明＿＿＿＿,见词汇表)			

表 5-0-2 SS 损伤指数(SSDI)

眼科	肾小球滤过率<预计值50%
角膜瘢痕	蛋白尿>3.5g/24h
双眼 Shirmer I 试验 0mm/5min	终末期肾病
泪腺手术(泪点塞或烧灼)	肺
	胸膜纤维化
口腔	肺纤维化
龋齿	肺高压
牙齿脱落	心血管
唾液腺肿大	心肌病
未刺激唾液流率(0ml/15min)	胃肠道
	慢性胰腺炎
全身	肌肉骨骼
神经系统	侵蚀性关节病
脑神经病	恶性疾病
外周神经病	副蛋白血症
其他的中枢神经系统疾病	其他恶性疾病
多发性单神经病	巨球蛋白血症
肾脏	冷球蛋白血症
肾钙盐沉积	淋巴瘤
肾小管酸中毒	

表 5-0-3 SS 疾病活动指数(SSDAI)

项 目	定 义	评分
全身症状		
发热	≥38℃,非感染性	1
乏力	影响正常生活	1
乏力变化	新出现或加重的乏力	1
涎腺肿大改变	非感染或结石引起,新出现或加重的主要的涎腺肿大	3
关节症状(以下任一项)		2
关节炎	≥1 个关节	
进展的关节痛	新出现或加重的关节痛	
血液学改变		
白细胞降低/淋巴细胞降低	$(<3.5\times10^9/L)/(<1.0\times10^9/L)$	1
淋巴结肿大/脾大	可触及的淋巴结/脾大	2
胸膜肺症状(以下任一项)		4
胸膜炎	影像学证实,非感染性	
肺炎(节段性或间质性)	CT 显示磨玻璃影,非感染性	
血管炎改变	新出现、加重或反复复发的可触及紫癜	3

续表

项　　目	定　　义	评分
活动性肾损伤(以下任一项)		2
新出或加重的蛋白尿	>0.5g/d	
血肌酐升高	高于正常上限	
新出或加重的肾炎	病理证实的肾小球或间质性肾炎	
周围神经病变	神经电生理证实的半年内新发的	1

表 5-0-4　SS 疾病损伤指数(SSDDI)

项　　目	定　　义	评分
口腔/涎腺损伤		
涎腺流率降低	标准方法检测未刺激全涎腺流率<1.5ml/15min	1
牙齿脱落	全部或接近全部	1
眼部损伤		
泪液流率降低	标准方法检测 Schirmer Ⅰ试验<5mm/5min	1
结构损伤	角膜溃疡,白内障,慢性睑缘炎	1
神经损伤		
中枢神经损伤	长期稳定的中枢神经系统损伤	2
周围神经病变	长期稳定的周围或自主神经损伤	1
胸膜肺损伤(以下任一项)		2
胸膜纤维化	影像学证实	
间质纤维化	影像学证实	
明显不可逆的功能损伤	肺活量测定证实	
肾损伤(以下任一项)		2
血肌酐升高或 GFR 降低	长期稳定的异常	
肾小管酸中毒	连续两次检查尿 pH>6,且血 CO_2<15mmol/L	
肾钙盐沉积	影像学证实	
淋巴增殖性疾病(以下任一项)		5
B 细胞淋巴瘤	临床并病理证实	
多发性骨髓瘤	临床并病理证实	
Waldenstrom 巨球蛋白血症	临床并病理证实	

表 5-0-5　EULAR 干燥综合征活动指数(ESSDAI)

受累部位	疾病活动水平	定义	患者情况
全身症状(除疾病以外原因,如感染引起的发热,减肥所致体重减轻)(权重3)	不活动=0	无以下任何症状	
	轻度活动=1	轻微发热或间断发热(体温 37.5 ~ 38.5℃)/夜间盗汗和(或)非有意的体重下降5% ~ 10%	
	中度活动=2	高热(体温>38.5℃)/夜间盗汗和(或)非有意的体重下降>10%	
淋巴结病(排除感染)(权重4)	不活动=0	无以下任何症状	
	轻度活动=1	全身任意部位淋巴结≥1cm 或腹股沟淋巴结≥2cm	
	中度活动=2	全身任意部位淋巴结≥2cm 或腹股沟淋巴结≥3cm 和(或)脾大(临床可触及或影像学发现)	
	高度活动=3	目前恶性 B 细胞增殖性疾病	
腺体病变(除外结石或感染)(权重2)	不活动=0	无腺体肿大	
	轻度活动=1	轻度腺体肿大: – 腮腺肿大(≤3cm) – 或局限性颌下腺或泪腺肿大	
	中度活动=2	重度腺体肿大: – 腮腺肿大(>3cm) – 或广泛颌下腺或泪腺肿大	
关节病变(除外骨关节炎)(权重2)	不活动=0	目前无活动性关节受累	
	低活动度=1	手、腕、踝及足关节疼痛伴晨僵(>30 分钟)	
	中活动度=2	1 ~ 5 个关节有滑膜炎(28 个关节中)	
	高活动度=3	≥6 个关节有滑膜炎(28 个关节中)	
皮肤病变(对于稳定长期存在的与损伤有关的表现定级为"不活动")(权重3)	不活动=0	目前无活动性皮肤病变	
	低活动度=1	多形红斑	
	中活动度=2	局限性皮肤血管炎,包括荨麻疹性血管炎 或局限性在足踝部的紫癜 或亚急性皮肤狼疮	
	高活动度=3	弥漫性皮肤血管炎,包括荨麻疹性血管炎 或弥漫性紫癜 或血管炎相关的溃疡	

续表

受 累 部 位	疾病活动水平	定 义	患者情况
肺部病变(对于稳定长期存在的与损伤有关的表现,或与本病无关的呼吸系统受累,如吸烟等,定级为"不活动")(权重5)	不活动=0	目前无活动性肺部病变	
	低活动度=1	持续咳嗽或支气管病变,但X线上无影像异常表现 或放射学或高分辨率CT诊断的肺间质病变,无呼吸困难,并且肺功能正常	
	中活动度=2	中度活动性肺部病变,如高分辨率CT诊断的肺间质病变,伴活动后气短(NHYA Ⅱ)或肺功能异常[40%≤CO弥散量(DLCO)<70%或60%≤用力肺活量(FVC)<80%]	
	高活动度=3	重度活动性肺部病变,如高分辨率CT诊断的肺间质病变,伴休息时气短(NHYA Ⅲ,Ⅳ)或肺功能异常(DLCO<40%或FVC<60%)	
肾脏病变(对于稳定长期存在的与损伤有关的表现,以及与本病无关的肾脏受累,定级为"不活动"。如有肾活检结果,则首先按照肾脏活检结果定级)(权重5)	不活动=0	目前无活动性肾脏病变: – 蛋白尿<0.5g/d,无血尿,无白细胞尿,无酸中毒 或由于损伤所致的持续稳定的蛋白尿	
	低活动度=1	轻微肾脏活动性病变: – 肾小管酸中毒不伴肾功能不全[肾小球滤过率(GFR)≥60ml/min] – 肾小球病变:尿蛋白0.5~1.0g/d,无血尿或肾功能不全(GFR≥60ml/min)	
	中活动度=2	中度肾脏活动性病变,如 – 肾小管酸中毒伴肾功能不全(GFR<60ml/min) – 或肾小球病变:尿蛋白1~1.5g/d,无血尿或肾功能不全(GFR≥60ml/min) – 或组织学证据:外膜性肾小球肾炎或严重的间质淋巴细胞浸润	
	高活动度=3	重度肾脏活动性病变,如: – 肾小球病变:尿蛋白>1.5g/d,或血尿或肾功能不全(GFR<60ml/min) – 或组织学证明的增生性肾小球肾炎或冷球蛋白相关肾病	

续表

受累部位	疾病活动水平	定义	患者情况
肌肉病变(除外糖皮质激素相关性肌无力)(权重6)	不活动=0	目前无活动性肌肉病变	
	低活动度=1	肌电图或肌活检证实的轻度活动性肌炎,肌力正常,正常值<肌酸激酶≤2倍正常值	
	中活动度=2	肌电图或肌肉活检证实的中度活动性肌炎,伴肌无力(肌力≥4级),或肌酸激酶升高(2倍正常值<肌酸激酶≤4倍正常值)	
	高活动度=3	肌电图或肌肉活检证实的高度活动性肌炎,伴肌无力(肌力≤3级),或肌酸激酶升高(肌酸激酶>4倍正常值)	
外周神经病变(对于稳定长期存在的与损伤有关的表现,或与本病无关的外周神经受累,定级为"不活动")(权重5)	不活动=0	目前无活动性外周神经病变	
	低活动度=1	轻度活动性外周神经病变,如神经传导检查(NCS)证实的单纯感觉轴索多神经病变,或三叉神经痛	
	中活动度=2	NCS证实的中度活动性外周神经病变,如轴索感觉-运动神经病变伴运动功能4级以上,单纯感觉神经病变伴冷球蛋白血症型血管炎,神经节病变所致的轻/中度共济失调,炎症性脱髓鞘性多神经病(CIDP)伴轻度运动功能障碍(运动功能4级或轻度共济失调),或脑神经的外周病变(三叉神经痛除外)	
	高活动度=3	NCS证实的高度活动性外周神经病变,如轴索感觉-运动神经病变伴运动功能≤3级,血管炎导致的外周神经病变(多发性单神经炎等),神经节病变导致的重度共济失调,炎症性脱髓鞘性多神经病(CIDP)伴重度功能障碍:运动功能≤3级或重度共济失调	
中枢神经病变(对于稳定长期存在的与损伤有关的表现,或与本病无关的中枢神经受累,定级为"不活动")(权重5)	不活动=0	目前无活动性中枢神经系统(CNS)病变	
	中活动度=2	中度活动性CNS病变,如脑神经的中枢病变,视神经炎,或多发性硬化样综合征出现单纯感觉障碍或经证实的认知障碍	
	高活动度=3	高度活动性CNS病变,如因脑血管炎出现的脑血管意外或短暂缺血发作,癫痫发作,横贯性脊髓炎,淋巴细胞性脑膜炎,多发性硬化样综合征出现运动功能障碍	

续表

受累部位	疾病活动水平	定义	患者情况
血液系统病变(排除由维生素缺乏、铁缺乏或使用药物引起的血细胞减少)(权重2)	不活动=0	无自身免疫性血细胞减少	
	低活动度=1	自身免疫性血细胞减少,中性粒细胞减少症($1.0\times10^9/L$<中性粒细胞<$1.5\times10^9/L$),和(或)贫血($10g/dl$<血红蛋白<$12g/dl$),和(或)血小板减少症($100\times10^9/L$<血小板<$150\times10^9/L$),或淋巴细胞减少症($0.5\times10^9/L$<淋巴细胞<$1\times10^9/L$)	
	中活动度=2	自身免疫性血细胞减少,中性粒细胞减少症($0.5\times10^9/L$≤中性粒细胞≤$1.0\times10^9/L$),和(或)贫血($8g/dl$≤血红蛋白<$10g/dl$),和(或)血小板减少症($50\times10^9/L$≤血小板≤$100\times10^9/L$),或淋巴细胞减少症(淋巴细胞≤$0.5\times10^9/L$)	
	高活动度=3	自身免疫性血细胞减少,中性粒细胞减少症(中性粒细胞<$0.5\times10^9/L$),和(或)贫血(血红蛋白<$8g/dl$),和(或)血小板减少症(血小板<$50\times10^9/L$)	
血清学变化(权重1)	不活动=0	无以下任何血清学变化	
	低活动度=1	血清中出现单克隆成分,和(或)低补体血症(C3、C4或CH50低),和(或)高球蛋白血症或$16g/L$<IgG<$20g/L$	
	中活动度=2	冷球蛋白血症,和(或)高球蛋白血症或IgG>$20g/L$,和(或)近期出现的低球蛋白血症或IgG减少(<$5g/L$)	

注:最终评分=各领域积分和;各领域积分=活动水平×域权重

表5-0-6 EULAR干燥综合征患者自我报告指数(ESSPRI)

干燥症状(0~10)										

疲乏(0~10)										

肢体痛(0~10)										

注:ESSPRI最终评分为干燥症状、疲乏、肢体痛三个积分的平均值,范围为0~10分

　　有关ESSDAI作为SS活动性指标的可行性以及在临床实验中作用的研究也在进行。新西兰的Anna PR等进行的回顾性研究显示ESSDAI能够区分活动的SS与稳定或低活动的

SS,但对于病情稳定的 SS 意义较小[9]。此外,该作者提出了以总累积 ESSDAI 评分(在任何时间点每一区域的最高分的总和)来描述疾病的严重性。Meiners 等前瞻性地评估了 ESSDAI 和 ESSPRI 在评估利妥昔单抗治疗原发性 SS 患者中的作用。28 例原发性 SS 患者以利妥昔单抗(每次 1000mg,第 1 天及 15 天静脉输注)治疗,观察基线期以及第 16、24、36、48、60 周的资料[10]。结果显示这两项指标对于评估治疗干预后的 SS 疾病活动度变化均非常敏感,提示这些指标对于将来原发性 SS 患者的临床试验可能是有用的。而其中 ESSDAI 的作用优于 ESSPRI。Manuel RC 等使用 ESSDAI 的定义评估和描述了 2005—2012 年期间西班牙 921 例原发性 SS 患者系统受累的情况。结果显示诊断时 ESSDAI 平均总评分是 5.81,只有 18% 的患者基线期没有病情活动(ESSDAI 评分=0)。平均随访 75 个月后累积的平均总评分是 9.15,只有 8% 的患者在最后一次随访时 ESSDAI 评分是 0,证实原发性 SS 不可否认地是一种随时间有一定活动性进展的系统性自身免疫性疾病。此外,ESSDAI 系统受累在原发性 SS 患者队列中腺体外的临床谱是关节(56%)、肺(15%)和外周神经受累(10%),以及肾脏、中枢神经和肌肉受累(<5%)。这些数据与之前进行的多中心西班牙研究的结果相似,表明 ESSDAI 中包含的系统受累表现的定义与我们的临床实践非常相近。该项研究提示我们 ESSDAI 为评估原发性 SS 的系统受累提供了有效的工具,可以用来测量现实生活中原发性 SS 患者的疾病活动性[11]。目前,更多的研究正在进行以评估 ESSDAI 和 ESSPRI 在临床试验中评估治疗效果的有效性、可行性、可靠性以及敏感性等。

由于活动指标主要用在临床试验中以评估疾病的预后,因此对于活动度变化的敏感性就显得十分重要。对一项临床试验而言,疾病活动度变化的敏感性越高,试验所需的病例数就越少。此外,准确评估活动性的改变也非常重要的。基于这个目的,2010 年 EULAR 干燥综合征工作组的 39 名专家应用 96 例患者资料对上述三种 SS 疾病活动指数进行了比较研究。研究显示[12],对于病情改善的患者,三种评分对活动性变化有类似的高敏感性。但在病情稳定或加重的患者中,ESSDAI 比 SSDAI 及 SCAI 能够更准确的评估出 SS 疾病活动性的变化。特别值得注意的是,由于 SSDAI 和 SCAI 评分项目中存在"新出现/加重",对于这些项目对患者第一次评分时记录分值,如果此患者该器官存在持久损伤,第二次评分时该项则应记为 0 分,从而错误地显示患者有病情改善。而 ESSDAI 评分所有项目的定义中均并未对之前的情况进行对比,因此对于那些病情稳定的患者,在随访中 ESSDAI 评分不会错误地显示病情改善。

综上可见,几种活动性指数及损伤指数各有优缺点[12,13](表 5-0-7、表 5-0-8),其应用尚未达成共识,尤其是损伤指数。但总体来说,ESSDAI 和 ESSPRI 是评估活动性最有希望的工具,也是目前国际上 SS 临床实验中应用最多的活动评估体系。为将来临床试验的设计和实施提供了很大的帮助。相信在不久的将来,用于评估 SS 活动和损伤的国际公认指标将被提供。

表 5-0-7　原发性 SS 疾病活动指数的比较

评分	ESSDAI	SSDAI	SCAI
出版年份	2009	2007	2007
提出的团体	多中心;世界范围	多中心;意大利	多中心;英国
项目的定义	专家共识	专家共识	专家共识,源自 BILAG

续表

评分	ESSDAI	SSDAI	SCAI
决定权重的方法	多元回归模型	多元回归模型	无权重
金标准	医师的总体评估	医师的总体评估	意向治疗
患者数目	702 例仿真临床简历	206 例患者	104 例患者
区域数	12	8	8
项目数	44(每个区域根据活动等级分为 3~4 项)	15	42
项目评分			
存在/缺乏(数目)	有	有(8/15)	无
新出现/加重(数目)	无	有(7/15)	有
区域(权重)	全身症状(3),淋巴结病(4),关节(2),肌肉(6),皮肤(3),腺体(2),肺(5),肾(5)周围神经系统(5),中枢神经系统(5),血液学(2),生物学(1)	全身症状(3×1),淋巴结肿大/脾大(2),关节(2),血管炎改变(3),涎腺肿大改变(3),胸膜肺(4),活动性肾病变(2),近期出现的周围神经病(1),白细胞减少(1)	乏力,全身症状,肌肉骨骼,皮肤/血管炎,涎腺,呼吸,肾,神经,血液学
最终评分	数值	数值	每个区域意向治疗按字母顺序的评分
评分	最终分数=每个区域评分的总和;每个区域评分=活动水平×区域的权重	最终分数=每项分数的总和	区域按字母顺序的评分:A=要求泼尼松>20mg 和(或)免疫抑制剂;B=要求泼尼松<20mg 和(或)抗疟药/非甾体抗炎药;C=稳定的轻病症;D=近期不活动,但之前受累;E=从未受累。数值转换:A=9;B=3;C=1;D 或 E=0;E-A;数值转换:0~72
理论上数值的范围	0~123	0~21	E-A;数值转换:0~72
观测值范围	0~49	0~7	0~31
有效性	构念效度:最终分数与金标准相关性相对低(r=0.58 和 0.61);内容效度:高(包括所有可能的全身受累)	构念效度:与金标准相关性好(r=0.872 和 0.817);通过聚合效度和分歧效度证实内容效度:低	构念效度:最终分数与金标准相关性相对低(r=0.523 和 0.571);主观症状与 PROFAD 和 SF36 比较结果合理内容效度:低
可靠性	来自医师 VAS 可靠性的结果:评分者间信度:专家中评估的变异性高;评判内信度:在随访间评分活动性的变化结果好	未报道	可靠性:评估者中上下午评分间的相关性好重复性:每位评估者上下午区域评分间相关性好

续表

评分	ESSDAI	SSDAI	SCAI
变化的敏感性	对改善的患者:在随访 1 和 2 以及 2 和 3 之间 SRMs 分别是 $-1.38 \sim -1.08$ 和$-0.76 \sim -0.50$ 对加重的患者:在随访 1 和 2 以及 2 和 3 之间 SRMs 分别是 $+0.46$ 和 $+1.1$(ESSDAI),-0.03 和 $+0.79$(SSDAI),$+0.17$ 和 $+1.02$(SCAI) 对稳定的患者:在随访 1 和 2 以及 2 和 3 之间 SRMs 分别是 0.00 和 -0.13(ESSDAI),-0.44 和 -0.11(SSDAI),-0.36 和 $+0.34$(SCAI)	活动性疾病患者入组和 3 个月随访时活动性评分间相关性好 评分的时间变化结果间合理相关	敏感性和特异性有不太高的结果: 源自指数和源自金标准的复发间一致 指数复发和全身治疗剂量改变之间相关 随访间金标准与指数评分变化间比较(52% 和 61%)
优势	高内容效度 包括免疫指标血清学区域(评估 B 细胞活化的血清学标志物) 按照器官受累的严重性对每个区域分层(通过医师的意向治疗原则) 把客观评估与主观评估(ESSPRI)分开 多国研究	包括主观项目(如乏力) 以评分 ≥5 分为分界值,区分活动/非常活动与不活动或轻/中度活动的患者准确 敏感性(84.5%)和特异性(87.6%)好 一些项目定义为与先前评估情况的变化 最终评分是总体评分,比较简单	包括主观项目(如乏力) 最长的随访时间(12 个月) 每个项目的评分运算方法使用医师意向治疗原则按照上次评估以来的变化进行 评估了血清学项目和临床参数之间的相关性,推断出前者在短期临床试验中作为疾病活动的标志物无用
不足	大多数患者病情轻,稳定 要求很多补充的检查[并未进行的检查,不能在每次随访中复查和(或)检查是有侵害的,如 CT,肌电图,肾穿]来对项目评分或定义项目 只包括客观系统项目,对于主观表现的评估需要填写另一种表格 很多仿真的临床简历被使用,这些简历比真实患者的器官受累明显减少 最大的理论上最终评分(总分 = 123)明显不同于被获得的真实最大评分("简历"总分 ≥13 或真实患者总分 ≥21 的只有 25%) 未计算完成评估需要的时间	大多数患者病情轻,稳定 包括几项主观项目,其本质上是多因素的,较难在所有患者中保持稳定 要求太多补充的检测来对不同项目评分,很多客观项目定义在并未进行的检查结果基础上,不能在每次随访中复查和(或)检查是有侵害的(如 CT,肌电图,肾穿) 随访期最短(3 个月) 单一国家研究:原发性 SS 的常见临床表现较少,没有地理或种族多样性 未计算完成评估需要的时间	大多数患者病情轻,稳定 包括的项目主要是客观系统表现,与外在效度的金标准相关性低 在对关节炎项目进行评分时存在骨关节炎偏差 单一国家研究:原发性 SS 的常见临床表现较少,没有地理或种族多样性 未计算完成评估需要的时间

注:SRM:标准化反应均值(standardised response mean)

表 5-0-8　两种损伤指数的比较

指数名称	SSDDI	SSDI
患者数目	206	104
提出的基础	无	SLICC
指数类型	总体评分	总体评分或 3 项分开计分(口腔,眼部和系统损害)
有效性	构念效度: 与 PhGA 的损伤评分相比紧密相关(r =0. 760,$P<0.0001$) 评估聚合效度(与金标准——研究者损伤评分紧密相关)和分歧效度(指数变化与活动的金标准无或轻微相关) 内容效度:低	构念效度: 由 3 个主要涉及领域(眼,口腔和风湿)的一组专家制定 在 PROFAD-SSI 和 SF36 的损伤总分和区域分数之间相关性的相关分析有统计学上显著但较弱的相关,在两次随访并未总存在 内容效度:低
可靠性	未评估	未正式评估,但可能的评分者间信度被承认
变化的敏感性	未评估	2 个区域(除了系统区域)和总分在入组和 12 个月随访时损伤评分间比较有统计学上显著差异
优势	与活动性金标准间很少或没有相关性 按照受累器官的相对重要性进行了项目的分层(恶性和系统受累有最高评分)	与活动性金标准间很少或没有相关性 随访时间长(12 个月) 专家效度:原发性 SS 患者涉及的 3 个主要区域的集体途径 区分了继发于 SS 的损伤和来自并发症和(或)治疗的损伤 包括了另外的不常见但较易识别的心血管,胃肠道和肌肉骨项目
不足	单个国家研究,内容效度低 随访时间短(3 个月) 专家个人判断外在效度 未计算完成评估需要的时间	单个国家研究,内容效度低 项目未按照受累器官的相对重要性进行分层 单个国家研究,内容效度低

（徐　东）

参 考 文 献

1. Fox RI,Fox CM. Sjögren's syndrome:Practicalguideline to diagnosis and therapy. New York:Springer,2011,59.

2. Cohen C,Mekinian A,Uzunhan Y,et al. 18F-fluorodeoxyglucose positron emission tomography/computer tomography as an objective tool for assessing disease activity in Sjögren's syndrome. Autoimmun Rev,2013,12(11):1109-1114

3. Bowman SJ,Sutcliffe N,Isenberg DA,et al. Sjögren's systemic clinical activity index (SCAI)—a systemic disease activity measure for use in clinical trials in primary sjogren's syndrome. Rheumatology (Oxford),2007,46(12):1845-1851

4. Barry RJ, Sutcliffe N, Isenberg DA, et al. The Sjögren's syndrome damage index-a damage index for use in clinical trials and observational studies in primary sjogren's syndrome. Rheumatology (Oxford), 2008, 47 (8): 1193-1198

5. Vitali C, Palombi G, Baldini C, et al. Sjögren's syndrome disease damage index and disease activity index: scoring systems for the assessment of disease damage and disease activity in sjogren's syndrome, derived from an analysis of a cohort of Italian patients. Arthritis Rheum, 2007, 56 (7): 2223-2231

6. Seror R, Ravaud P, Bowman SJ, et al. EULAR Sjögren's task force. EULAR Sjögren's syndrome disease activity index: development of a consensus systemic disease activity index for primary sjogren; s syndrome. Ann Rheum Dis, 2010, 69 (6): 1103-1109

7. Seror R, Ravaud P, Mariette X, et al, On behalf of the EULAR Sjögren's Task Force. EULAR Sjögren's syndrome patient reported index (ESSPRI): development of a consensus patient index for primary sjogren's syndrome. Ann Rheum Dis, 2011, 70 (6): 968-972

8. Ng WF, Bowman SJ, Griffiths B, et al. Relationship between disease activity of primary Sjögren's syndrome and Patient reported outcome e data from an interim analysis of the UK primary Sjögren's syndrome registry. Ann Rheum Dis, 2011, 70: 510

9. Risselada AP, Kruize AA, Bijlsma JW. Clinical applicability of the EULAR Sjögren's syndrome disease activity index: a cumulative ESSDAI score adds in describing disease severity. Ann Rheum Dis, 2012, 71 (4): 631

10. Meiners PM, Arends S, Brouwer E, et al. Responsiveness of disease activity indices ESSPRI and ESSDAI in patients with primary Sjögren's syndrome treated with rituximab. Ann Rheum Dis, 2012, 71 (8): 1297-1302

11. Ramos-Casals M, Brito-Zerón P, Solans R, et al. Systemic involvement in primary Sjögren's syndrome evaluated by the EULAR-SS disease activity index: analysis of 921 Spanish patients (GEAS-SS Registry). Rheumatology (Oxford), 2014, 53 (2): 321-331

12. Seror R, Mariette X, Bowman S, et al. Accurate detection of changes in disease activity in primary sjogren's syndrome by the European League Against Rheumatism Sjögren's Syndrome Disease Activity Index. Arthritis Care Res (Hoboken), 2010, 62 (4): 551-558

13. Campar A, Isenberg DA. Primary sjogren's syndrome activity and damage indices comparison. Eur J Clin Invest, 2010, 40 (7): 636-644

第六章 干燥综合征腺体外损伤

第一节 主观症状及发热

一、主观症状

主观症状包括以下三种表现：

1. 干燥(dryness) 90%患者诉有干燥,依次来自口、眼、呼吸道、皮肤、阴道。但口干、眼干主诉不一定与口腔、眼的客观检查相符。

2. 乏力(fatigue) 呈持续性,出现于70%患者。

3. 疼痛 肢体疼痛(limb pain)见于约40%患者。小部分患者有指关节肿,但不严重和持久。

以上的主观症状,干燥、乏力、疼痛已被列为干燥综合征患者自报指数(Sjögren's syndrome patient report index,ESSPRI)[1],是评估患者疾病活动指标之一。

二、发热

发热(fever)见于部分患者,以低热为主。在国内外报道中有发热者为6%～40%[2-5]。偶有高热,在除外其他导致发热的原因外,它亦提示干燥综合征的活动性。

（董 怡）

参 考 文 献

1. Seros R,Ravaud P,Mariette X,et al. Eular Sjögren's syndrome Patient Report Index(ESSPRI):development of a consensus patient index for primary Sjögren's syndrome. Ann Rheum Dis,2011,70(6):968-972

2. 颜淑敏,张文,李梦涛,等.原发性干燥综合征573例临床分析.中华风湿病学杂志,2010,14(4):223-227

3. 赵岩,董怡,郭晓萍,等.原发性干燥综合征的临床分析.北京医学,1997,19(2):100-104

4. Garcia-Carrasco M,Ramos-Casalss M,Rosas J,et al. Primary Sjögren syndrome:clinical and immunologic disease patterns in a cohort of 400 patients. Medicine(Baltimore),2002,81(4):270-280

5. Skopouli FN,Difni U,Ioannidis JP,et al. Clinical evolution and morbidity and mortality of primary Sjögren's syndrome. Semin Arthritis Rheum,2000,29(5):296-304

第二节　皮 肤 表 现

由于干燥综合征(SS)的皮肤表现缺乏特征性,我国的文献中对其报告较少,有的是在进行 SS 队列分析时提及皮肤表现[1-3],有的是在分析皮疹病因时提及 SS[4-7],还有一些是 SS 合并其他皮肤表现的个例报告[8-10],至今尚没有对 SS 皮肤表现的系统分析。

一、皮肤血管炎概述

皮肤血管炎(cutaneous vasculitis)是指原发于皮肤血管管壁的一类炎症性疾病,其共同的组织病理表现为血管内皮细胞肿胀,血管壁纤维蛋白样变性及管周炎症细胞浸润或肉芽肿形成。皮肤血管炎的病因可归纳为:①特发性:占 45% ~ 55%;②感染性:占 15% ~ 20% ,如脑膜炎双球菌菌血症期、细菌性败血症等;③自身免疫性炎症性疾病:占 15% ~ 20% ,多合并系统性红斑狼疮、类风湿关节炎、SS、白塞病、炎症性肠病等;④药物:占 10% ~ 15% ;⑤肿瘤:占 5% ,主要为起源于骨髓或淋巴系统的肿瘤。皮肤血管炎的临床表现与受累血管的大小、范围、炎症反应程度有关,如毛细血管和细小血管炎主要表现为网状青斑、紫癜、水肿性红斑、坏死性小丘疹、水疱、血疱和小结节等;中等或较大血管表现为结节、坏死和溃疡等;血管炎可局限于皮肤,也可以同时累及其他系统(如关节、肾脏、肺脏、胃肠道和神经系统等);可伴有发热、乏力等全身症状。

一般根据细胞浸润类型、受累血管大小及有无肉芽肿形成等病理表现,将皮肤血管炎分类如下:①白细胞破碎性大血管炎:如结节性多动脉炎;②白细胞破碎性小血管炎:如变应性皮肤血管炎、白塞病、过敏性紫癜、变应性皮肤-系统性血管炎、血清病、荨麻疹性血管炎等;③淋巴细胞性小血管炎:如急性痘疮样苔藓样糠疹、皮肤结节性血管炎;④肉芽肿性大血管炎:如 Wegener 肉芽肿病、变应性肉芽肿病等;⑤肉芽肿性小血管炎:如淋巴瘤样肉芽肿病、面部肉芽肿等[11]。

二、干燥综合征的皮肤表现

按照病变结构的位置和病因可以大致分为三大类,包括:①皮肤干燥;②免疫性炎症状态:例如血管炎引起的:斑丘疹、结节红斑[4-6]、荨麻疹和荨麻疹性血管炎(urticarial vasculitis)[7],高 γ 球蛋白紫癜(hypergammaglobulinemic purpura)、冷球蛋白血症性血管炎(cryoglubulinemic vasculitis)等;③其他相关的皮肤表现:如雷诺现象、指端溃疡、指端紫绀、血栓性和栓塞性皮肤损害、脱发、感染性皮疹(包括带状疱疹)、药物性皮疹等。

(一) 汗腺和皮脂腺

在 SS 患者中,大约 50% 的患者主诉存在皮肤干燥的症状[12]。至今尚未确定,引起 SS 患者皮肤干燥症的病因到底是汗腺中淋巴细胞/炎症细胞的浸润,还是皮脂腺中淋巴细胞/炎症细胞的浸润,或者是排汗功能的异常。在有些病例中,皮肤的干燥和汗腺中淋巴细胞的浸润相关(图 6-2-1)。

(二) 免疫异常引起的干燥综合征皮肤血管炎表现

SS 的皮肤血管炎表现主要包括 Waldenstrom 良性高 γ 球蛋白血症性紫癜、冷球蛋白血症性血管炎和荨麻疹性血管炎等。这些皮肤血管炎的表现多见于下肢。多克隆或单克隆高

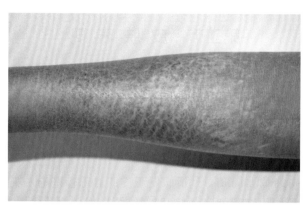

图 6-2-1　皮肤干燥症和色素脱失：干燥综合征患者典型的
皮肤干燥、鱼鳞状脱屑，伴有边界不清的色素脱失斑

球蛋白血症，如骨髓瘤、巨球蛋白血症、Waldenstrom 良性高 γ 球蛋白血症、冷球蛋白血症均可引起紫癜，发生机制是血浆黏度增加、血流缓慢及免疫复合物引起血管壁损害，此外球蛋白还可损害血小板功能，影响纤维蛋白聚合。治疗主要针对原发病，血浆置换可降低球蛋白，去除免疫复合物，暂时改善症状。在中国 SS 患者中，紫癜的发生率为 12%～25%[1-3]（图 6-2-2）。

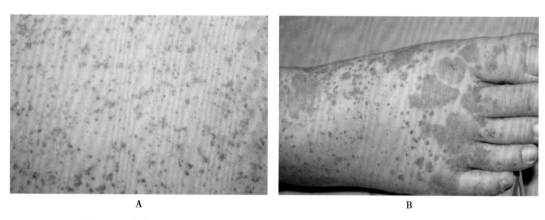

| A | B |

图 6-2-2　紫癜：背部（A）和足部（B）弥漫多发的可触及的充血性紫红色斑丘疹

一项 558 例 SS 患者的报道指出，有 9%（52 例）的患者可以见到紫癜、荨麻疹性皮疹和斑丘疹等皮肤血管炎的表现。①在血管炎组中，27% 的患者有冷球蛋白血症性血管炎，21% 的患者有荨麻疹性血管炎；②大部分患者有小血管血管炎（白细胞破碎性血管炎），只有 2 例患者出现了中等血管的受累；③与没有血管炎的患者比较，出现皮肤损害的患者存在系统受累的比例更高，另外抗核抗体的阳性率、抗 SSA 抗体的阳性率和类风湿因子的阳性率更高[13]。

1. 高 γ 球蛋白血症性紫癜　在 SS 患者中是比较常见的皮肤表现，可以引起感觉性周围神经病[14]。另一方面来说，在一项对高 γ 球蛋白紫癜患者的队列研究发现，大约 50% 的患者可以诊断为 SS[15]。这种皮疹是不高于皮肤表面或稍高出皮肤表面的，反复出现，活动多时明显增多，压之不褪色，无触痛，经常和含有 VKⅢb 亚型轻链（VK：免疫球蛋白 K 轻链可变区)的类风湿因子相关,特别是 IgM-κ 型的单克隆性类风湿因子。皮肤活检经常可见破裂的血管和补体的沉积。在小血管的分叉处,可以检测到沉积的免疫复合物,免疫复合物可以进一步激活补体系统。

2. 冷球蛋白血症(cryoglobulinemia) 出现冷球蛋白血症的 SS 患者,往往预后较差。冷球蛋白的特点包括:①冷球蛋白是一种免疫球蛋白,而血浆中的冷球蛋白在寒冷的实验条件下会出现沉淀;②经常用于沉淀冷球蛋白的实验温度是 4℃;③在检测冷球蛋白时经常会出现假阴性结果(即血浆中虽然存在冷球蛋白,但是在 4℃时没有从血浆中沉积出来);④检测冷球蛋白的实验的敏感性,与进行检测的实验室是否具有丰富的相关经验有关,需要进行正确样本采集;⑤患者空腹时(血脂会对检测的结果造成影响),用不含抗凝剂的采血管收集至少 20ml 血样;⑥采血管在转运和离心时都应该保持 37℃ 的环境,然后在 4℃ 的环境下静置72 小时,此时即可以进行结果的判读。

冷球蛋白血症可分为 3 个临床亚型:Ⅰ型、Ⅱ型和Ⅲ型,分型的依据有两个:①IgM 成分是否为单克隆性的;②是否存在类风湿因子活性。Ⅰ型冷球蛋白血症的临床表现,往往迥异于Ⅱ型和Ⅲ型;而Ⅱ型和Ⅲ型冷球蛋白血症的临床表现经常存在相似或相同之处。与系统性红斑狼疮患者的肾小球肾炎不同,冷球蛋白血症引起的膜增生性肾小球肾炎(membrano-proliferative glomerulonephritis)经常在病程的晚期出现。在冷球蛋白血症性血管炎的患者中,有高达 80% 的患者出现周围神经系统的受累。其中最常见的类型是远端对称性多神经病,下肢多见。多发性单神经炎也可见到,但比较少见。

Ⅰ型冷球蛋白血症和单克隆成分相关,经常与血液系统恶性肿瘤相关。在Ⅰ型冷球蛋白血症患者中,更常见到血液高黏滞的表现,而且出现神经系统受累表现的概率更高,可能与Ⅰ型冷球蛋白血症患者出现的淀粉样变有关。Ⅱ型和Ⅲ型冷球蛋白血症也经常被称作混合性冷球蛋白血症(mixed cryoglobulinemia),因为这两型冷球蛋白血症都同时含有 IgG 和 IgM 成分。在混合性冷球蛋白血症的患者中,血清补体 C4 水平的降低(甚至不能检测出补体 C4 成分)很常见,与补体的消耗有关,而各阶段补体的降低是不成比例的,其中补体 C4 水平的下降更突出。所有Ⅱ型冷球蛋白血症的患者均为类风湿因子阳性,而具有单克隆类风湿因子和Ⅱ型冷球蛋白血症的 SS 患者,有更高的概率发展为非霍奇金淋巴瘤[16]。

混合性冷球蛋白血症相关性血管炎,累及的血管包括小血管(包括微动脉,毛细血管和微静脉)和中等血管(包括中等动脉,即解剖学上有名字的动脉,和管径>0.3mm 的小动脉),但是小血管病变比中等血管的病变更为常见。与混合性冷球蛋白血症相关的血管炎,可能是由丙型肝炎病毒的感染引起的,SS 的诊断并不排除同时存在丙型肝炎病毒的感染。而作为治疗丙型肝炎病毒感染的重要药物——干扰素 alpha(普通类型或长效类型),可以加重Ⅱ型冷球蛋白引起的皮肤及其他表现。另外,利巴韦林在治疗丙型肝炎病毒感染的疗程的第一周内,就可以加重冷球蛋白血症相关的溶血性贫血或肾脏损伤。在重症患者治疗的早期,可能需要进行血浆置换(plasmapheresis)。

无论潜在病因是否明确,这三个亚型的冷球蛋白血症都应进行治疗。在某些患者中,需要使用糖皮质激素和其他非特异的免疫抑制剂(细胞毒性药物),以及血浆置换。

3. 荨麻疹和荨麻疹性血管炎 荨麻疹性血管炎也被报道与 SS 相关[17]。荨麻疹型血管炎某种程度上与荨麻疹相同,但是皮疹往往要持续 3 ~ 4 日,而且可能是痛性皮疹。这种类型的皮肤血管炎在系统性红斑狼疮的患者中也可以见到。

4. 干燥综合征中的血管炎相关抗体 在 SS 患者中,很少会见到抗中性粒细胞胞浆抗体(anti-neutrophil cytoplasmic antibodies,ANCAs),如果存在,往往是核周型(perinuclear ANCAs,p-ANCAs)。在解读 SS 患者出现 ANCA 的意义时,需要注意如果存在其他类型的抗核抗体,可以引起 ANCA 检测的假阳性[18]。抗血管内皮细胞的抗体不仅可以在部分 SS 患者中被检测到,在很多其他的自身免疫性疾病中也可以被测出,与皮肤血管炎的相关性并不十分紧密。在部分 SS 患者中还可以检测到抗心磷脂抗体,而且往往是 IgA 型的,引发血栓的概率也低于其对系统性红斑狼疮患者的作用[19]。

(三) 干燥综合征皮肤血管炎的病理表现

SS 患者皮肤损害的病理表现可以是经典的白细胞破碎性血管炎(即可以见到中性粒细胞破坏小血管的管壁,在小血管管壁还可以见到纤维素样坏死),有的时候可以见到淋巴细胞在血管壁的浸润(图 6-2-3)。

有研究者报道,在 SS 患者中,30% 的患者有血管炎的表现[20]。SS 的患者也可以出现高出皮面的紫癜,这种皮损进行皮肤活检时,往往可以见到白细胞破碎性血管炎(leukocytoclastic vasculitis)的表现[21](图 6-2-3),而且可以与中枢神经系统的受累或肺脏的受累有相关性。混合性冷球蛋白血症也与白细胞破碎性血管炎相关,而且应该进一步检测可能存在的丙型肝炎病毒的感染。

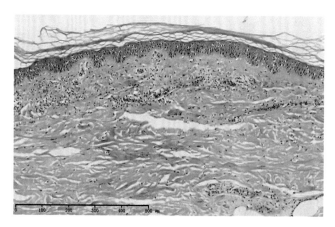

图 6-2-3 白细胞碎裂性皮肤血管炎病理改变
表皮角化过度,基底层色素增加;真皮浅层血管壁增厚,纤维素样变性,血管周围有淋巴细胞组织细胞和中性粒细胞浸润,并可见核尘(HE×100)

(四) 其他病因的皮肤表现

1. SS 患者中可以见到非血管炎型的皮肤损害,包括:局部或泛发性色素脱失形成白斑(vitiligo)(见图 6-2-1);皮肤松弛症(anetoderma,好发于腰、背及四肢皮肤的淡红斑及萎缩,由于失去弹性而松弛,有时可呈柔软的轻度隆起,指按时有疝囊样感);脱发(休止期脱发,瘢痕性脱发);皮肤淋巴瘤;皮下淀粉样变(subcutaneous amyloid)[22]。皮肤松弛症可见于 SS 合并皮肤型 B 细胞性淋巴瘤的患者[23]。在出现 Sweet 综合征时,还可以见到多形性红斑样皮疹、结节红斑样皮疹和持久性红斑样皮疹[24,25]。SS 患者合并血小板减少时,可见到出血性紫癜皮损,多见于下肢[3](图 6-2-4)。

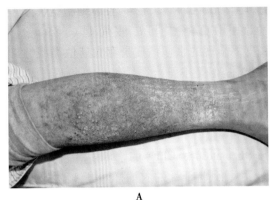
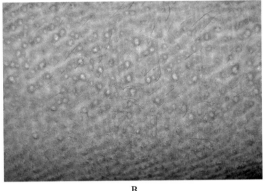

A   B

图 6-2-4 皮肤干燥症以及继发性皮肤淀粉样变性

干燥综合征患者皮肤显著干燥(A),并出现继发的皮肤淀粉样变性(B),应注意和多发性骨髓瘤
继发的淀粉样变性以及家族性皮肤淀粉样变性鉴别

2. 血管病引起的皮肤表现 在 SS 患者中,大约30%可以见到雷诺现象,我国文献报道的发生率为13% ~18%[1-3]。但是出现严重的血管舒缩异常(不稳定)时,应该考虑是否同时合并有进行性系统性硬化病(progressive systemic sclerosis,系统性硬化病最常见到的特征性还有毛细血管扩张和钙化)或者冷球蛋白血症(图6-2-5)。

与寒冷诱发的血管痉挛密切相关的指端皮肤损害(进行甲床活检时经常可以见到 T 淋巴细胞的浸润)被称为冻疮样皮疹(chilblains 或者 perniosis)(图6-2-6),常常与抗 SSA 抗体密切相关,而且这种皮损可以在诊断为 SS 或系统性红斑狼疮之前出现,最多可以提前10 年[26]。

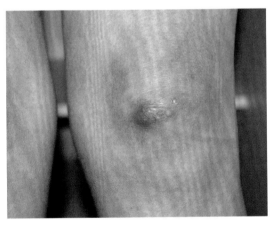
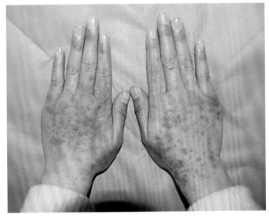

图 6-2-5 皮肤钙化   **图 6-2-6 冻疮**

膝盖出现多发的皮下质硬结节,   干燥综合征患者易出现冻疮,
有时可破溃流出黄色颗粒   为血管痉挛所致

3. 在遇冷后肢体发绀的患者中,还需要考虑的问题包括:动脉粥样硬化形成的血栓或感染性血栓,吸烟者的肢端血管病(Buerger 病,血栓闭塞性动脉炎),以及多发性单神经炎等。严重的缺血性或坏疽性病变,溃疡性营养不良性钙化(ulcerating dystrophic calcification,

即钙沉积在不能存活的组织,可为局部或全身性)伴有脓性或溃疡性病变,都提示是否存在系统性硬化病、深部组织感染等,可能需要进行急诊手术或紧急内科处理。

4. 在一例 SS 患者的病例报道中提到一种表皮下出现的水疱性皮炎和大疱性系统性红斑狼疮的皮肤表现类似,存在抗Ⅶ型胶原蛋白的抗体,但是不符合系统性红斑狼疮的 ACR 诊断标准。

5. 在亚洲的 SS 患者中,有一种特殊的皮肤表现——环形红斑(annular erythema),而且出现环形红斑的患者比例相对较高[27],包括那些童年起病的 SS 患者。虽然这种皮疹和亚急性皮肤型红斑狼疮(subacute cutaneous lupus erythematosus, SCLE)的临床表现很相似,但是在组织学表现上,环形红斑可以在皮肤附属器周围见到特征性的衣袖样淋巴细胞浸润,这种组织学表现和回状红斑(gyrate erythema,以发生回状、环状、弓状、多环状、匐行性或网状损害为特征的多形红斑,常为游走性,并向外周蔓延而中心消失)是类似的。在高加索女性 SS 患者中也有一例环形红斑的报道。在这些患者中,大部分有抗 SSA 抗原 60kD 表位的抗体。

6. 药疹和感染性皮疹 因为很多 SS 患者经常服用多种药物,所以在鉴别诊断这些患者的皮肤损害时还需要考虑药疹。SS 患者还可以出现感染性皮疹,例如带状疱疹、真菌感染等,特别是在患者接受治疗后处于免疫抑制状态的时候容易出现。皮肤活检结合直接免疫荧光检测,有助于将药疹及皮肤感染与血管炎或其他 SS 的皮肤病变区分开来。

(李菁 图片 王涛)

参 考 文 献

1. 赵岩,董怡,郭晓萍,等.原发性干燥综合征的临床分析.北京医学,1997,19(2):100-104

2. 颜淑敏,张文,李梦涛,等.原发性干燥综合征 573 例临床分析.中华风湿病学杂志,2010,14(4):223-227

3. 何菁,丁艳,李玉慧.原发性干燥综合征患者初诊的临床特征分析.北京大学学报(医学版),2012,44(2):225-228

4. 张虹,王田,李芹,等.皮下结节性红斑 45 例病因分析.中国现代医学杂志,2001,11(12):66-67

5. 吴泳,徐祖森,王育英.结节性红斑 84 例临床分析.福建医科大学学报,2005,39(1):75-77

6. 王泽芳.结节性红斑 283 例临床分析.四川医学,2010,31(9):1286-1288

7. 吴宁俊,田雅兰,王官清.荨麻疹性血管炎.中国中西医结合皮肤性病学杂志,2012,11(6):395-398

8. 杨曼里,张杏书.干燥综合征伴发其他皮肤病的临床分析.中华皮肤科杂志,2002,35(6):464-466

9. 杜艾嫒,易勤,蒋献.扁平苔藓并发干燥综合征 1 例.临床皮肤科杂志,2009,38(6):385-386

10. 贾同红,高燕,王茹欣.原发性干燥综合征合并红皮病 1 例.医学研究与教育,2009,26(4):112

11. 郑捷.皮肤性病学//张学军.血管性皮肤病.北京:人民卫生出版社,2005:172-179

12. Alexander EL,Provost TT. Cutaneous manifestations of primary Sjögren's syndrome:a reflection of vasculitis and association with anti-Ro(SSA) antibodies. J Invest Dermatol,1983,80(5):386-391

13. Ramos-Casals M,Anaya JM,Garcia-Carrasco M,et al. Cutaneous vasculitis in primary Sjögren syndrome:classification and clinical significance of 52 patients. Medicine (Baltimore),2004,83(2):96-106

14. Gemignani F,Marbini A,Pavesi G,et al. Peripheral neuropathy associated with primary Sjögren's syndrome. J Neurol Neurosurg Psychiatry,1994,57(8):983-986

15. Kyle RA,Gleich GJ,Bayrid ED,et al. Benign hypergammaglobulinemic purpura of Waldenstrom. Medicine (Baltimore),1971,50(2):113-123

16. Ramos-Casals M,De Vita S,Tzioufas AG. Hepatitis C virus,Sjögren's syndrome and B-cell lymphoma:linking

infection,autoimmunity and cancer. Autoimmun Rev,2005,4（1）:8-15

17. O'Donnell B,Black AK. Urticarial vasculitis. Int Angiol,1995,14（2）:166-174

18. Merkel PA,Polisson RP,Chang Y. et al. Prevalence of antineutrophil cytoplasmic antibodies in a large inception cohort of patients with connective tissue disease. Ann Intern Med,1997,126（11）:866-873

19. Asherson RA,Fei HM,Staub HL,et al. Antiphospholipid antibodies and HLA associations in primary Sjögren's syndrome. Ann Rheum Dis,1992,51（4）:495-498

20. Bernacchi E,Amato L,Parodi A,et al. Sjögren's syndrome:a retrospective review of the cutaneous features of 93 patients by the Italian Group of Immunodermatology. Clin Exp Rheumatol,2004,22（1）:55-62

21. Ramos-Casals M,Cervera R,Yague J,et al. Cryoglobulinemia in primary Sjögren's syndrome:prevalence and clinical characteristics in a series of 115 patients. Semin Arthritis Rheum,1998,28（3）:200-205

22. Roguedas AM,Misery L,Sassolas B,et al. Cutaneous manifestations of primary Sjögren's syndrome are underestimated. Clin Exp Rheumatol,2004,22（5）:632-636

23. Jubert C,Cosnes A,Clerici T,et al. Sjögren's syndrome and cutaneous B cell lymphoma revealed by anetoderma. Arthritis Rheum,1993,36（1）:133-134

24. Osawa H,Yamabe H,Seino S,et al. A case of Sjögren's syndrome associated with Sweet's syndrome. Clin Rheumatol,1997,16（1）:101-105

25. 马一平,姚煦,李诚让,等. 类风湿性嗜中性皮炎一例. 国际皮肤性病学杂志,2010,36（4）:186-188

26. Rustin MH,Newton JA,Smith NP,et al. The treatment of chilblains with nifedipine:the results of a pilot study, a double-blind placebo-controlled randomized study and a long-term open trial. Br J Dermatol,1989,120（2）: 267-275

27. Katayama I,Yamamoto T,Otoyama K,et al. Clinical and immunological analysis of annular erythema associated with Sjögren syndrome. Dermatology,1994,189 Suppl 1:14-17

第三节 关 节 表 现

原发干燥综合征（primary Sjögren's syndrome,pSS）是一个系统性疾病,主要影响外分泌腺,出现口干、眼干症状。除此之外,腺体外表现也非常常见,尤其是关节炎。SS 患者关节炎主要表现为对称性关节肿,常累及手足,为非侵袭性关节炎,可出现 Jaccoud 关节（图 6-3-1）,这与类风湿关节炎（rheumatoid arthritis,RA）造成的侵袭性关节炎不同。

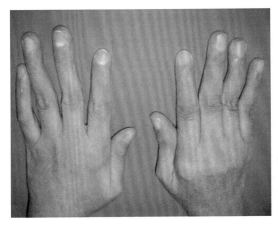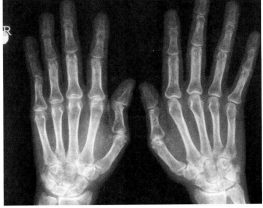

图 6-3-1　SS 患者 Jaccoud 关节表现

2013 年底,意大利报道了一项回顾性研究,该研究共纳入 1115 名患者,平均诊断年龄 51.6 岁,研究表明仅表现为口干、眼干症状的患者为 20.6%,同时有腺体外表现内脏受累的患者为 46.6%,腺体外表现主要为关节痛、雷诺现象等。严重的腺体外表现需要免疫抑制剂治疗的患者为 15%,大多数表现为活动性关节炎(11%)[1]。表 6-3-1 总结了近年来不同研究中 SS 患者关节受累的情况。

表 6-3-1　各个文献报道关节受累表现情况

	关节痛　病例数(%)	关节炎　病例数(%)
Pertovaara,2001[2]	82(75)	24(22)
Garcia-Carrasco,2002[3]	147(37)	—
Alamanos,2006[4]	165(39)	—
Ramos-Casals,2008[5]	490(48)	150(15)
Martel,2011[6]	222(50)	—
Baldini,2013[1]	683(61.3)	123(11)

近年,欧洲风湿病联盟完善了 SS 疾病活动指数(European League Against Rheumatism-SS disease activity index,ESSDAI)的评分方法,Manuel 等应用 ESSDAI 对西班牙 921 位 SS 患者进行研究,结果显示 40.2% 患者以关节表现为首发表现,低度活动为 30.8%,中度活动为 8.4%,重度活动为 1.1%。平均随访 75 个月,55.9% 患者出现关节表现,轻度、中度、重度关节表现分别为 40.2%、13.9%、1.8%(图 6-3-2)。ESSDAI 按 0 ~ 6 评分,首诊时平均评分 1.02 分,平均随访 75 个月后,平均评分为 1.47 分,可见 SS 的关节受累大多是较轻的[7]。

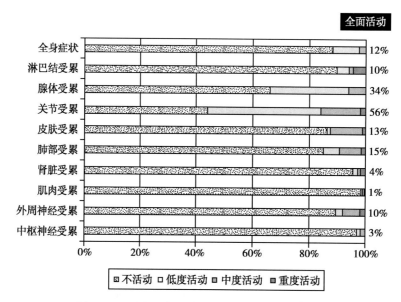

图 6-3-2　平均随访 75 个月过程中任一时间点出现
各受累部位疾病活动程度百分比

一、干燥综合征与类风湿关节炎

SS 患者的关节炎也可表现为类风湿关节炎(rheumatoid arthritis,RA)的关节炎表现,如对称的多关节炎、尺侧偏斜,类风湿因子(rheumatoid factor,RF)、抗环瓜氨酸(cyclic citrullinated peptide,CCP)抗体阳性等,但 SS 患者很少出现骨破坏,这是 SS 和 RA 最根本的区别(图 6-3-3)。但是,RA 患者也可能出现继发 SS 表现,如口干和眼干。因此,当关节破坏不明显时,有时很难鉴别是原发 SS,还是 RA 合并继发 SS,抑或是 RA。从自然病程上看,RA 诊断几年后,当影像学出现关节破坏时,RA 合并继发 SS 的患者往往才开始出现角结膜炎。另外,大部分 RA 合并继发 SS 患者眼睛的症状比口腔的症状更多见。还需提到的是,与单纯 RA 患者相比,RA 合并继发 SS 患者更易出现严重的关节炎,MRI 显示外周关节更易出现骨侵蚀[8]。

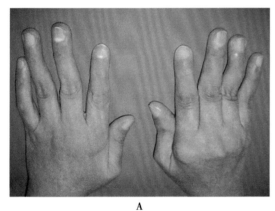
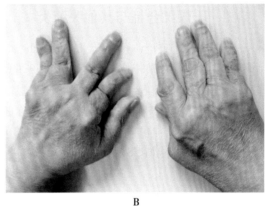

A   B

图 6-3-3　SS 和 RA 患者关节表现
A. SS 患者的 Jaccoud 关节,关节虽然变形,但是没有骨破坏;B. RA 患者的关节畸形伴有骨破坏

一项国内的研究分析了 509 例 RA 患者合并 SS 的情况(图 6-3-4),共 74 例 RA 合并 SS,62.2% 患者诊断 RA 后出现 SS 症状;21.6% 患者同时出现 RA 和 SS;16.2% 患者以 SS 症状起病,然后出现 RA。与单纯 RA 患者相比,RA 合并 SS 患者更易出现血液系统异常、发热和皮疹,更易出现 RF、ANA、抗 SSA 和抗 SSB 抗体阳性。与原发 SS 患者相比,RA 合并 SS 患者年龄偏大、更易出现严重关节炎、贫血和肺部受累,更易出现 RF、抗角蛋白抗体、抗 CCP 抗体阳性和发热、皮疹、白细胞减少、血小板减少。甲亢相对少见。总的说来,RA 合并 SS 比仅有 RA 或仅有 SS 有更高的疾病活动度[9]。

另一项国外 RA 合并 SS 的研究分析了 307 例 RA 患者,发现 RA 与 RA/SS 患者的关节在 DAS-28 评分和抗 CCP 阳性率上无显著差异,RA/SS 患者较 RA 患者关节肿痛数目显著增多。另外,将 RA 患者分为使用肿瘤坏死因子拮抗剂(TNFi)治疗和未使用 TNFi 治疗两组,比较后发现未接受 TNFi 治疗的 RA 患者有 22% 合并 SS,而接受 TNFi 治疗的 RA 患者没有合并 SS 的病例出现,也提示 RA 合并 SS 患者关节症状更加严重[10]。

HLA-DR4 阳性的 RA 患者常出现 RF 升高,HLA-DR3 阳性的 SS 患者常出现抗 SSA、抗 SSB 阳性。临床上也有些表现为 RA 和 SS 的表现都很突出的患者,可能与 HLA-DR4 和 HLA-DR3 均阳性有关[8]。

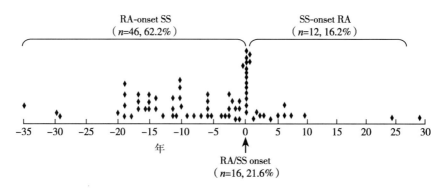

图 6-3-4　RA/SS 患者起病情况

74 例 RA 合并 SS,62.2% 患者诊断 RA 后出现 SS 症状;21.6% 患者同时出现
RA 和 SS;16.2% 患者以 SS 症状起病,然后出现 RA

二、干燥综合征与其他关节炎

系统性红斑狼疮(systemic lupus erythematosus,SLE)患者也可出现 Jaccoud 关节,它主要由于韧带松弛和关节半脱位引起。74.5% 的 SLE 合并 SS 的患者出现关节炎,40.0% 原发 SS 患者出现关节炎,前者出现关节炎的概率显著增加($P=0.000$)[11]。因此,SS 患者出现关节炎时,也应注意筛查 SLE。单关节或不对称的寡关节炎常需与化脓性关节炎或晶体性关节炎相鉴别。另外,血清阴性脊柱关节炎如强直性脊柱炎、反应性关节炎、炎性肠病性关节炎、银屑病关节炎可能与 SS 重叠。骨关节炎主要累及远端指间关节及膝关节,也常并发在 SS 患者中。

三、SS 与关节相关的抗体

约 40% SS 患者 RF 呈阳性,且更易出现关节炎的倾向。3% ~10% SS 患者出现抗 CCP 抗体阳性,明显较 RA 患者少,抗 CCP 抗体阳性的 SS 患者临床表现更易出现关节炎[12],5.6% 抗 CCP 抗体阳性 SS 患者会发展为 RA。抗 Ku 抗体阳性出现提示临床表现更易出现关节炎[13]。

抗 EB 病毒早期弥漫型抗原(Epstein-Barr virus early antigen diffuse,EA-D)与 EB 病毒复制相关,研究表明高滴度的抗 EA-D 抗体的 SS 患者更易出现关节炎[14],提示 EB 病毒可能触发 SS 患者出现关节炎。

总之,大多数 SS 患者关节炎常表现为对称性关节肿痛,是非侵蚀性关节炎,关节畸形少见。若 RF、抗 CCP 阳性提示更易出现滑膜炎和关节破坏。SS 患者出现关节炎时需与其他关节炎相鉴别。

(苏金梅　侯勇　于孟学)

参 考 文 献

1. Baldini C,Pepe P,Quartuccio L,et al. Primary Sjögren's syndrome as a multi-organ disease:impact of the serological profile on the clinical presentation of the disease in a large cohort of Italian patients. Rheumatology (Oxford),2013,53(5):839-844

2. Pertovaara M,Pukkala E,Laippala P,et al. A longitudinal cohort study of Finnish patients with primary Sjögren's

syndrome:clinical,immunological,and epidemiological aspects. Ann Rheum Dis,2001,60(5):467-472

3. Garcia-Carrasco M,Ramos-Casals M,Rosas J,et al. Primary Sjögren syndrome:clinical and immunologic disease patterns in a cohort of 400 patients. Medicine(Baltimore),2002,81(4):270-280

4. Alamanos Y,Tsifetaki N,Voulgari PV,et al. Epidemiology of primary Sjögren's syndrome in north-west Greece, 1982-2003. Rheumatology (Oxford),2006,45(2):187-191

5. Ramos-Casals M,Brito-Zeron P,Perez-De-Lis M,et al. Sjögren syndrome or sjogren disease? The histological and immunological bias caused by the 2002 criteria. Clin Rev Allergy Immunol,2010,38(2-3):178-185

6. Martel C,Gondran G,Launay D,et al. Active immunological profile is associated with systemic Sjögren's syndrome. J Clin Immunol,2011,31(5):840-847

7. Ramos-Casals M,Brito-Zerón P,Solans R,et al. Systemic involvement in primary Sjögren's syndrome evaluated by the EULAR-SS disease activity index:analysis of 921 Spanish patients (GEAS-SS Registry). Rheumatology (Oxford),2014,53(2):321-331

8. Fox RI,Fox CM. Sjögren's Syndrome:Practical Guideline to Diagnosis and Therapy. New York:Springer, 2011:291

9. He J,Ding Y,Feng M,et al. Characteristics of Sjögren's syndrome in rheumatoid arthritis. Rheumatology (Oxford),2013,52(6):1084-1089

10. Haga HJ,Naderi Y,Moreno AM,et al. A study of the prevalence of sicca symptoms and secondary Sjögren's syndrome in patients with rheumatoid arthritis,and its association to disease activity and treatment profile. Int J Rheum Dis,2012,15(3):284-288

11. Yang Y,Li Z,Wang L,et al. The clinical and laboratory characteristics of Sjögren's syndrome that progresses to systemic lupus erythematosus:a retrospective case-control study. Int J Rheum Dis,2013,16(2):173-177

12. Bournia VK,Vlachoyiannopoulos PG. Subgroups of Sjögren syndrome patients according to serological profiles. J Autoimmun,2012,39(1-2):15-26

13. Lakota K,Thallinger GG,Sodin-Semrl S,et al. International cohort study of 73 anti-Ku-positive patients:association of p70/p80 anti-Ku antibodies with joint/bone features and differentiation of disease populations by using principal-components analysis. Arthritis Res Ther,2012,14(1):R2

14. Pasoto SG,Natalino RR,Chakkour HP,et al. EBV reactivation serological profile in primary Sjögren's syndrome:an underlying trigger of active articular involvement? Rheumatol Int,2013,33(5):1149-1157

第四节　肺及肺动脉高压

一、概述

原发性干燥综合征(primary Sjögren's syndrome,pSS)患者有诸多的腺体外器官损伤,呼吸系统的受累近年来引起风湿科和呼吸科医师的广泛注意。在呼吸系统中,气道包括气管、支气管、细支气管的受累较肺组织尤为多见。然而后者的受损严重性明显。由于气道受损早期症状不明显或较轻,易被医患忽视,故相关有效数据较少。目前国内外报道都集中于肺脏的受损。

国际上报告 pSS 肺损害的患病率为 5% ~ 29%[1],其中的肺间质病(interstial lung disease,ILD)最为多见。北京协和医院分析住院的 pSS 患者中有肺部病变者占 42.3%,而 ILD 占半数以上(23.2%),其他为肺大疱、肺结节影、胸腔积液、纵隔淋巴结肿大、肺动脉高压等[3]。

我国"十一五"科技课题,报道了来自16家中心的pSS[9]的ILD患病率为14.79%[2]。安嫒等[9]报道的pSS-ILD的患病率为16.9%。肺病变是影响pSS预后不良的主要因素之一[3]。

二、病理

pSS的上下气道黏膜上皮的外分泌腺体周围因淋巴细胞浸润,介导炎症反应,继以腺体萎缩,黏液分泌减少,致气道干燥。引起患者咽喉不适和干咳。累及细支气管时,可导致管腔狭窄堵塞或扩张,造成临床的气促和反复细支气管感染,甚至肺大疱。淋巴细胞性血管炎是肺间质病的主要病理基础。使肺间隔变厚,肺泡量减少。根据病理可分为非特异性间质肺炎(NSIP)、淋巴细胞性间质性肺炎(LIP)、寻常型间质性肺炎(UIP)、机化性肺炎(OP),它们与疗效和预后有一定的相关性。

三、气道与肺组织的临床表现

pSS的呼吸系统损害起病隐匿,进展缓慢。半数患者在影像学证实为ILD时尚无临床呼吸道症状。根据分析,呼吸道症状多出现在口、眼干症状后的5个月后[4],或在平均病程48个月时[3],也有约10%患者以呼吸症状为pSS首发症状。呼吸道受损部位见表6-4-1。

表6-4-1 干燥综合征呼吸道病变

气道病变	肺气管继发病变
支气管炎/细支气管炎	肺部感染
支气管扩张/阻塞	支气管扩张
肺大疱	淀粉样变
肺间质病变	假性淋巴瘤
肺多发性小结节	恶性淋巴瘤
胸膜病变	

(一) 气道病变

气道病变是pSS呼吸系统病变的特征之一。主要是支气管炎和细支气管炎。患者初起表现为干咳,继而咳痰(继发感染)并呈慢性气管炎。逐渐进展为喘憋,乃至支气管扩张、肺大疱等。

(二) 肺间质病(ILD)

ILD临床症状多样,从亚临床型到咳嗽、咳痰、痰中带血,严重者气短,进而呼吸衰竭。合并继发性感染时则发热,吐脓痰,周围白细胞上升。ILD患者肺病变有赖于高分辨CT(high resolution computerized tomography,HRCT)。普通的胸部X线片对ILD的诊断意义有限。在HRCT上pSS的病变多出现于双肺底,逐步向中部扩展。表现为线条状、网络状、结节状阴影。最严重的为蜂窝肺(肺纤维化)。肺囊肿性变(肺大疱)可参与上述病变。在ILD较急性期可出现磨玻璃影(渗出性病变)。合并感染时则出现实变影。肺功能在ILD时有明显异常且具有随诊判断病情的作用。确诊pSS肺部损害均应进行肺功能检查(PFT),包括通气功能和弥散功能。pSS患者PFT可提示小气道功能障碍,阻塞性通气功能障碍,乃至限制性通气功能障碍;ILD者更可能出现弥散功能障碍。与临床症状和影像学结果可能不完全平行。

　　支气管镜及肺泡灌洗检查对 pSS 病变的评价有一定帮助。有研究表明,BAL 可检测到 52% 的 pSS 患者存在肺泡炎,其灌洗液中细胞总数和淋巴细胞数增多,CD4/CD8 比例降低;淋巴细胞肺泡炎的患者更多出现咳嗽、呼吸困难,限制性通气功能障碍和影像学异常,但较中性粒细胞性肺泡炎预后更好。

　　肺组织的病理检查仍是诊断和判断预后的金标准。作为有创性检查,pSS 肺部病变的病理仍是诊断的金标准,临床上主要用于 pSS-ILD 的病理分型以指导治疗和判断预后。可通过开胸手术、胸腔镜手术、经支气管镜肺活检(TBLB)来实现病理组织的获得。北京协和医院对 13 例 pSS-ILD 患者进行了肺部病理学分析,发现最常见的病理分型为非特异性间质性肺炎(NSIP)和机化性肺炎(OP),同时合并小气道病变[5]。根据肺组织的病理可将 pSS 的 ILD 分为以下类型:

　　1. 非特异性间质性肺炎(NSIP)　NSIP 是 pSS-ILD 最常见的病理类型[5]。NSIP 是一种慢性间质性肺炎,在病理上的表现无特异性,主要是肺泡间隔由于炎症浸润和(或)纤维化而相对均匀一致地膨胀,进一步可分为富于细胞型、混合型、纤维化型(图 6-4-1、图 6-4-2)。高分辨 CT(HRCT)显示非特异性的毛玻璃样阴影和不规则条索(图 6-4-3)。NSIP 需要仔细联系临床和影像学资料进行分析,应与寻常型间质性肺炎进行区分,因为两者在治疗和预后方面都有很大区别。

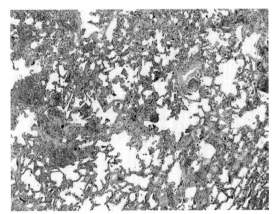

图 6-4-1　NSIP 的病理表现(低倍镜)
可见肺泡间隔普遍增宽,部分区域原有的
肺泡结构已消失

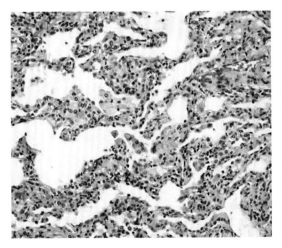

图 6-4-2　NSIP,富细胞型(高倍镜)
可见肺间质的增厚主要是由炎性细胞(主要
为淋巴细胞)浸润及少量纤维增生引起

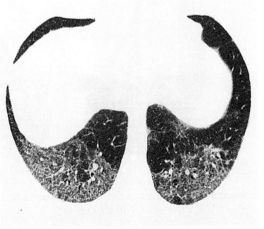

图 6-4-3　NSIP 的胸部 HRCT 表现
可见双肺对称的磨玻璃影、条索影和部分细网格影。该 CT 表现以炎性渗出为主,在病理上表现为富细胞型的 NSIP

2. 淋巴细胞性间质性肺炎（LIP） LIP 在 pSS-ILD 病理类型中很常见。LIP 为淋巴细胞和浆细胞间质浸润沿肺泡间隔分布,亦可沿支气管和血管分布(图6-4-4、图6-4-5)。胸部 X 线上可表现为肺底部线状间质性阴影或结节样病变,HRCT 的常见表现包括多发磨玻璃影,部分可实变;多发边缘模糊的结节影;以及囊性变(图6-4-6);随着 LIP 发展,病情可进展为蜂窝样纤维化。肺功能检查提示混合性通气功能障碍。糖皮质激素或免疫抑制治疗作用较为肯定。

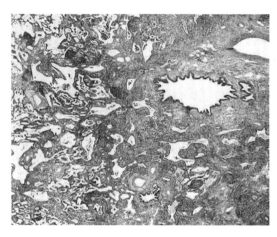

图6-4-4 LIP(低倍镜)
由于大量淋巴细胞、浆细胞及组织细胞的浸润,常可见淋巴滤泡。肺泡间隔广泛高度增厚,基本失去原有的肺泡结构

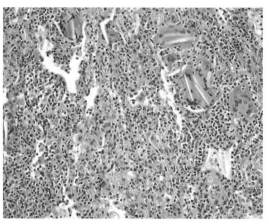

图6-4-5 LIP(高倍镜)
除了可见大量淋巴细胞、浆细胞的浸润外,还可见到多核巨细胞和非坏死性肉芽肿

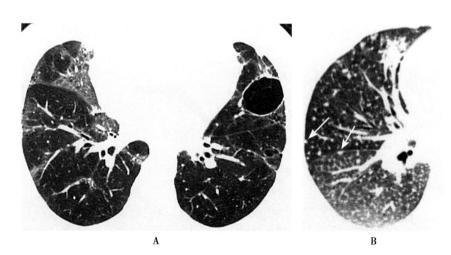

A B

图6-4-6 LIP 的胸部 HRCT 表现
A. LIP 的胸部 HRCT 表现,可见双肺散在的或马赛克样分布的磨玻璃影,在局部区域可形成实变,注意左肺的多发囊性病变,这是诊断 LIP 的重要线索;B. LIP 也可出现多发的结节改变,这些结节可以按小叶中心性分布,也可在胸膜下分布

3. 寻常型间质性肺炎（UIP）　UIP 在 pSS-ILD 病理类型中并不常见。最具诊断意义的病理学特点是肺组织病变轻重不一、新旧病灶同时存在、分布不均匀，可见纤维性瘢痕、蜂窝肺、间质炎症和正常肺组织呈斑片状不规则分布（图 6-4-7）。HRCT 表现为两肺野周边部（胸膜下）不规则的线性或网状阴影，以基底部最为多见，同时伴有肺结构改变，形成牵拉性支气管扩张和两肺基底部蜂窝样纤维化（图 6-4-8）。pSS 患者 UIP 的临床表现多为慢性进行性发展，少数可发生急性恶化，但总体预后差，是 pSS 死亡的主要原因。

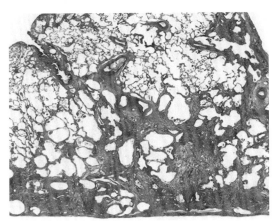

图 6-4-7　UIP 的病理表现

可见灶性纤维组织增生，胸膜下显著。病变呈现出时间、空间上的不均一性，即在同一病理切片上既可见到完全纤维化的区域，又可见到完全正常的肺泡结构

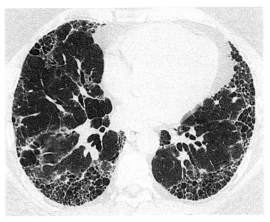

图 6-4-8　UIP 的 HRCT 表现

主要分布在双下肺，胸膜下显著的纤维网格影，晚期可出现牵张性支气管扩张和蜂窝样改变，几乎没有炎性渗出表现

4. 机化性肺炎（OP）　OP 在 pSS-ILD 病理类型中并不少见。OP 是一种临床病理综合征，既往曾定义为"闭塞性细支气管炎伴机化性肺炎"（BOOP）。但 BOOP 易与其他类型的细支气管炎混淆，却强调 OP 的突出地位，而 OP 为更多的学者所接受。OP 病理学表现主要为：远端气腔（包括细支气管、肺泡管、肺泡腔）内的机化性炎症伴肉芽组织增殖，病灶呈片状分布，但病变均匀一致，肺部结构不受损（图 6-4-9）。OP 影像学表现变化多端，最典型的影像学表现是双侧近胸膜分布的斑片状肺泡实变影，多呈游走性，亦可为单发于肺上叶的结节样或团块状病灶，可有肺间质的浸润影（图 6-4-10）。

5. 干燥综合征相关的淋巴瘤　干燥综合征合并淋巴瘤时，肺受累是很常见的。应提醒临床医师注意，当干燥患者肺部影像学表现出单个或多个较大结节，且结节逐渐增大或增多时，即应警惕淋巴瘤的可能（图 6-4-11）。

（三）其他

pSS 还可出现尘肺、淀粉样变，但临床少见。淋巴瘤恶性病变如黏膜相关的淋巴组织淋巴瘤（MALT）等，可参看相关章节。

（四）肺动脉高压

北京协和医院报道在结缔组织病中患肺动脉高压（pulmonary arterial hypertension，PAH）

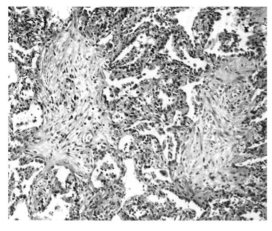

图 6-4-9　OP 的病理表现(高倍镜)
可见疏松的肉芽组织从终末支气管远端深入附近的肺泡腔内;同时伴有肺泡间隔的轻度炎性细胞浸润,肺泡结构不受损

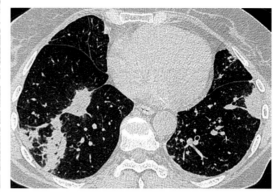

图 6-4-10　OP 的 HRCT 表现
双肺不规则分布的、以胸膜下为主的实变影

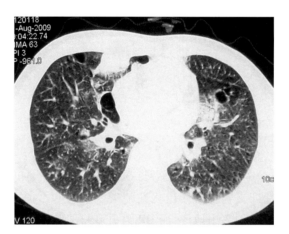

**图 6-4-11　一个干燥综合征发展为
肺淋巴瘤患者的肺部 CT**
双肺可见多发囊性改变,右肺胸膜下结节经
胸腔镜活检证实为淋巴瘤

者为 16%,而其中 pSS 出现 PAH 为 5%。故非少见。pSS-PAH 的病理基础仍是肺血管炎,发病机制包括:淋巴细胞对血管的浸润、增殖、激活、释放淋巴因子直接损伤血管,免疫球蛋白、补体及免疫复合物沉积血管壁导致血管痉挛和损伤,肺小动脉管壁内膜、中层纤维化增厚导致管腔狭窄硬化。同时 ILD 所致肺血管床减少以及肺小动脉反复栓塞,都导致了肺动脉压的升高。北京协和医院总结 38 例 pSS-PAH 发现,白细胞减低、甲状腺功能减退、高球蛋白血症及心包积液的患者易出现 PAH(图 6-4-12)[6]。患者可表现为乏力、心悸、活动后气短,而 pSS-PAH 死亡率显著高于无 pSS 的患者。

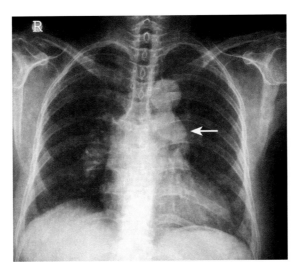

图 6-4-12　pSS-PAH 的胸部 X 线片表现
箭头所示为肺动脉段膨出

四、诊断和病情评估

pSS 肺部损害强调要早期诊断,一方面提高风湿科医师对无症状高危 pSS 的筛查意识,做基线时 HRCT。通过定期随访肺功能的变化,必要时重复 HRCT,在呼吸科医师的协助下早期明确肺部病变的诊断;另一方面应对呼吸科医师强调,对已确诊的 ILD 或 PAH 等肺部病变应重视可能是 pSS 腺体外分泌腺受累的表现。在风湿科、眼科和口腔科的多科协作下进一步确诊 pSS。早期诊断的意义是免疫抑制治疗以阻止乃至逆转 pSS 肺部病变的进展,十分重要。

pSS 的诊断,可通过 2002 年国际分类(诊断)标准和 2012 年美国风湿病学会(ACR)的分类标准进行临床诊断。进一步根据临床表现、HRCT 的病变乃至病理学来确诊 pSS 肺部病变。pSS 确诊后的肺部病变要与感染、肿瘤相鉴别。同时要强调继发性 SS 的肺部表现,可为类风湿关节炎、系统性红斑狼疮、系统性硬化病等原发病的肺部损害特点,与 pSS 兼有气道和间质病变的特点可能不同。

pSS 肺部病变的病情评估包括两方面:一是对外分泌腺的损伤评估,二是对肺部病变的评估。国际上对自然病程相对缓和的 pSS,缺乏长期的观察性研究,因此尚无公认的活动性评分系统。欧洲抗风湿病联盟(EULAR)的干燥综合征协作组构建的 ESSDAI(EULAR Sjögren's syndrome disease activity index)[7],确定了需要评判活动性的 12 个相关系统,其中同时包括外分泌腺和肺脏指标,对 pSS 肺部病变具体评价有:无临床表现或影像学证据=0分;有咳嗽或支气管病变、无呼吸困难、无 ILD 影像学的证据=1 分;轻度呼吸困难(NYHA Ⅱ级)、ILD 影像学证据、PFT 提示轻度限制性通气功能障碍[DLC0 40% ~70% 和(或)FVC≥60%]=2 分;严重呼吸困难(NYHA Ⅲ ~ Ⅳ级)、ILD 影像学证据、PFT 提示严重限制性通气功能障碍[DLC0<40% 和(或)FVC<60%]=3 分。进一步 BAL 及病理学检查也有助于肺部病变的病情评估。

五、预后

pSS 预后良好,但 ILD 显著影响其预后,是 pSS 患者死亡的危险因素。患者多因肺部感染和(或)呼吸衰竭死亡。北京协和医院针对 573 例 pSS 的队列研究发现其预后危险因素主要为肺部病变和肝脏损害[8]。

pSS 并发 PAH 虽不如并发 ILD 多见,但由于它出现在肺部病变晚期且导致心功能下降,因此发展到重度 PAH 预后差。

(李梦涛　邵池)

参 考 文 献

1. Kokosi M,Riemer EC,Highland KB. Pulmonary involvement in Sjögren syndrome. Clin Chest Med,2010,31(3):489-500

2. 李娅,李小峰,黄慈波,等.原发性干燥综合征患者继发间质性肺病的临床特点.中华风湿病学杂志,2013,17(10):667-671

3. 颜淑敏,赵岩,曾小峰,等.原发性干燥综合征患者肺部病变的临床分析.中华结核和呼吸杂志,2008,31(7):513-516

4. Yazisiz V,Arslan G,Ozbudak IH,et al. Lung involvement in patients with primary Sjögren's syndrome:what are the predictors? Rheumatol Int,2010,30(10):1317-1324

5. Shi JH,Liu HR,Xu WB,et al. Pulmonary manifestations of Sjögren's syndrome. Respiration,2009,78(4):377-386

6. 李雪梅,王迁,费允云,等.原发性干燥综合征合并肺动脉高压临床特征.中华全科医师杂志,2014,13(9):770-773

7. Seror R,Ravaud P,Bowman SJ,et al. EULAR Sjögren's syndrome disease activity index:development of a consensus systemic disease activity index for primary Sjögren's syndrome. Ann Rheum Dis,2010,69(6):1103-1109

8. 颜淑敏,张文,李梦涛,等.原发性干燥综合征 573 例临床分析.中华风湿病学杂志,2010,14(4):223-227

9. 安媛,张学武,何菁,等.原发性干燥综合征发生肺间质病变的临床分析.中华风湿病学杂志,2009,13:106-109

第五节　泌尿系统受累

肾脏是原发性干燥综合征(pSS)腺体外受累最常见的靶器官之一,pSS 肾脏受累报道的发生率报道不一,约为 16% ~67%,国内报道在 30% ~50%,北京协和医院资料为 33.5% ~36.2%,肾脏受累并可作为 pSS 首发表现[1]。李敬扬等人的回顾性分析显示约 10.9% 的 pSS 首发表现为低血钾软瘫[2]。张文等总结北京协和医院牵头的"十一五"科技支撑项目干燥综合征多中心登记研究,共 731 例干燥综合征中,低血钾软瘫可首发于 3.66% 的 pSS。pSS 肾脏受累多数表现隐匿,有临床症状需要干预的并不多见,约占到 5%[3]。pSS 累及肾脏早在 19 世纪 70 年代已有报道,最常见的肾脏受累为小管间质性肾炎(tubulointerstitial nephritis),临床多表现为肾小管酸中毒(tubular acidosis),国内资料报道肾小管酸中毒发生率为16.7%,约占到 pSS 肾脏受累的 50%,其中以远端肾小管酸中毒为多,约占到所有 pSS 肾小管酸中毒患者的92%[1]。近端肾小管受累以及肾小球肾炎较为少见，但也零星见诸于报道。需要指出的是，多数资料均为总结住院患者所得，未必能代表 pSS 整体人群特点，研究中纳入亚临床疾病的患者也导致肾脏受累发生率可能存在高估。实际上，在 SICCA 注册研究中所纳入的 1618 例 pSS 患者，间质性肾炎仅有 2 人，肾小管酸中毒者仅有 3 人[4]，远低于文献总结的发生率。而 Goules A 等[5] 对 471 例 pSS 患者随访 1~15 年发现仅有 20 例（4.2%）的患者发生明显肾脏受累（定义为血肌酐增高>1.6mg/dl 或肌酐清除率下降<50ml/min；或持续蛋白尿>0.5g/24h 超过 3 个月；或尿沉渣红细胞多于 10/HP 或有红细胞管型；或禁水 12 小时有持续低比重尿<1.010 和持续碱性尿 pH>7.0 超过 6 个月伴或不伴低钾血症；或肾钙化/肾结石导致反复肾绞痛；或无其他原因解释的 Faconi 综合征；排除其他原因如感染、药物、转变为 SLE 等）。此外 pSS 的泌尿系统损伤还可导致间质性膀胱炎、肾性尿崩、肾钙化、肾功能不全等。

　　参与 pSS 肾脏损伤主要有两种免疫机制：活化淋巴细胞浸润和免疫复合物沉积，是细胞免疫和体液免疫共同作用的结果。肾小管被认为是具有外分泌腺体结构的组织，淋巴细胞在间质肾小管的浸润与涎腺中淋巴细胞浸润的表现类似，因此小管间质性肾炎可认为是一种特殊的自身免疫性上皮细胞炎（autoimmune epitheliitis）；而干燥综合征肾小球损害的主要机制是循环免疫复合物和原位免疫复合物沿肾小球基底膜、系膜和肾小管基底膜沉积及血管炎，被认为是 pSS 上皮细胞外表现，与病死率相关，需要早诊断和积极治疗。pSS 累及肾脏病理主要表现为三种类型：慢性间质性肾炎、肾小球肾炎和血管损害。各自的病理学特点

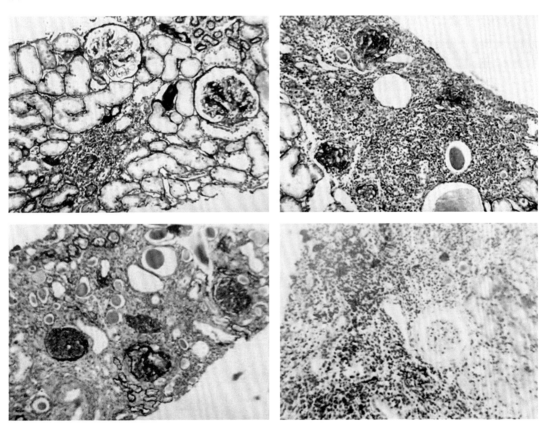

图 6-5-1　干燥综合征患者的间质性肾炎

为:慢性间质性肾炎表现为肾间质中大量淋巴细胞和浆细胞浸润,间质纤维化,肾小管不同程度萎缩,基底膜增厚(图6-5-1)。肾小球损害则可表现为系膜增生性肾小球肾炎、膜性肾病、膜增殖性肾小球肾炎和局灶性增殖性肾小球肾炎等(图6-5-2),与狼疮肾炎所见多种免疫荧光阳性的"满堂亮"(full house)不同,pSS的肾小球肾炎多数免疫荧光阴性[1,6],少数可有IgG或C3等荧光在血管襻或系膜区沉积。血管损害表现为血管壁炎细胞浸润、动脉内膜增厚。此外,病毒感染特别是EB病毒感染可能通过分子模拟在pSS肾脏损伤中发挥作用,国外学者通过PCR技术在pSS患者的涎腺、外周血单个核细胞中检测到EBV-DNA的复制[7],而中国学者应用免疫荧光、免疫组化等方法在肾小管上皮细胞中检出了EB病毒的早期抗原[8]。

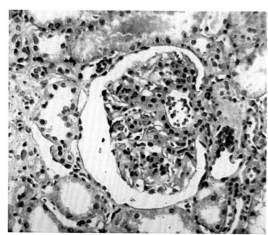
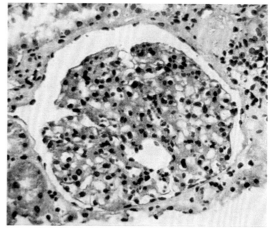
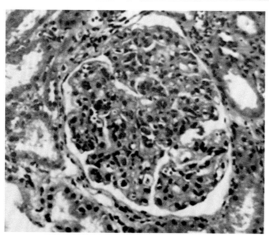

图6-5-2 干燥综合征患者的肾小球肾炎

Kaufman等[3]汇总文献报道pSS累及肾脏并行肾活检的89例患者中,间质性肾炎占55%(49/89),肾小球肾炎占37%(33/89),两者并存者占8%(7/89)。较大样本的pSS肾脏受累并行肾活检的报道总结见表6-5-1,在共计240例肾活检中,132例(55%)为单纯间质性肾炎,66例(27.5%)为肾小球肾炎,34例(14.2%)为两者兼有。可见pSS合并肾小球受累者也并不少见。

表 6-5-1 较大样本中 pSS 肾脏受累并活检的报道

报告年限	作者	pSS病例数	肾脏受累	I型RTA	II型RTA	Fanconi	肾病综合征	肾性尿崩	低钾软瘫	肾活检 IN	肾活检 GN	肾活检 GN+IN	肾结石/肾钙化	肾功能不全	参考文献
2000	Goules A	471	20(4.2%)	10	–	–	–	1	–	9/18	8/18	1/18	4	8	[5]
2001	Bossini N	60	16(27%)	3	–	–	2	–	–	6/9	3/9	–	–	8	[9]
2005	任红	103	103	65	2	2	10	3	9	20/30	10/30	–	–	22	[6]
2009	Maripuri S	7276	24(接受肾活检)	7	1	1	2	–	–	16/24	5/24	3/24	–	17	[10]
2010	颜淑敏	573	192(33.5%)	88	8	–	–	–	–	21/64	23/64	18/64	45	41	[1]
2010	刘正钊	62	62	44	2	1	2	9	24	48	–	8	–	9	[11]
2013	Goules AV	751	35(4.9%)							12/33	17/33	5/33	6	11	[12]

一、干燥综合征泌尿系受累表现

（一）间质性肾炎

间质性肾炎（interstitial nephritis，IN）的发生率国外报道约为 12% ~ 48%，国内肾活检病理中表现为 IN 的约占 2/3[1,6]，多为亚临床型，通常进展缓慢、临床表现隐匿，呈良性过程[12]，常因低血钾出现软瘫或因肾结石出现肾绞痛时而被发现，检查可发现低比重尿、碱性尿、低血钾、代谢性酸中毒、高血氯而阴离子间隙正常，血肌酐水平可轻度增高。少数也可累及近端肾小管。其病理特征为肾间质以 CD4+ T 细胞为主的淋巴细胞浸润，严重时可形成假瘤样改变，肾小管破坏，不同程度萎缩，管腔扩张，肾小管基底膜不规则增厚，可有 IgM 和 C3 沉积，晚期出现肾间质纤维化，而肾小球相对正常或病变较轻。IN 临床表现形式有远端肾小管酸中毒（distal tubular acidosis）、近端肾小管酸中毒（proximal tubular acidosis）及范科尼综合征（Fanconi syndrome）、肾性尿崩（nephrogenic diabetes insipidus）、肾钙化/结石等。IN 可出现在 pSS 口眼干燥症状之前或起病后 0.5 ~ 56 个月，有报道高 IgG 血症患者更易出现肾小管酸中毒[13]。对于临床上出现的无法解释的间质性肾炎、肾小管酸中毒时需要鉴别并考虑 pSS 的可能。

1. 远端肾小管酸中毒　pSS 导致的肾小管病变，以远端肾小管及集合管受累最常见，可发生于 pSS 病程早期阶段，甚至可作为首发表现，先于口眼干燥等经典表现。在成人获得性远端肾小管酸中毒（dRTA，I 型 RTA）中 pSS 是最为常见的病因。北京协和医院资料肾小管酸中毒发生于 16.7% 的 pSS 患者，约占到 pSS 肾损伤患者的 50%，其中 92% 为远端肾小管酸中毒，发病中位时间月 9 ~ 10 个月[1]。

发病机制：多数学者认为间质性肾炎是肾小管酸中毒的主要机制，病理活检中常可见到肾间质有大量淋巴细胞和浆细胞浸润。肾小管上皮细胞损伤不能维持管腔液和管周液之间的氢离子梯度，净酸排量减少，H^+-Na^+ 交换减少，Na^+-K^+ 交换增多，K^+ 排泄增多，Cl^- 重吸收增加，尿液酸化障碍，尿 pH 持续>5.5，并有高尿钾、低血钾、阴离子间隙正常的高血氯性代谢性酸中毒，亦即 I 型 RTA。但肾小管酸中毒并不总是和肾活检炎细胞的间质浸润相关，间质性肾炎也不是导致肾小管酸中毒的唯一因素。近年来认为 H^+-ATP 酶表达缺陷和抗 II 型碳酸酐酶抗体可能与肾小管酸中毒的发生有关，报道肾活检组织的免疫组化分析发现集合管上皮细胞中参与泌 H^+ 的 H^+-ATP 酶缺失[14,15]，而远端肾小管和集合管是泌 H^+ 的主要部位，管腔侧有 H^+-ATP 泵，由 ATP 供能，将 H^+ 从细胞内泵至管腔随尿液排出，同时 Na^+ 被重吸收。H^+-ATP 酶表达缺陷可引起泌氢障碍，H^+ 不能有效泵出而潴留体内。但免疫损伤是如何导致 H^+-ATP 酶活性缺失的并不清楚；pSS 患者肾小管间质和肾小球浸润的炎细胞中 B 细胞刺激因子（B lymphocyte stimulator，Blys）表达较正常人明显增多[16]，Blys 可刺激 B 细胞的增殖活化和产生免疫球蛋白，是否参与了肾脏的损伤还有待深入研究。此外，高滴度的自身抗体攻击碳酸酐酶 II 可能也导致了细胞内 H^+ 产生减少。有报道伴有 dRTA 的 pSS 患者血碳酸酐酶 II 抗体的水平更高，并与血钾和动脉血二氧化碳水平成反比[17]。

临床表现：I 型 RTA 的大部分患者仅表现为尿液酸化障碍而无全身酸中毒表现，即血 pH 和 HCO_3^- 正常，尿 pH 增高，可滴定酸减少，为不完全型，需进行氯化铵负荷试验协助诊断。少数患者可出现明显酸中毒和低钾血症，血钾可低至 1.5 ~ 2mmol/L，因钾离子有促进神经肌肉传导作用，低血钾可引起四肢肌肉软瘫甚至呼吸肌麻痹呼吸抑制。并可作为 pSS

的首发表现[18]，李敬扬等人报道[2]北京协和医院门诊 101 例 pSS 患者中以低血钾性麻痹作为首发症状约占 10.9%。低血钾性软瘫可发生于约 40% 合并 Ⅰ 型 RTA 的 pSS 患者。酸中毒可抑制肾小管重吸收钙并影响维生素 D 活化，导致高尿钙、低血钙和继发性甲状旁腺功能亢进，进而出现低血磷、骨畸形、肾钙化/肾结石等一系列表现。

2. 近端肾小管酸中毒及范科尼综合征　少数 pSS 患者可累及近端肾小管，称近端肾小管酸中毒(pRTA，Ⅱ 型 RTA)，若同时伴有多种物质重吸收障碍导致肾性糖尿、氨基酸尿、磷酸盐尿、尿酸盐尿和低磷血症、低尿酸血症时称为范科尼综合征。任红等[19]报道 130 例 pSS 患者中，仅有 4 例(3.1%)表现为范科尼综合征。北京协和医院报告的 42 例范科尼综合征中，由 pSS 导致的占 11.9%[20]。

临床表现为乏力、多饮、多尿、肾性骨病(表现为骨痛、骨质疏松、骨畸形、多发骨折)、肾功能不全。

病理机制：Ⅱ 型 RTA 为近端肾小管 HCO_3^- 重吸收障碍，尿中 HCO_3^- 排出增多，尿 pH 上升(>6.0)，血 HCO_3^- 显著下降导致代谢性酸中毒，若远端肾小管酸化功能正常，尿 pH 仍可降至 5.5 以下。可出现小管性蛋白尿，骨病常见。生化检测可有碱性磷酸酶增高[21,22]。通过碳酸氢盐重吸收试验可辅助 Ⅱ 型 RTA 诊断。

3. 肾脏浓缩功能障碍和肾性尿崩症　由于肾小管重吸收水功能下降导致患者尿量显著增多，尿液浓缩功能下降，尿比重低且固定，禁水-注射加压素不能减少尿量和提高尿液渗透压和尿比重，此为肾性尿崩症。这可成为 pSS 患者肾小管损伤的首发症状，临床表现为多饮多尿、夜尿增多，易被忽略。严重的肾性尿崩症，可见于约 50% 的 pSS 间质性肾炎患者，多与 Ⅰ 型 RTA 并存。其发生机制为远端肾小管损伤后对抗利尿激素不敏感，尿液浓缩功能障碍。引起多尿(>4000ml/d)、夜尿量多于日尿量、烦渴、低比重(尿比重<1.005)及低渗尿。

4. 肾钙化和泌尿系结石　pSS 患者肾钙化和尿路结石发生率高于正常人群，颜淑敏等人的回顾性研究[1]显示 9.4% pSS 可检出肾结石和(或)肾钙化。肾钙化为 RTA 的晚期并发症。尽管 RTA 可先于临床上出现明显干燥症状之前，肾钙化却极少作为 pSS 的首发表现。仅有法国[23]和日本[24]各 1 篇报道分别在肾钙化发生 10 年后和 2 年后确诊 pSS。发病机制为酸中毒时骨骼中钙磷释放增加，尿钙排出增多导致高尿钙，在碱性尿液中钙盐易发生沉积。此外这类患者由于低钾和酸中毒导致近端肾小管重吸收枸橼酸增加，尿中枸橼酸减少，枸橼酸可与钙结合形成可溶性形式，抑制钙盐结晶形成，低枸橼酸尿、高尿钙、碱性尿是肾钙化和尿路结石形成的重要危险因素。临床可表现为肾绞痛、血尿，X 线或 CT 片可发现肾区高密度钙化/结石影(图 6-5-3)。

(二) 肾小球肾炎

pSS 导致肾小球肾炎(glomerulonephritis，GN)也并不少见，北京协和医院资料显示 22% 的住院 pSS 患者可出现蛋白尿，24 小时尿蛋白定量平均在(0.5g±0.1g)，肾活检可见系膜增殖性肾小球肾炎、膜性肾病、弥漫增殖性肾小球性肾炎、局灶增殖性肾小球肾炎、微小病变等多种病理类型，且常伴有间质性肾炎[1]。Bossini 等[9]报道 pSS 中肾小球肾炎的发生率在 5% 左右，Kaufman 等[3]查阅文献发现 89 例 pSS 肾脏受累患者经肾活检证实单纯肾小球肾炎占 37%，肾小球肾炎合并间质性肾炎占 7.9%。国内资料显示经肾活检证实的 pSS 中单纯肾小球肾炎约占 1/3，与国外资料相仿，而肾小球肾炎合并间质性肾炎占 28%[1,6]。Ramos-Casals M 等[25]总结 pSS 肾脏受累中肾小球肾炎占 44%，其中半数与冷球蛋白血症相关，此

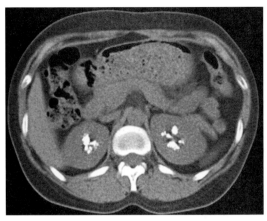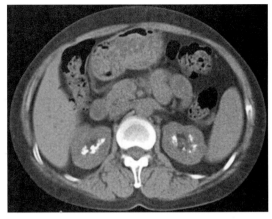

图 6-5-3　干燥综合征患者的肾钙化

外 pSS 合并 ANCA 阳性[26-29]或抗肾小球基底膜抗体阳性[30]也有报道,可能是 pSS 肾小球病变的机制之一。

肾小球肾炎可表现为水肿、镜下血尿、蛋白尿乃至肾病综合征、高血压、肾功能不全等,与广泛小血管受累表现如可触性紫癜、血管炎样皮损(皮肤活检可表现为白细胞破碎性血管炎)以及周围神经病变等有一定关联,且可发生于 pSS 外分泌腺受累出现明显症状之前。肾小球肾炎在发病机制上推测主要与免疫复合物沉积有关,特别是单克隆 IgM κ 型类风湿因子形成的免疫复合物沉淀。多数合并肾小球肾炎的 SS 患者出现血清 IgM κ 冷球蛋白和 C4 降低[12,31,32]。如表 6-5-2 所总结的 57 例 pSS 合并肾小球损害的病例报道中,6 例血清冷球蛋白阳性,并有 1 例抗肾小球基底膜抗体阳性。冷球蛋白可能参与了补体固定和组织损伤。肾脏病理表现以膜增生性肾小球肾炎、膜性肾病和局灶节段性肾小球肾炎多见[5,33-36],也有 IgA 肾病[37,38]、系膜增生性肾小球肾炎[5]及新月体肾炎[30]的报道,肾活检无或有少量 IgM、IgA 和 C3 沉积。此外,SS 患者中 ANCA 阳性者可占到 3.2% ~ 16.7%[39,40],ANCA 阳性的 SS 患者更容易出现肺、肾、神经系统等腺体外受累,但进展为 ANCA 相关血管炎的概率并不高。在 Ramos-Casals 的研究中[39]13 例 ANCA 阳性的 pSS 患者中 12 例为 pANCA,1 例为不典型 ANCA,而仅有 1 例在随访 7 年后进展为明确的显微镜下多血管炎。由于此类病例较少,对其全面认识还有待经验积累。至今已有 5 例 ANCA 阳性的 SS 患者合并寡免疫复合物性新月体肾炎的报道[26,28,29,41,42],检测到的 ANCA 均为 pANCA,推测其肾脏受累与 ANCA 有一定相关。

肾小球肾炎并非 pSS 的常见表现,如出现还应注意除外合并其他疾病如系统性红斑狼疮。北京协和医院资料显示临床典型干燥综合征表现经肾穿诊断为狼疮肾炎者达 14%(9/64 例)[1]。冷球蛋白血症、补体 C4 降低是肾小球肾炎的预测因子,同时也是预测淋巴瘤发生的指标[43],Skopouli 等[44]曾报道肾小球肾炎和淋巴瘤倾向于发生于同一患者,几乎半数有肾小球肾炎的 pSS 患者转变为淋巴瘤,Goules 等[12]的研究则显示合并肾小球肾炎的患者较 IN 的患者更常进展为淋巴瘤,且大多数淋巴瘤发生于肾小球肾炎出现后的 3 个月内,提示两者可能在发病过程中共享某些机制。因此出现肾小球肾炎的患者还需警惕淋巴瘤发生的可能,总体而言合并肾小球肾炎者预后相对较差。

表 6-5-2 pSS 伴肾小球损害的个案报道

报告年份	作者	病例	肾脏临床表现	血清学特点*	肾活检	治疗	转归	参考文献
1978	Moutsopoulos H	3	—	循环免疫复合物(+)	膜增生性肾小球肾炎(2/3) 膜性肾小球肾炎(1/3)	中等量激素	好转	[34]
1988	Khan MA	1	肾病综合征		膜增生性肾小球肾炎	糖皮质激素+环磷酰胺	好转	[35]
1989	Font J	1	肾病综合征,管型尿	抗 SSB(+);RF(+);冷球蛋白(+)	膜增生性肾小球肾炎 免疫荧光:IgG、C3、C1q	糖皮质激素+环磷酰胺+血浆置换	死亡	[45]
1989	Rodriguez MA	1	蛋白尿,镜下血尿,肾衰竭肺水肿	RF(+);冷球蛋白(+)	弥漫增生性肾小球肾炎 免疫荧光:IgG,IgM,IgA,C3,C1q	糖皮质激素	好转,后出现耳软骨炎	[46]
1995	Cortez MS	1	蛋白尿,管型尿	抗 SSB(+)	膜增生性肾小球肾炎	—	自发缓解	[36]
1996	Hernandez JL	1	蛋白尿,镜下血尿,管型尿,血肌酐增高	抗 SSB(+);MPO-ANCA(+)	新月体肾小球肾炎,小球硬化,间质纤维化和小管萎缩 免疫荧光阴性	糖皮质激素冲击-序贯口服	好转	[41]
1996	Suzuki H	1	蛋白尿,镜下血尿,高血压,血肌酐增高(感觉性周围神经病)	抗 SSB(+);RF(+);冷球蛋白(+)	冷球蛋白血症性肾炎 膜增生性肾小球肾炎,冷球蛋白"双轨征",冷球蛋白基底膜和补体沉积形成"腔内栓子"	糖皮质激素冲击+大剂量环磷酰胺+血浆置换	好转,有反复,高间断血浆置换	[32]
1996	Yoshida K	1	血尿,蛋白尿,管型尿	抗 SSB(+)	膜性肾病 免疫荧光:IgG 和 C3	咪唑立宾,激素	好转	[47]

续表

报告年份	作者	病例	肾脏临床表现	血清学特点*	肾活检	治疗	转归	参考文献
1998	Tatsumi H	1	眼睑水肿，少量蛋白尿，镜下血尿，肾功能不全	抗SSB(+)	新月体肾小球肾炎膜性肾病，小管间质性炎症 免疫荧光:IgM和C3	大剂量激素+血浆置换	好转	[48]
1999	Kamachi M	1	蛋白尿，肾功能不全	RF(+)；MPO-ANCA(+)；冷球蛋白(+)	新月体肾小球肾炎间质淋巴细胞浸润免疫荧光阴性	大剂量激素+血浆置换	好转	[28]
2000	Tatsumi H	1	蛋白尿，血尿，血肌酐增高	抗SSB(+)；RF(+)；MPO-ANCA(+)	新月体肾小球肾炎免疫荧光阴性	糖皮质激素冲击	好转	[42]
2000	Gamron S	1	皮肤紫癜，血肌酐增高，肾小管酸中毒	抗SSB(+)；RF(+)	系膜增生性肾小球肾炎间质炎细胞浸润	大剂量激素+CTX	好转	[49]
2000	Goules A	9	高血压，眼睑水肿，蛋白尿，镜下血尿，部分伴有肌酐增高	抗SSA(7/9)；抗SSB(5/9)；冷球蛋白(7/9)	4例系膜增生性肾小球肾炎 4例膜增生性肾小球肾炎 1例膜增生性肾小球肾炎+间质性肾炎	激素±环磷酰胺±硫唑嘌呤	稳定或好转	[5]
2004	Kau CK	1	皮肤可触性紫癜，网状青斑，雷诺现象，大量蛋白尿，镜下血尿，管型尿，高血压，血肌酐增高（心肌病变，感觉运动神经病）	冷球蛋白(+)	冷球蛋白血症性肾炎毛细血管内增生伴腔内血栓 免疫荧光:大量IgM和C3沉积，IgA、IgG很少；电镜:电子致密物沉积于内皮下，肾小球基底膜双轨征	大剂量激素+环磷酰胺	好转	[50]

续表

报告年份	作者	病例	肾脏临床表现	血清学特点*	肾活检	治疗	转归	参考文献
2005	Adam FU	1	憋气、少尿，血肌酐增高（妊娠中）	RF(+)	系膜增生性肾小球炎 肾小管萎缩，间质淋巴浆细胞浸润 免疫荧光:IgG 和 IgM	血浆置换+激素+环磷酰胺	好转	[51]
2006	江静	1	少尿,血肌酐增高	RF(+) 抗GBM(+)	新月体肾小球肾炎 肾小管坏死，毛细血管襻纤维素性坏死 免疫荧光阴性	糖皮质激素冲击+血液透析	–	[30]
2007	李航	17	水肿和蛋白尿（17/17），镜下血尿（12/17），肾小管酸中毒（6/17）	抗RNP(8/17)；抗SSB(9/17)；ACL(2/17)；RF(3/17)	膜性肾病 单纯膜性肾病(8/17) 不典型膜性肾病(9/17)	糖皮质激素+环磷酰胺±ACEI/ARB	1例不典型膜性肾病缓解后复发，复查肾穿转变为LN	[33]
2007	Iwanaga N	1	水肿、紫癜、蛋白尿，镜下血尿，管型尿	抗SSB(+)	膜性肾病 免疫荧光:IgG、C3、C1q	大剂量激素	无效，2个月后发现舌MALT，化疗后肾病好转	[52]
2008	Tsai T	1	水肿、皮疹、蛋白尿，镜下血尿，血肌酐增高	–	IgA肾病 新月体形成，间质性肾炎 免疫荧光:IgA系膜区沉积	小剂量激素+血液透析	肾功能无改善	[38]
2009	Guillot X	1	镜下血尿、蛋白尿，高血压	MPO-ANCA(+)	新月体肾小球肾炎 免疫荧光阴性	糖皮质激素冲击+霉酚酸酯	稳定无恶化	[26]

续表

报告年份	作者	病例	肾脏临床表现	血清学特点*	肾活检	治疗	转归	参考文献
2010	陈静	8	水肿(5/8)，镜下血尿(8/8)蛋白尿(2/8)，高血压(2/8)，血肌酐增高(2/8)	抗SSB(8/8)	IgA肾病 肾间质病变，小血管壁增厚 免疫荧光：IgA为主的免疫复合物沉积	—	—	[37]
2010	Jung SK	1	肉眼血尿，蛋白尿 I型肾小管酸中毒	冷球蛋白(+)	系膜增生性肾小球肾炎 免疫荧光：IgA沉积	糖皮质激素	好转	[53]
2011	Wang WJ	1	间断发热，食欲减退，消瘦，镜下血尿，血肌酐增高	抗SSB(+) MPO-ANCA(+)	寡免疫复合物性肾小球新月体肾炎 间质慢性炎症，纤维化伴小管萎缩 免疫荧光：阴性	小剂量激素+环磷酰胺	规律透析	[29]
2013	Sun IO	1	水肿，肾病综合征	抗SSB(+)	膜增殖性肾小球肾炎 免疫荧光：满堂亮	糖皮质激素冲击+CTX+HCQ+ARB	好转	[54]

注：*几乎所有患者ANA及抗SSA均为阳性，故血清学特点仅列出除此以外的血清抗体

（三）间质性膀胱炎

1. 间质性膀胱炎与 pSS 的关联 由于缺乏普遍认同的诊断标准,间质性膀胱炎(interstitial cystitis,IC)在一般人群中的发病率报道差异较大,国外资料为(1.2~870)/10 万女性[55,56],国内尚无确切的流行病学资料。临床研究已发现间质性膀胱炎与弥漫性自身免疫性疾病如系统性红斑狼疮、类风湿关节炎及 pSS 有一定相关性,其中 SS 与间质性膀胱炎的关联性最强。Ochs 等报道的 96 例间质性膀胱炎患者中抗核抗体的检出率可达36%[57]。Merwe 总结间质性膀胱炎患者中抗 SSA 和(或)抗 SSB 抗体阳性者占到12.7%,可符合 pSS 修订欧洲分类标准的占 7.2%,远高于一般人群中 1% 左右的 pSS 发病率,此外未达分类标准但具有 SS 样症状的可达 19%[55]。而 SS 患者中间质性膀胱炎的发病率约为 5%~9%[58,59],较一般人群高 20 倍。这些证据表明间质性膀胱炎可作为 pSS 的器官损伤表现之一,自 1993 年 Van De Merwe 首次报道 SS 伴发间质性膀胱炎以来[60],陆续已有多个病例报道(表6-5-3)[61-67],且国内外均有以间质性膀胱炎作为 pSS 首发表现的报道[62-64]。

SS 患者易出现下尿路症状(lower urinary tract symptoms,LUTS)[68,69],Haarala 等[68]的研究中,36 例 SS 患者中 14% 有重度 LUTS,61% 有轻度 LUTS,仅有 25% 无尿路症状,对照组分别为 7%,27% 和 66%。LUTS 表现为膀胱激惹症状:尿频、尿急、夜尿增多,伴耻骨上疼痛,膀胱充盈时加重,排空后缓解。除因干燥症状致饮水增多以及易合并尿路感染等原因外,SS 相关的间质性膀胱炎和逼尿肌过度活跃是发生 LUTS 的重要原因[58]。对于 pSS 患者,持续 6 周以上的下尿路症状排除尿路感染及其他原因需考虑间质性膀胱炎。pSS 相关的间质性膀胱炎好发于中年女性,女:男 ≈9:1,晚期可出现膀胱挛缩,但较少出现严重的尿路梗阻,据笔者所知,目前仅有 2 例尿路梗阻的报道[64,65]。

2. 发病机制 间质性膀胱炎发病机制不清,已提出的可能机制包括尿路上皮糖胺聚糖缺陷导致上皮屏障功能不全,微生物感染,神经内分泌因素,肥大细胞、淋巴细胞和抗体介导的免疫机制等[70]。研究发现部分患者尿道上皮存在 HLA-DR 的异常表达[71],CD4+ T 辅助细胞在尿道上皮和黏膜聚集[72],并且常可见到肥大细胞增多及其介导的炎症[64,66],提示这些机制可能参与了间质性膀胱炎的病理过程。pSS 患者可有较高的 M3 毒蕈碱受体(M3R)抗体的检出率,毒蕈碱受体可结合乙酰胆碱介导神经节前后副交感神经纤维功能,参与调节唾液流率。M3R 还是逼尿肌表达的主要毒蕈碱受体,介导膀胱胆碱能收缩效应,抗 M3R 抗体在体外抑制膀胱收缩,而体内则可诱导逼尿肌对胆碱能刺激发生反常性地强收缩反应,可能与神经节后 M3R 表达增加有关。M3R 抗体可能在间质性膀胱炎的早期症状和炎症反应中发挥重要作用。动物实验中,将含有抑制性 M3R 抗体的 IgG 被动转移至小鼠可复制出膀胱激惹症状,免疫荧光染色发现小鼠膀胱 M3R 表达增高,提示 M3R 抗体可能参与间质性膀胱炎和膀胱激惹的发生[73]。此外在自身免疫应答中产生的促炎性因子如肿瘤坏死因子 TNF 和 IL-1β 能诱导逼尿肌细胞产生 IL-8、IL-6 和 RANTES[74],进而趋化肥大细胞迁移至下尿路,在膀胱上皮活检标本中除显示炎症浸润、肉芽组织形成和纤维化外,逼尿肌周围肥大细胞浸润也是间质性膀胱炎的特征之一,肥大细胞活化脱颗粒可能参与了间质性膀胱炎的发病过程和病理生理机制[75]。目前我们对于间质性膀胱炎的发病机制尚知之甚少,M3R 抗体、肥大细胞在发病机制中的作用以及间质性膀胱炎与 pSS 的内在联系还有待进一步的深入研究阐明。

表 6-5-3　pSS 合并间质性膀胱炎的病例报道

序号	作者	例数	性别/年龄	泌尿系表现	膀胱镜	膀胱黏膜病理	治疗	预后	参考文献
1	Emmungil	1	F/42	尿频/尿急/排尿困难/耻骨会阴疼痛	—	弥漫上皮和上皮下水肿伴淋巴细胞、肥大细胞浸润	甲泼尼龙 24mg/d 硫唑嘌呤 2mg/(kg·d)	好转	[67]
2	Fukaya	1	F/51	尿频	充血,肿胀,广泛出血点	淋巴细胞、浆细胞、肥大细胞浸润伴黏膜下水肿	泼尼松 30mg/d	好转	[64]
3	Shibata	1	F/53	尿频,尿急,夜尿增多,排尿困难,耻骨上疼痛,少尿/水肿	水肿,出血点	上皮和上皮下水肿,淋巴细胞和浆细胞浸润	甲强龙 500mg×3 天→泼尼松 40mg/d 环孢素 100mg/d	好转	[65]
4	管学军	1	F/41	尿频,尿急,尿痛	容量小,片状充血	慢性活动性炎症,糜烂,被覆上皮增生	泼尼松 40mg/d	2 周后好转	[62]
5	鄂洪佩	1	F/56	尿频,尿急,尿痛	点状出血,颗粒样增生	以淋巴细胞为主的慢性炎症细胞浸润	泼尼松 30mg/d	2 周后好转	[63]
6	Liang D	1	F/64	尿频/尿急,尿痛,会阴部疼痛,小便次数 30～60 次/天	充血,水肿,毛细血管扩张,广泛出血点	尿道上皮缺失,固有层和黏膜下层弥漫和多灶性淋巴细胞和浆细胞浸润	泼尼松 20mg/d	好转	[61]
7	Yo Ueda	1	F/69	尿频/夜尿/膀胱区疼痛,单次尿量减少	Hunner 溃疡	上皮下水肿,淋巴细胞,肥大细胞和嗜酸细胞浸润	泼尼松 30～40mg/d+他克莫司 3mg/d+IVIG（治疗合并的感觉神经病变）	好转	[66]

3. 临床表现 间质性膀胱炎也被称作间质性膀胱炎/膀胱疼痛综合征（bladder pain syndrome）（IC/BPS）。1915 年 Hunner 最先报道一组伴有膀胱黏膜破坏的膀胱炎患者，此后间质性膀胱炎膀胱镜下黏膜损伤也被称作 Hunner 溃疡，后人们发现间质性膀胱炎最常见的镜下表现并非黏膜溃疡，而是黏膜下点球状出血，1978 年 Walsh 用"glomerulations"描述聚集成小群的点状出血表现。至今 Hunner 溃疡和"glomerulations"仍被多数学者认为是膀胱镜下间质性膀胱炎的经典表现。间质性膀胱炎临床表现包括尿频、尿急、尿痛、夜尿增多、排尿困难、耻骨上疼痛和压迫感、会阴部疼痛和性交困难、肉眼血尿等。由于膀胱充盈时不适感或疼痛加重，患者常常伴有显著尿频以尽可能维持膀胱排空，生活质量多受到不同程度影响。研究显示 50% 的患者无法参加全日制工作，75% 的患者性交困难，70% 睡眠障碍，90% 患者报告了 IC/BPS 对他们日常生活造成了影响[76]。

4. 辅助检查手段 尿常规、尿培养、尿脱落细胞检查以排除感染、肿瘤。血 M3 毒蕈碱受体抗体可呈阳性，但实验室多未常规开展。影像学检查可发现部分患者出现输尿管扩张和肾盂积水，并辅助排除盆腔疾患及肿瘤性疾病。尿动力学检查可提示膀胱容量缩小，尿流速降低，膀胱顺应性减低。

麻醉水压扩张：麻醉下 80～120cmH₂O 压力膀胱注水 1～2 分钟，出现黏膜弥漫分布出血点，至少发生在膀胱 3/4 象限，每个象限不少于 10 个出血点。

膀胱镜检经典表现为 Hunner 溃疡和点状出血，此外常伴有膀胱黏膜的充血水肿、毛细血管扩张等，严重者可见血块（图 6-5-4）[61]。

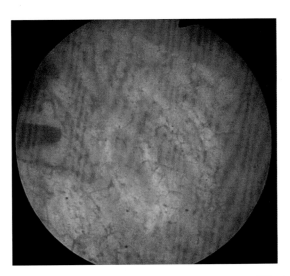

图 6-5-4 干燥综合征患者的间质性膀胱镜表现[61]
（引自 Clin Rheumatol，2014，33（8）：1189-1193）

组织活检可见尿道上皮缺失，黏膜和黏膜下层水肿，弥漫、灶性淋巴细胞、浆细胞浸[65]，肥大细胞浸润为其特征表现之一，晚期出现纤维化。

5. 诊断 间质性膀胱炎的诊断很大程度上依赖于对尿路症状的识别和评估，目前缺乏统一的诊断标准和特异性指标。1997 年，O'Leary-Sant 等提出 IC/BPS 症状指数（interstitial cystitis symptoms index，ICSI）和问题指数（interstitial cystitis problematic index，ICPI）（表 6-5-

4)[77],成为以问卷形式有效评估患者下尿路症状的工具。IC/BPS 症状指数包括尿急、尿频、夜尿增多和尿路疼痛四个项目,每项评分 0~5 分,总分 0~20 分。其中 0 分表示无,5 分表示几乎总是,对于夜尿增多一项,则 5 分表示≥5 次;问题指数每项评估在 0~4 分,0 分表示不是困扰,4 分表示很大困扰。症状指数和问题指数均≥7 时诊断 IC/BPS 的敏感性可达 90%,特异性可达 97%,如以 12 为界值,则敏感性 50%,特异性可达 100%。目前间质性膀胱炎的诊断主要依赖于临床病史并除外其他病因如感染、肿瘤、放射性膀胱炎、药物性膀胱炎(如环磷酰胺)等,需要进行尿检、尿培养、残余尿测定,必要时膀胱镜和组织活检以协助除外其他病因。

表 6-5-4 间质性膀胱炎的症状指数和问题指数

	间质性膀胱炎症状指数 ICSI		间质性膀胱炎的问题指数 ICPI	
在过去的一个月中,以下症状成为多大程度的问题:				
1. 尿急的频繁程度	0 ____无		0 ____不是困扰	
	1 ____1/5		1 ____很小的困扰	
	2 ____少于半数时间		2 ____小困扰	
	3 ____接近半数时间		3 ____中度困扰	
	4 ____多于半数时间		4 ____很大困扰	
	5 ____几乎总是			
2. 尿频	0 ____无		0 ____不是困扰	
	1 ____少于1/5		1 ____很小的困扰	
	2 ____少于半数时间		2 ____小困扰	
	3 ____接近半数时间		3 ____中度困扰	
	4 ____多于半数时间		4 ____很大困扰	
	5 ____几乎总是			
3. 夜尿	0 ____无		0 ____不是困扰	
	1 ____一次		1 ____很小的困扰	
	2 ____两次		2 ____小困扰	
	3 ____三次		3 ____中度困扰	
	4 ____四次		4 ____很大困扰	
	5 ____五次及以上			
4. 膀胱区疼痛不适	0 ____无		0 ____不是困扰	
	2 ____有几次		1 ____很小的困扰	
	3 ____经常性的		2 ____小困扰	
	4 ____常常如此		3 ____中度困扰	
	5 ____几乎总是		4 ____很大困扰	
	总分_____		总分_____	

(四) 肾功能损害

pSS 导致肾功能损害者并非罕见,北京协和医院报告的发生率为 7.2%[1]。pSS 患者发生肾功能不全的危险因素有:年龄大,男性患者,大量蛋白尿,血浆球蛋白升高,未及时使用肾上腺皮质激素或免疫抑制剂治疗。肾功能损害早期给予激素和免疫抑制剂治疗,多数可有血肌酐明显下降。肾功能损害明显者,治疗后血肌酐短期内可有一定程度下降,随后又逐渐恢复至治疗前水平或进一步增高。

（五）溶血尿毒综合征和血栓性血小板减少性紫癜

pSS 合并溶血尿毒综合征(hemolytic uremic syndrome,HUS)、血栓性血小板减少性紫癜(thrombotic thrombocytopenic purpura,TTP)尽管较为罕见,但往往病情较重,临床过程凶险,需要及时识别尽早治疗。HUS 是以微血管病性溶血性贫血、血小板减少和急性肾衰竭为表现的三联症。目前 pSS 合并 HUS 共有 3 例报道[78-80],其中 2 例病情进展迅速短期内死亡。Agapitos 等[78]报道一例 pSS 合并 HUS 的死亡病例,尸检发现心包积液、肺出血和肾小血管透明血栓形成。Cheng HA 等[80]2009 年报道一例 pSS 合并 HUS,出现快速进展的肾功能不全和无尿伴有血小板减少,外周血破碎红细胞,肾穿示血栓性微血管病和急性肾小管坏死,虽经过大剂量激素冲击、血浆置换和环磷酰胺联合治疗,患者仍因肺出血、呼吸衰竭死亡。Settefrati 等[79]在 1996 年报道一例以 HUS 为首发表现的干燥综合征,因少尿浮肿发现急性肾功能不全、外周血破碎红细胞,肾穿提示血栓性微血管病,虽经积极治疗但肾功能未能恢复。推测免疫复合物沉积引起的内皮损伤可能是导致 HUS 发生的机制之一。

pSS 合并 TTP 至今约有 10 例报道[81],部分经肾活检证实肾小球和微动脉内透明血栓形成。TTP 发生机制认为与 ADAMTS13 缺陷,von-Willebrand 因子剪切酶活性减低,导致微血管血栓形成有关。引起微血管病性溶血性贫血、血小板减少、发热、急性肾功能不全和神经系统症状五联征。在 pSS 中,可能由于 ADAMTS13 抑制性抗体导致 TTP 发生,尽早开始血浆置换可显著降低死亡率,免疫抑制药物或可有效,抗 CD20 单抗对于血浆置换无效的难治性TTP 是具有前景的新型治疗手段。

对于 pSS 患者出现快速进展的肾功能不全,应警惕 HUS/TTP,积极完善外周血涂片查找破碎红细胞,必要时尽早肾穿,以协助明确诊断。

（六）无菌性前列腺炎

Yasuda[82]曾于 2004 年报道 1 例 pSS 合并原发性胆汁性肝硬化的患者出现无菌性前列腺炎(nonbacterial prostatitis),活检提示前列腺有大量淋巴细胞浸润,予激素治疗反应良好,提示前列腺可能也是 pSS 的靶器官之一（图 6-5-5）[82]。国内尚无类似病例报道。

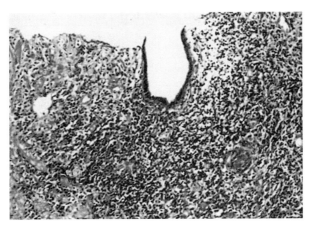

图 6-5-5　干燥综合征患者的无菌性前列腺炎[82]
［引自 Mod Rheumatol,2014,14（1）:70-72］

二、诊断与鉴别诊断

pSS 患者出现间质小管功能损害的临床症状,肾活检发现肾间质淋巴细胞浸润、肾小管萎缩及纤维化则支持干燥综合征肾间质损害的诊断。可通过碳酸氢盐重吸收试验、氯化铵负荷试验、禁水加压试验(参见"附")鉴别肾小管损伤部位。

pSS 肾小球病变较少见,如临床表现为大量蛋白尿、异常形态的镜下血尿等肾小球损害,需注意与其他原因造成的肾脏损害相鉴别,如隐匿性狼疮、结节病、IgG4 相关疾病、药物性肾损害、淀粉样变,必要时应行肾活检以甄别。

临床上有 1/3 的 pSS 患者口眼干燥症状不突出,但如有不明原因的肾小管酸中毒、低血钾性软瘫、肾性尿崩症、高球蛋白血症,应考虑到 pSS 可能。

肾脏病理学检查的意义还在于能够对肾脏病变的活动性、是否合并 TTP 等作出判断以指导治疗。

三、预后

累及肾脏的 pSS 患者死亡率显著高于无肾脏受累者,特别是合并肾小球肾炎的 pSS 患者预后较差,淋巴瘤是主要死因。间质性肾炎作为 pSS 腺体外表现通常症状较轻且进展缓慢,随时间进展肾功能损害并不明显。而肾小球肾炎和周围神经病变被认为是上皮细胞炎症外表现,可能是由于免疫复合物形成冷球蛋白沉积介导的病理过程,多出现在病程晚期,这组患者全身系统受累表现突出,死亡率和致残率及发展为淋巴瘤的概率均较高,预后相对较差。

附:

1. 碳酸氢盐重吸收试验　通过测定血尿 HCO_3^- 和 GFR 计算肾小管对 HCO_3^- 的排泄量和重吸收率,以协助判断是否存在近端肾小管酸中毒。

口服碳酸氢钠 2 ~ 10mmol/(kg·d),逐日加量至酸中毒纠正,测定血尿 HCO_3^- 和肌酐,计算 HCO_3^- 排出率。

$$HCO_3^- \text{排出分数} = \text{尿每分钟排出的} HCO_3^- / (\text{血} HCO_3^- \times GFR)$$

正常人应为 0,>15% 支持近端肾小管酸中毒,<5% 支持远端肾小管酸中毒。

2. 氯化铵负荷试验　通过酸性药物氯化铵(NH_4Cl)使机体产生急性代谢性酸中毒,测定肾小管排氢能力与 HCO_3^- 重吸收能力。不宜用于临床有代谢性酸中毒表现者,也不宜用于肝硬化患者因它有诱发肝性昏迷的风险(必要时可改用氯化钙)。本试验服法有一次法和三日法:

一次法:服用 NH_4Cl 0.1g/kg 一次,服药后 6 小时内,每小时收集尿液测定尿 pH,若 pH 持续>5.5 为阳性。

三日法:日服 NH_4Cl 0.1g/kg,第三天查血 pH 和 HCO_3^-,留尿测定尿 pH,如血液酸化,pH<7.35,HCO_3^- 下降而尿 pH 仍>5.5 为阳性,支持 dRTA 的诊断。

3. 禁水加压试验　试验前 24 小时停用抗利尿药物,前 3 天停用氯磺丙脲。试验前 1 ~ 2 周主动限水,试验前夜完全禁水,试验当天 8 点开始进行临床观察,每小时测定体重、心率、血压、尿量、尿比重、尿渗透压、血渗透压。尿渗透压达稳态即连续三次测定差值小于 30mOsm/L,或体重下降 3% ~ 4% 同时血渗透压>300mOsm/L,给予垂体后叶素 5U 皮下注射,此后再测定血尿渗透压 1~2 次,若体重下降>5% 终止试验。正常人及精神性多饮者禁水后尿比重可增加至 1.016 以上,尿渗透压可增加至 450~900mOSm/L;肾性尿崩症患者禁水后尿比重不超过 1.005,尿渗透压小于血渗透压,给予加压素后尿渗透压变化不明显;垂体性尿崩症患者给予加压素后尿渗透压上升>10%。

(赵丽丹)

参 考 文 献

1. 颜淑敏,张文,李梦涛,等.原发性干燥综合征 573 例临床分析.中华风湿病学杂志,2010,14(4):223-227

2. 李敬扬,周炜,张卓莉,等.101 例原发性干燥综合征临床首发症状及误诊分析.中国医刊,2004,39(11):19-21

3. Kaufman I,Schwartz D,Caspi D,et al. Sjögren's syndrome-not just Sicca:renal involvement in Sjögren's syndrome. Scand J Rheumatol,2008,37(3):213-218

4. Shiboski SC,Shiboski CH,Criswell L,et al. American College of Rheumatology classification criteria for Sjögren's syndrome:a data-driven,expert consensus approach in the Sjögren's International Collaborative Clinical Alliance cohort. Arthritis Care Res(Hoboken),2012,64(4):475-487

5. Goules A,Masouridi S,Tzioufas AG,et al. Clinically significant and biopsy-documented renal involvement in primary Sjögren syndrome. Medicine(Baltimore),2000,79(4):241-249

6. 任红,陈楠,陈晓农,等.干燥综合征合并肾脏损害 147 例临床病理及随访情况.中华风湿病学杂志,2005,9(6):351-353

7. Saito I,Servenius B,Compton T,et al. Detection of Epstein-Barr virus DNA by polymerase chain reaction in blood and tissue biopsies from patients with Sjögren's syndrome. J Exp Med,1989,169(6):2191-2198

8. 杨嘉林,何祖根,李洪波,等.原发性干燥综合征肾小管酸中毒与 EB 病毒感染的相关性.中华内科杂志,1991,30(3):151-153

9. Bossini N,Savoldi S,Franceschini F,et al. Clinical and morphological features of kidney involvement in primary Sjögren's syndrome. Nephrol Dial Transplant,2001,16(12):2328-2336

10. Maripuri S,Grande JP,Osborn TG,et al. Renal involvement in primary Sjögren's syndrome:a clinicopathologic study. Clin J Am Soc Nephrol,2009,4(9):1423-1431

11. 刘正钊,胡伟新,章海涛,等.原发性干燥综合征肾损害的临床病理特征及预后.肾脏病与透析肾移植杂志,2010,19(3):225-229

12. Goules AV,Tatouli IP,Moutsopoulos HM,et al. Clinically significant renal involvement in primary Sjögren's syndrome:clinical presentation and outcome. Arthritis Rheum,2013,65(11):2945-2953

13. 任红,王伟铭,陈晓农,等.原发性干燥综合征肾脏损害与高丙种球蛋白血症的相关性分析.中华风湿病学杂志,2008,12(11):735-738

14. Bae EH,Han CW,Lee JH,et al. The case. Hypokalemia associated with nephrocalcinosis. Distal renal tubular acidosis associated with Sjögren's syndrome. Kidney Int,2009,75(4):443-444

15. Cohen EP,Bastani B,Cohen MR,et al. Absence of H(+)-ATPase in cortical collecting tubules of a patient with Sjögren's syndrome and distal renal tubular acidosis. J Am Soc Nephrol,1992,3(2):264-271

16. 任红,王伟铭,陈晓农,等.干燥综合征患者肾组织中人 B 细胞激活因子的表达.肾脏病与透析肾移植杂志,2010,19(5):421-423

17. Takemoto F,Hoshino J,Sawa N,et al. Autoantibodies against carbonic anhydrase Ⅱ are increased in renal tubular acidosis associated with Sjögren syndrome. Am J Med,2005,118(2):181-184

18. Julian M,Chakravorty T,Dyer P. Primary Sjögren's disease and its complications presenting with progressive

paralysis. BMJ Case Rep,2011,2011:3347

19. Ren H,Wang WM,Chen XN,et al. Renal involvement and followup of 130 patients with primary Sjögren's syndrome. J Rheumatol,2008,35(2):278-284

20. 郑法雷,赵素梅,李雪梅,等. 范可尼综合征的临床特点与生化异常. 中华内科杂志,2000,39(11):735-738

21. Yang YS,Peng CH,Sia SK,et al. Acquired hypophosphatemia osteomalacia associated with Fanconi's syndrome in Sjögren's syndrome. Rheumatol Int,2007,27(6):593-597

22. Nakamura H,Kita J,Kawakami A,et al. Multiple bone fracture due to Fanconi's syndrome in primary Sjögren's syndrome complicated with organizing pneumonia. Rheumatol Int,2009,30(2):265-267

23. Lazaro E,Etienne G,Mercie P,et al.〔Nephrocalcinosis:initial manifestation of primary Sjögren's syndrome〕. Rev Med Interne,2003,24(11):745-747

24. Rajput R,Sehgal A,Jain D,et al. Nephrocalcinosis:a rare presenting manifestation of primary Sjögren's syndrome. Mod Rheumatol,2012,22(3):479-482

25. Ramos-Casals M,Tzioufas AG,Font J. Primary Sjögren's syndrome:new clinical and therapeutic concepts. Ann Rheum Dis,2005,64(3):347-354

26. Guillot X,Solau-Gervais E,Coulon A,et al. Sjögren's syndrome with ANCA-associated crescentic extramembranous glomerulonephritis. Joint Bone Spine,2009,76(2):188-189

27. Font J,Ramos-Casals M,Cervera R,et al. Antineutrophil cytoplasmic antibodies in primary Sjögren's syndrome:prevalence and clinical significance. Br J Rheumatol,1998,37(12):1287-1291

28. Kamachi M,Migita K,Tominaga M,et al. Sjögren's syndrome complicated by MPO-ANCA positive crescentic glomerulonephritis. Nephrol Dial Transplant,1999,14(4):1033-1034

29. Wang WJ,Wu HS,Chu TS. Anti-neutrophil cytoplasmic antibody-associated Pauci-immune crescentic glomerulonephritis complicating Sjögren's syndrome. J Formos Med Assoc,2011,110(7):473-477

30. 江静,余晨,刘学光,等. 原发性干燥综合征合并抗肾小球基底膜新月体肾炎一例. 中华肾脏病杂志,2006,22(5):315

31. van Eer MY,Netten PM,Schrijver G,et al. Sjögren's syndrome complicated by cryoglobulinaemia and acute renal failure. Neth J Med,1991,39(1-2):23-27

32. Suzuki H,Hickling P,Lyons CB. A case of primary Sjögren's syndrome,complicated by cryoglobulinaemic glomerulonephritis,pericardial and pleural effusions. Br J Rheumatol,1996,35(1):72-75

33. 李航,文煜冰,李学旺. 原发性干燥综合征合并膜性肾病. 中华肾脏病学杂志,2007.23(7):426-428

34. Moutsopoulos HM,Balow JE,Lawley TJ,et al. Immune complex glomerulonephritis in sicca syndrome. Am J Med,1978,64(6):955-960

35. Khan MA,Akhtar M,Taher SM. Membranoproliferative glomerulonephritis in a patient with primary Sjögren's syndrome. Report of a case with review of the literature. Am J Nephrol,1988,8(3):235-239

36. Cortez MS,Sturgill BC,Bolton WK. Membranoproliferative glomerulonephritis with primary Sjögren's syndrome. Am J Kidney Dis,1995,25(4):632-636

37. 陈静,陈意志,赵学智,等. 继发于原发性干燥综合征的 IgA 肾病临床病理分析. 中华风湿病学杂志,2010,14(5):329-331

38. Tsai TC,Chen CY,Lin WT,et al. Sjögren's syndrome complicated with IgA nephropathy and leukocytoclastic vasculitis. Ren Fail,2008,30(7):755-758

39. Ramos-Casals M,Nardi N,Brito-Zeron P,et al. Atypical autoantibodies in patients with primary Sjögren syndrome:clinical characteristics and follow-up of 82 cases. Semin Arthritis Rheum,2006,35(5):312-321

40. Nishiya K,Chikazawa H,Hashimoto K,et al. Antineutrophil cytoplasmic antibody in patients with primary

Sjögren's syndrome. Clin Rheumatol,1999,18(3):268-271

41. Hernandez JL,Rodrigo E,De Francisco AL,et al. ANCA-associated pauci-immune crescentic glomerulonephritis complicating Sjögren's syndrome. Nephrol Dial Transplant,1996,11(11):2313-2315

42. Tatsumi H,Tateno S,Hiki Y,et al. Crescentic glomerulonephritis and primary Sjögren's syndrome. Nephron, 2000,86(4):505-506

43. Risselada AP,Kruize AA,Bijlsma JW. Clinical features distinguishing lymphoma development in primary Sjögren's syndrome-a retrospective cohort study. Semin Arthritis Rheum,2013,43(2):171-177

44. Skopouli FN,Dafni U,Ioannidis JP,et al. Clinical evolution,and morbidity and mortality of primary Sjögren's syndrome. Semin Arthritis Rheum,2000,29(5):296-304

45. Font J,Cervera R,Lopez-Soto A,et al. Mixed membranous and proliferative glomerulonephritis in primary Sjögren's syndrome. Br J Rheumatol,1989,28(6):548-550

46. Rodriguez MA,Tapanes FJ,Stekman IL,et al. Auricular chondritis and diffuse proliferative glomerulonephritis in primary Sjögren's syndrome. Ann Rheum Dis,1989,48(8):683-685

47. Yoshida K,Suzuki J,Kume K,et al. Sjögren's syndrome with membranous glomerulonephritis detected by urine screening of schoolchildren. Acta Paediatr Jpn,1996,38(5):533-536

48. Tatsumi H,Tateno S,Hiki Y,et al. Crescentic glomerulonephritis associated with membranous nephropathy in a case with primary Sjögren's syndrome. Nephrol Dial Transplant,1998,13(10):2624-2627

49. Gamron S,Barberis G,Onetti CM,et al. Mesangial nephropathy in Sjögren's syndrome. Scand J Rheumatol, 2000,29(1):65-67

50. Kau CK,Hu JC,Lu LY,et al. Primary Sjögren's syndrome complicated with cryoglobulinemic glomerulonephritis,myocarditis,and multi-organ involvement. J Formos Med Assoc,2004,103(9):707-710

51. Adam FU,Torun D,Bolat F,et al. Acute renal failure due to mesangial proliferative glomerulonephritis in a pregnant woman with primary Sjögren's syndrome. Clin Rheumatol,2006,25(1):75-79

52. Iwanaga N,Kamachi M,Fujikawa K,et al. Membraneous glomerulonephritis and non-Hodgkin's lymphoma in a patient with primary Sjögren's syndrome. Intern Med,2007,46(4):191-194

53. Jung SK,Park KH,Yim HE,et al. Primary Sjögren's syndrome with mesangial proliferative glomerulonephritis and IgA deposits in a child. Pediatr Nephrol,2010,25(3):567-568

54. Sun IO,Hong YA,Park HS,et al. Type Ⅲ membranoproliferative glomerulonephritis in a patient with primary Sjögren's syndrome. Clin Nephrol,2013,79(2):171-174

55. van de Merwe JP. Interstitial cystitis and systemic autoimmune diseases. Nat Clin Pract Urol,2007,4(9): 484-491

56. Leppilahti M,Tammela TL,Huhtala H,et al. Prevalence of symptoms related to interstitial cystitis in women:a population based study in Finland. J Urol,2002,168(1):139-143

57. Ochs RL,Stein TW Jr,Peebles CL,et al. Autoantibodies in interstitial cystitis. J Urol,1994,151(3):587-592

58. Lee KL,Dong CS,Chen MY,et al. Multifactorial causes of irritating bladder symptoms in patients with Sjögren's syndrome. Neurourol Urodyn,2011,30(1):97-101

59. Leppilahti M,Tammela TL,Huhtala H,et al. Interstitial cystitis-like urinary symptoms among patients with Sjögren's syndrome:a population-based study in Finland. Am J Med,2003,115(1):62-65

60. Van de Merwe J,Kamerling R,Arendsen E,et al. Sjögren's syndrome in patients with interstitial cystitis. J Rheumatol,1993,20(6):962-966

61. Liang D,Lu J,Guo A. Sjögren's syndrome accompanied with interstitial cystitis:a case report and review of the literature. Clin Rheumatol,2014,33(8):1189-1193

62. 张宝红,曾学军.以间质性膀胱炎为首发表现的干燥综合征一例.中华风湿病学杂志,2006,10(3):

189-190

63. 郭洪佩,范俊,徐瑛.以间质性膀胱炎为首发表现的原发性干燥综合征一例.临床内科杂志,2012,29（11）:784

64. Fukaya E,Watanabe H,Kobayashi H,et al. A case of interstitial cystitis accompanying Sjögren's syndrome. Mod Rheumatol,2005,15(1):73-76

65. Shibata S,Ubara Y,Sawa N,et al. Severe interstitial cystitis associated with Sjögren's syndrome. Intern Med,2004,43(3):248-252

66. Ueda Y,Tomoe H,Takahashi H,et al. Interstitial cystitis associated with primary Sjögren's syndrome successfully treated with a combination of tacrolimus and corticosteroid:A case report and literature review. Mod Rheumatol,2014

67. Emmungil H,Kalfa M,Zihni FY,et al. Interstitial cystitis:a rare manifestation of primary Sjögren's syndrome,successfully treated with low dose cyclosporine. Rheumatol Int,2012,32(5):1215-1218

68. Haarala M,Alanen A,Hietarinta M,et al. Lower urinary tract symptoms in patients with Sjögren's syndrome and systemic lupus erythematosus. Int Urogynecol J Pelvic Floor Dysfunct,2000,11(2):84-86

69. Walker J,Gordon T,Lester S,et al. Increased severity of lower urinary tract symptoms and daytime somnolence in primary Sjögren's syndrome. J Rheumatol,2003,30(11):2406-2412

70. Oberpenning F,van Ophoven A,Hertle L. Interstitial cystitis:an update. Curr Opin Urol,2002,12(4):321-332

71. Liebert M,Wedemeyer G,Stein JA,et al. Evidence for urothelial cell activation in interstitial cystitis. J Urol,1993,149(3):470-475

72. Christmas TJ. Lymphocyte sub-populations in the bladder wall in normal bladder,bacterial cystitis and interstitial cystitis. Br J Urol,1994,73(5):508-515

73. Wang F,Jackson MW,Maughan V,et al. Passive transfer of Sjögren's syndrome IgG produces the pathophysiology of overactive bladder. Arthritis Rheum,2004,50(11):3637-3645

74. Bouchelouche K,Alvarez S,Horn T,et al. Human detrusor smooth muscle cells release interleukin-6,interleukin-8,and RANTES in response to proinflammatory cytokines interleukin-1beta and tumor necrosis factor-alpha. Urology,2006,67(1):214-219

75. Sant GR,Kempuraj D,Marchand JE,et al. The mast cell in interstitial cystitis:role in pathophysiology and pathogenesis. Urology,2007,69(4 Suppl):34-40

76. Koziol JA. Epidemiology of interstitial cystitis. Urol Clin North Am,1994,21(1):7-20

77. O'Leary MP,Sant GR,Fowler FJ Jr,et al. The interstitial cystitis symptom index and problem index. Urology,1997,49(5A Suppl):58-63

78. Agapitos E,Pavlopoulos PM,Vaiopoulos G,et al. Primary Sjögren's syndrome complicated by hemolytic uremic syndrome. Scand J Rheumatol,1996,25(4):263-265

79. Settefrati N,Bonomini M,Lodi M,et al. Sjögren's syndrome associated with haemolytic-uraemic syndrome as the presenting clinical manifestation. Nephrol Dial Transplant,1996,11(11):2316-2319

80. Chen HA,Chen CH,Cheng HH. Hemolytic uremic syndrome and pericarditis as early manifestations of primary Sjögren's syndrome. Clin Rheumatol,2009,28 Suppl 1:S43-S46

81. Yamashita H,Takahashi Y,Kaneko H,et al. Thrombotic thrombocytopenic purpura with an autoantibody to ADAMTS13 complicating Sjögren's syndrome:two cases and a literature review. Mod Rheumatol,2013,23(2):365-373

82. Yasuda S,Ogura N,Horita T,et al. Abacterial prostatitis and primary biliary cirrhosis with Sjögren's syndrome. Mod Rheumatol,2004,14(1):70-72

第六节 肝 脏

原发性干燥综合征(primary Sjögren's syndrome,pSS)是慢性系统性自身免疫性疾病,除了累及唾液腺和泪腺,随着对疾病认识的加深,其腺体外器官如消化系统的受累也逐渐受到重视,pSS 的肝脏受累并不少见,但由于常表现多样,初期症状隐匿,发展缓慢,临床对其认识和重视程度往往不够,许多患者因此而延误诊断未能及时治疗,而一旦进入肝纤维化、肝硬化阶段则往往严重影响患者生活质量及生存期,因而提高对 pSS 引起肝损伤的认识,早期发现、及时治疗对阻止肝损害的进一步发展及改善预后有重要意义。

一、发病率

1954 年国外即有学者首先提出干燥综合征与一些肝病之间的关联性,1970 年报道 pSS 中肝损害的发生率为 6.0%。国内报道比例普遍高于国外,我国董怡首先于 1984 年报道 pSS 肝损害的发生率为 19.4%。国内文献报道该病所致肝脏损伤发生率也各不相同,可高达 23.2% ~ 32.8%[1-4],这可能与随着对疾病认识度和关注度提高,检测灵敏度增高,隐匿起病的患者也能被发现相关。且近期相关研究表明随着年龄增长,腺体外受累包括肝脏受累的比例也随之增高[1],这可能与老年人基础疾病较多、pSS 病程延长导致的肝脏免疫损伤概率增大等相关。

二、病因及发病机制

多种原因可以导致 pSS 患者出现肝损害,如合并肝炎病毒感染、长期饮酒、服用药物等。pSS 患者长期服用非甾体抗炎药和慢作用抗风湿药,这些药物有一定的肝毒性,部分患者可因此出现肝损害,所以药物被认为是 pSS 肝损害的原因之一。但随着研究的深入,人们发现很多肝损害的 pSS 患者并无上述影响因素,而 pSS 本身也可引起肝受累。

pSS 患者肝脏受累的发病机制目前尚不完全清楚,可能与遗传、性别、环境因素、感染、自身抗体、T 细胞功能和调节异常等相关,导致机体免疫系统攻击肝组织造成肝脏病理和肝功能异常为主要表现。pSS 常合并其他结缔组织病如自身免疫性肝病(autoimmune liver disease,ALD),其最常与 ALD 中的原发性胆汁性肝硬化(primary biliary cirrhosis,PBC)合并存在,北京协和医院 2009 年的资料统计 322 例诊断 PBC 患者有 37.6% 合并 pSS[5]。pSS 肝损伤病理表现有多样性,既有类似 pSS 在唾液腺等外分泌腺体上的淋巴细胞浸润,也有淋巴细胞和浆细胞在汇管区的浸润等类似于 PBC 的胆管炎表现。pSS 与 PBC 有千丝万缕的联系,这两种免疫性疾病都具备免疫介导的"免疫性上皮细胞炎"的特征,浸润肝脏与导管上皮的淋巴均为 CD4$^+$T 细胞,对于两者的关系也存在诸多争议。曾有学者认为 PBC 是 pSS 等结缔组织病的肝损伤表现,但随着研究深入,越来越多的证据表明,PBC 是不同于 pSS 的一类独立疾病,因而 pSS 的免疫性肝损伤可分为 2 种情况:pSS 本身引起的肝损伤和 pSS 合并 PBC。

三、临床表现和诊断

除了常见的口干、眼干等腺体受累表现,pSS 合并肝受累的早期多数患者缺乏相关症状及体征或表现不特异,北京协和医院 1998 年回顾性统计 135 例患者中干燥综合征本身所致肝脏损害有 30 例[3]，其中 36.6% 患者无肝损害的临床症状。部分患者在诊断 pSS 前后可出现肝酶学异常，也可有乏力、恶心、食欲缺乏、肝区不适、瘙痒等非特异表现。肝损伤的诊断标准：①丙氨酸转氨酶（ALT）>40U/L；②天冬氨酸转氨酶（AST）>40U/L；③总胆红素（TBIL）>18.8mol/L，结合胆红素（DBIL）>5.9mol/L；④碱性磷酸酶（ALP）>90U/L；⑤转肽酶（γ-GT）>40U/L。以上五项中至少两项异常，并除外药物、感染、溶血、肌炎或肝胆肿瘤等因素。以肝功能异常起病的患者早期还容易被误诊为病毒性肝炎，但与病毒性肝炎不同的是，患者合并其他脏器受累并有 pSS 相关的其他表现，也存在多种自身抗体，多数以胆管酶增高为主[6]。肝损伤最终可发展为肝纤维化、肝硬化。肝硬化失代偿期的症状与其他疾病引起的肝硬化相同，可有门脉高压、脾大、腹水、肝性脑病或上消化道出血等。国内多数研究中 pSS 肝损程度相差甚大，部分患者仅表现为轻度转氨酶升高或肝脾大的亚临床型，也有患者有明显临床症状，发展为肝硬化。

四、原发性干燥综合征肝损伤与原发性胆汁性肝硬化

1. 原发性胆汁性肝硬化　PBC 是一种以肝脏为首要靶器官的自身免疫性疾病，主要病理特征为肝内小胆管上皮非化脓性破坏伴炎症细胞浸润，最终导致肝纤维化、肝硬化。以下 3 条中符合 2 条或以上者即可诊断为 PBC：ALP 等反映胆汁淤积的生化指标升高；抗线粒体抗体（AMA）阳性；病理上出现非化脓性破坏性胆管炎及小叶间胆管的损害。排除标准：肝内局部胆管梗阻或肝外胆管梗阻；病毒性肝炎、酒精性肝病、药物性肝损伤、妊娠期肝内胆汁淤积症；自身免疫性肝炎、原发性硬化性胆管炎、其他自身免疫性疾病肝损伤[7]。最初认为该疾病是器官特异性疾病，但随着对 PBC 研究的不断深入，目前越来越多的证据表明，PBC 是以肝脏受累为主的系统性自身免疫性疾病，可合并关节炎、口干、眼干、肺动脉高压等肝脏以外的脏器受累，和 pSS 类似，PBC 被认为是一种自身免疫性"上皮细胞炎"，同时也常常与其他自身免疫性疾病共存，北京协和医院研究资料表明[5]，单纯 PBC 患者仅 53.4%，有 46.6% 的 PBC 患者可合并一种甚至更多地结缔组织病，PBC 最常与 pSS 合并存在（37.6%）。

2. 原发性胆汁性肝硬化与原发性干燥综合征的抗体谱及临床表现差异　PBC 与 pSS 患者均有高比例抗核抗体（antinuclear antibodies，ANA）阳性，PBC 以抗线粒体抗体（anti-mitochondrial antibodies，AMA）、抗 gp210、抗 SP100、抗着丝点抗体（anti-centromere antibody，ACA）阳性为主，不同的抗体有不同的临床意义；而 pSS 则以抗 SSA、抗 SSB 抗体阳性为主。徐东[8]等研究提示：PBC 和 PBC 合并 SS 患者抗 gp210 阳性率分别为 31.1% 和 45.5%，而在 pSS 中分别为 0% 和 3.6%；AMA 是 PBC 的特异性抗体，在 PBC 阳性率可达 95%，在 pSS 中 AMA 阳性率则为 5% 左右。同时，史旭华[9]等研究发现 ACA 在 PBC 中阳性率为 53.5%，且该抗体阳性的患者更容易出现消化道出血和门静脉高压。

PBC 与 pSS 患者 ANA 核型各有不同特点，北京协和医院尤欣[10]等对 PBC 与 pSS 血清中 ANA 核型研究提示：PBC 组 ANA 阳性率为 85.2%，型别有核包膜型（37.7%）、散点型（21.3%）、斑点型（18.0%）、多核点型（8.2%）和板层素型（4.9%）；pSS 患者的 ANA 阳性率为 89.3%，主要为斑点型（89.3%）和散点型（3.6%）；PBC 合并 SS 的 ANA 阳性率为 100%，核型与 PBC 相似：核包膜型（45.5%）、斑点型（18.2%）、散点型（18.2%）、板层素型（18.2%）和多核点型（9.1%）。由此可见，核包膜型和多核点型是 PBC 的较特异的抗体型别。

PBC 常与 SS 合并存在,两种疾病的重叠同时也有独特的特点。高丽霞[11]等分析北京协和医院 2006—2009 年 93 例 PBC 合并 SS、64 例单纯的 PBC 和 57 例单纯 SS 患者的临床、实验室以及病理学资料。结果提示 PBC 合并 SS 组年龄(53±10)岁比单纯 PBC(50±11)岁和 SS 组(48±14)岁的年龄均偏大;SS 患者发热较 PBC 合并 SS 患者更多见;PBC 合并 SS 比较单纯的 PBC 抗 SSA 抗体和 ACA 阳性率明显增加;PBC 合并 SS 比较单纯的 SS,抗 SSA 和抗 SSB 抗体单纯的 SS 患者更多见。从临床分析 PBC 合并 SS 表现了两种疾病的重叠,但同时 PBC 合并 SS 有其独特临床表现。

3. 原发性胆汁性肝硬化合并原发性干燥综合征的抗原表位检测 虽然 PBC 和 pSS 都是典型的自身免疫性上皮炎,而且两者靶组织凋亡的特征,分泌性 IgA 的作用等都非常相似,但在 PBC 和 pSS 之间仍有很大的区别,疾病易感性基因谱以及动物模型都不同。自身抗体是自身免疫性疾病发病的根本原因,也是诊断自身免疫性疾病重要的指标。PBC 合并 SS 的患者与单纯 PBC 比较抗 SSA 抗体和 ACA 阳性率明显增加,与单纯 SS 比较在 PBC 合并 SS 患者中 ACA 同样阳性率增加,抗 SSA 抗体和 ACA 对于 AMA 阴性的 PBC 可能提供补充和协助诊断价值,但同时它们又与 SS 有着密切的联系。抗 SSA 抗体是自身免疫性疾病的重要抗体,主要识别 SS、房室传导阻滞和系统性红斑狼疮血清抗原,SSA 抗原由一系列抗体结合表位构成,不同抗表位抗体出现在不同疾病或与不同的临床表现相关[12],核心区域的关键抗原表位是第 197~245 位氨基酸,而第 153~196 位氨基酸则与疾病不同的临床表现相关,SS 患者血清广泛识别第 153~245 位中心区域的氨基酸,而 PBC 患者识别第 228~245 位氨基酸。pSS 中抗 SSB 抗体的阳性率在 23%,而本组 PBC 合并 SS 中抗 SSB 抗体的阳性率仅 5%,说明 PBC 合并 SS 中的抗 SSA 抗体有其独特特点,不仅识别表位不同而且与抗 SSB 抗体合并出现概率很低。汪劲婷等[13]研究探讨了 PBC、PBC 合并 SS、SS 这 3 组患者抗 60 000 SSA 多倍体寡肽抗原表位(multiple antigenic peptides,MAPs)抗体阳性率的差异。PBC 合并 SS 组的肝功能指标类似 PBC 组,但 ALP 水平较低,反映其小胆管损害可能较 PBC 组偏轻。研究中检测抗 60 000 SSA 抗体及抗 52 000 SSA 抗体,发现 92% 的 PBC 合并 SS 组患者存在抗 60 000 SSA 抗体,抗 52 000 SSA 抗体阳性率从高到低依次为 pSS 组(89%)、PBC 合并 SS 组(56%)、PBC 组(21%),且不同的 MAPs 抗体亚型也与不同临床表现相关。

4. 原发性胆汁性肝硬化与原发性干燥综合征的肝脏病理和免疫学差异 PBC 患者与 pSS 患者肝损害表现不同。单纯 PBC 患者临床病理表现以胆汁淤积性肝内胆小管病变为主;而单纯 SS 患者的肝损害为肝细胞及胆小管混合性病变,极少患者进展至肝硬化或肝衰竭。再次,我们的研究还发现 PBC 与 pSS 的免疫致病过程也不同。pSS 患者 B 细胞的比例较 PBC 患者高,而 PBC 患者的 CD4+T 细胞比例以及 CD4/CD8 比例较 pSS 高,PBC 的记忆细胞比例也较 pSS 高,与细胞免疫有关的干扰素(IFN)γ、肿瘤坏死因子(TNF)α、白细胞介素(IL)-2 均较 pSS 升高,说明 PBC 是免疫损害以细胞免疫为主,而 pSS 的体液免疫亢进比 PBC 患者更突出。以上种种都说明,PBC 与 pSS 既是密切关联的又有明显不同。

不难发现 PBC 和 pSS 之间关系密切,两者均系主要以腺体上皮受累的自身免疫性疾病,pSS 更易累及外分泌腺上皮,PBC 更易累及肝内小胆管上皮;两者均可伴发其他自身免疫性疾病,AMA 阳性的 pSS 患者中肝损害发生率很高,也可出现类似 PBC 的生化和病理表现。但两者也存在着不同点:抗体谱不同,单纯的 pSS 以抗 SSA/SSB 抗体阳性为主,伴有较低的 AMA 阳性率,单纯的 PBC 中则以 AMA-M2、抗 Gp210、抗 SP100 等抗体为主,也可出现较低的抗 SSA/SSB 抗体,但抗 SSA 抗体识别的抗原位点不同。pSS 的病理改变为淋巴细胞浸润,可以形成淋巴滤泡样结构,可出现在唾液腺、泪腺、肾间质、肺间质、消化道黏膜、肝汇管区等处,引起外分泌功能丧失及各种不同的临床表现。PBC 造成肝脏损害的机制一样是由于淋巴细胞、浆细胞对肝汇管区及胆管上皮细胞的浸润,造成组织炎症和破坏。以上说明 pSS 与 PBC 密切关联而又有不同,也可能为自身免疫性上皮炎的两个不同亚群。

(张奉春　杨云娇)

参 考 文 献

1. 李娅,李小峰,黄慈波,等.中国不同年龄发病原发性干燥综合征的临床特征.中华临床免疫和变态反应杂志,2013,7(2):129-133
2. 颜淑敏,张文,李梦涛,等.原发性干燥综合征 573 例临床分析.中华风湿病学杂志,2010,14(4):223-227
3. 张卓莉.原发性干燥综合征肝脏损害的临床及免疫学特点:附 30 例临床分析.中华风湿病学杂志,1998,2(2):92-96
4. 伍沪生,宋慧,黄彦弘,等.原发性干燥综合征的肝脏损害.中华风湿病学杂志,2001,5(1):29-31
5. Wang L,Zhang FC,Chen H,et al. Connective tissue diseases in primary biliary cirrhosis:a population-based cohort study. World J Gastroenterol,2013,19(31):5131-5137
6. 张文,蒋招实,王燕,等.原发性干燥综合征肝损误诊为病毒性肝炎.中国误诊学杂志,2001,1(2):197-198
7. Selmi C,Bowlus CL,Gershwin ME,et al. Primary biliary cirrhosis. Lancet,2011,377(9777):1600-1609
8. 徐东,张奉春,刘炜.原发性胆汁性肝硬化与抗 gp210 抗 sp100 抗体相关性的研究.中华风湿病学杂志,2008,12(8):540-542
9. 史旭华,张奉春,张烜.抗着丝点抗体在原发性胆汁性肝硬化中的意义.中华风湿病学杂志,2006,10(8):485-487
10. 尤欣,刘炜,张烜,等.原发性胆汁性肝硬化和原发性干燥综合征患者血清中不同抗核抗体型别的分析.中华医学杂志,2008,88(3):168-170
11. 高丽霞,王立,张奉春.原发性胆汁性肝硬化合并干燥综合征的临床特点分析.中华医学杂志,2013,93(43):3457-3459
12. 李鸿斌,张奉春,张烜,等.SSA 表位在原发性干燥综合征患者唾液腺中的表达.中华医学杂志,2010,90(17):1187-1191
13. 汪邵婷,张奉春,李永哲,等.原发性胆汁性肝硬化及干燥综合征抗 SSA 抗原表位抗体的检测及临床分析.中华风湿病学杂志,2013,17(4):225-230

第七节　胃肠及胰腺

干燥综合征是一种主要累及全身外分泌腺的慢性、系统性、自身免疫性疾病,以唾液腺和泪腺等浅表外分泌腺受累为主要特点。消化系统包括消化道(口腔、咽、食管、胃、小肠、大肠、肛门)、胰腺、肝脏和胆道等多个器官,除口腔唾液腺外,消化道黏膜、胰腺、肝胆道也存在大量外分泌腺。唾液腺病变引起的口干燥症,肝胆损害出现的肝功能异常是 SS 的重要表现,另有章节分别详细介绍;本节主要介绍 SS 的食管、胃、肠道以及胰腺病变及其相应的临床表现,这些病变通常呈亚临床或非特异性表现。

SS 引起消化系统病变的机制有多重,淋巴细胞浸润是 SS 的主要机制和病理损害,唾液腺、胰腺、胃肠道黏膜腺体、肝内胆管等出现淋巴细胞浸润,进而导致功能受损。SS 患者广泛存在的自主神经功能异常,可引起消化道动力异常,引起或加重外分泌腺腺体功能障碍。部分患者出现冷球蛋白,合并的冷球蛋白血症性血管炎可导致危及生命的肠缺血性坏死。很少部分 SS 患者同时存在丙型肝炎病毒(HCV)感染[1,2]。

一、口腔

SS 患者的口腔表现以口干燥症(xerostomia)为主要特点[2],包括轻至重度口干伴味觉异常(口腔金属味)、龋齿等一系列症状。患者经常诉对酸性和辛辣食物敏感、口腔烧灼感、咀嚼和吞咽干食困难、味觉异常等,重症患者还可以出现"猖獗龋"、声音嘶哑、(反复)口腔念珠菌感染和鼻腔干燥。体检可见口唇和口角干裂(口角唇炎),硬腭等处有黏膜红斑,舌面干燥皲裂,舌乳头萎缩导致舌面光滑无光泽,舌下唾液池减少,腮腺和(或)颌下腺肿大;按摩唾液腺无唾液分泌。

SS 患者中副交感神经传导异常可能参与唾液腺功能异常,一项研究表明在大多数 SS 患者血清中检测到 IgG 型抗胆碱酯酶 3 受体的抗体,可能干扰迷走神经和骶神经对胃肠道的副交感刺激[3];然而,另一项研究未能检测到上述抗体[4]。

二、食管

吞咽固体食物困难是 SS 患者的主要表现之一,文献报道其发生率30%～81%,可能与研究人群数量较小和 SS 诊断标准不一致有关[2]。

唾液减少是引起吞咽困难的主要原因,因为如以流食助咽,则可明显改善这种症状。但也有学者研究发现吞咽困难与唾液流率没有相关性。食管测压显示食管上括约肌压力减低或正常。有研究发现 SS 患者食管非特异性运动异常增加,SS 患者还可出现胡桃夹食管和失弛缓性食管。

三、胃

SS 患者胃部受累的主要表现是消化不良(dyspepsia),如上腹部不适、烧灼感、恶心等。文献报道消化不良在 SS 患者发生率为15.6%～23%,症状的轻重与内镜或病理所见并不一致[2]。胃镜下表现为慢性浅表性胃炎、萎缩性胃炎或肥厚性胃炎,以慢性萎缩性胃炎多见[1,2,5]。病理为胃黏膜慢性炎症、炎症细胞浸润或腺体萎缩,免疫组化显示浸润的炎性细胞主要为 CD3$^+$ 的 T 淋巴细胞(多数为 CD4$^+$);这些病理改变与唾液腺的病理改变相似,支持 SS 为累及多器官的系统性疾病。经历过内镜检查的 SS 患者中,25%～81% 为慢性萎缩性胃炎;与之相应的是,69% 患者血清胃蛋白酶原水平减低,半数患者血清胃泌素水平增高[2]。朱春兰等[1]研究152例 pSS 患者胃黏膜病理特点,发现 pSS 胃损害以慢性萎缩性胃炎常见(77.8%),慢性浅表性胃炎占22.2%。虽然多数患者基础胃酸分泌减低,尤其是胃体炎伴高胃泌素血症的患者;虽然13%～50%患者血清抗胃壁细胞抗体(PCA)呈阳性,但罕见血清维生素 B_{12} 水平降低或恶性贫血。

SS 患者中幽门螺杆菌(Hp)感染率是否增加目前尚不一致[2],有研究表明 Hp 血清学阳性见于79%的 pSS 患者,高于其他自身免疫病(18%)和正常健康人群(49%)。相反,一项研究提示通过胃黏膜病理诊断的 Hp 感染见于31%的 pSS 患者,39%伴有消化不良的人群;另一研究提示 Hp 感染见于71%的 pSS 和63%的消化不良个体。黏膜相关淋巴组织在 pSS

患者也不比消化不良对照人群更多见;单克隆免疫球蛋白增高(M 蛋白)见于 43% 的 SS 患者,通常不伴有淋巴滤泡、也与 Hp 不相关。清除 Hp 治疗不能减低 SS 患者胃黏膜淋巴细胞浸润、胃腺体萎缩或消化不良。有研究在 6 例 pSS 伴胃黏膜相关淋巴组织患者的腮腺和胃黏膜组织中均找到 B 细胞克隆,3 例患者扩展的 B 细胞克隆不同,1 例相同;3 例患者有 Hp 感染,1 例患者的低度恶性淋巴瘤随清除 Hp 治疗而消退。通过 VDJ 聚合酶链反应检测 SS 患者胃黏膜组织的 B 细胞克隆,47% 的 VDJ 阳性患者同时 HCV 阳性,而 VDJ 阴性患者中 HCV 阳性率仅为 8%;HCV 阳性患者同时 VDJ 阳性率高达 87.5%;提示 SS 患者合并的 HCV 感染与胃黏膜 B 细胞克隆性增殖密切相关。

四、肠道(小肠和大肠)

SS 患者腹部不适的发生率 0% ~37%,便秘的发生率 0% ~23%,腹泻的发生率 0% ~9%,因吸收不良导致的缺铁性贫血的发生率 0% ~5%[2]。然而,有关 SS 的大规模系列研究中明确记录的肠道病变罕见或未见报道[6,7]。

在 pSS 的 2 项队列研究中,通过小肠活检病理确诊的乳糜泻(celiac disease,CD)的发生率分别为 4.5% 和 14.7%。Szodoray 等研究报道合并 CD 患者与未合并 CD 的 SS 患者比较,血沉和免疫球蛋白增高更明显;类风湿因子、抗核抗体、抗 SSA/抗 SSB 抗体的阳性率两组间无差异。

报道显示炎性肠病(inflammatory bowel disease,IBD)与 SS 偶有相关性,文献共计报道 9 例 SS 合并 IBD 患者,4 例为克罗恩病(CD),其中 1 例伴原发性硬化性胆管炎(PSC);5 例为溃疡性结肠炎(UC),其中伴有选择性免疫球蛋白 A 缺陷和抗胃壁细胞抗体阳性各 1 例。一项大规模队列研究评估了 IBD 患者出现 SS 的概率,诊断 IBD 6 年后,SS 的发生率分别为 0% ~4.2%(依据 2002 年美国-欧洲干燥综合征分类标准)、0% ~5.7%(根据欧洲干燥综合征分类标准)。另有研究表明,当 80% IBD 患者在诊断 5 年后,风湿病学家评估有 17% 存在 Schirmer 试验异常,与健康对照人群没有差别;口干和眼干症状在 IBD 患者和对照人群间也没有显著差异。另外,SS 患者有出现肠道积气、结肠癌和假性肠梗阻的个别报道。

五、胰腺

胰腺和唾液腺在解剖学、生理学和病理学方面有许多相识之处,很容易推测到 SS 在累及唾液腺的同时,也可累及胰腺,引起胰腺外分泌功能低下[1,2,5]。Gobelet 等对 SS 患者进行了胰腺外分泌功能检查,结果发现 37.5% 患者胰腺外分泌功能减退,患者血清中检测到抗胰腺腺泡抗体及抗胰管抗体。朱春兰等[1]研究了原发性干燥综合征的胰腺损害(急性/慢性胰腺炎)的发生率达 8.6%。国外文献报道胰腺炎在干燥综合征患者的发生率为 0% ~7%,表现为自身免疫性胰腺炎和(或)慢性胰腺炎[2]。

另外,SS 患者出现胰腺钙化、增大的胰头肿物以及血清抗 CA199 抗体增高均有报道。

(吴庆军)

参 考 文 献

1. 朱春兰,赵阴环,田素礼,等.原发性干燥综合征胃黏膜病理特点分析.中华风湿病学杂志,2004,8(2):88-91

2. Ebert EC. Gastrointestinal and hepatic manifestations of Sjögren's syndrome. J Clin Gastroenterol,2012,46(1):

25-30

3. Waterman SA, Gordon TP, Rischmueller M. Inhibitory effects of muscarinic receptor autoantibodies on parasympathetic neurotransmission in Sjögren's syndrome. Arthritis Rheum, 2000, 43(7):1647-1654

4. Dawson LJ, Allison HE, Stanbury J, et al. Putative anti-muscarinic antibodies cannot be detected inpatients with primary Sjögren's syndrome using conventional immunological approaches. Rheumtology (Oxford), 2004, 43 (12):1488-1495

5. 陈寿坡, 刘晓华, 蒋明, 等. 干燥综合征对胃肠道和胰腺外分泌的功能的影响. 中华内科杂志, 1987, 26 (12):698

6. 汤建平, 刘晓华, 张缪佳. 干燥综合征的消化系统损害. 临床医学, 1999, 19(6):1-2

7. 徐欣萍, 董怡, 陈元方. 干燥综合征消化系临床表现 80 例分析. 中华消化杂志, 1996, 16(1):29-31

第八节 血液系统

一、概述

迄今为止, 关于 SS 患者血液系统异常及其在疾病中的意义方面的研究甚少。第一篇相关研究发表于 1965 年, Bloch[1] 对 SS 患者血液表现、血清蛋白浓度、自身抗体和免疫电泳进行了详细分析。而直到近 30 年以后才有了第二篇小系列(27 例患者)报道, 着重探讨了 SS 的血液系统表现[2]。最近 10 余年, 国内外相关报道逐渐增多, 为研究 SS 发病机制、诊断标准和诊治提供了有力依据。SS 患者可以出现各种各样的血液系统异常表现, 包括贫血、血细胞减少、高 γ 球蛋白血症、单克隆免疫球蛋白病等。此外, SS 患者也易发生恶性淋巴增殖性疾病, 主要为 B 细胞来源的非霍奇金淋巴瘤(non-Hodgkin lymphoma, NHL)。本章将对 SS 血液系统血细胞改变表现和发病机制进行总结, 高球蛋白血症和恶性淋巴增殖性疾病见其他章节。

二、贫血

根据大多数文献报道, 约 1/4 SS 患者有贫血, 多为轻度正细胞正色素性贫血。Ramos-Casals[3] 对 380 例 SS 患者研究发现, 76 例(20%)患者有贫血(血红蛋白<110g/L), 而仅有 15 例(4%)为严重贫血(血红蛋白<90g/L)。93%(71 例)患者为正细胞正色素性贫血, 仅 3 例(4%)小细胞性贫血, 2 例(3%)大细胞性贫血。其中 21 例贫血患者病因明确, 如消化道出血、慢性萎缩性胃炎、淋巴增殖性疾病、溶血性贫血等, 但其他 55 例患者除 SS 外未发现其他可能导致贫血的原因。虽然没有为所有患者行 Coombs 试验, 但生化指标并未发现支持溶血的证据。经单因素分析, SS 伴贫血者比不伴贫血者更易出现肾脏受累、皮肤血管炎、周围神经病变、ANA、抗 SSA、抗 SSB、RF、冷球蛋白血症和低补体血症。但经过多因素分析, 只有周围神经病变和 ANA 才是有意义的自变量。而在此之前文献报道总共约 805 例患者的结果提示 SS 患者贫血的发生率为 21%, 大多数为轻度正细胞正色素性贫血[3], 与这项研究结果相似。

由于相关研究较少, SS 发生贫血的原因尚不清楚, 可能与免疫介导(即慢性病贫血)有关。慢性病贫血的特点是铁代谢平衡紊乱, 由于摄入增多及铁离子在网状内皮系统细胞内的蓄积, 导致红系原始细胞铁利用下降以及红细胞生成过程中铁失利用[4]。一些细胞因子如白细胞介素(interleukin, IL)-6、IL-10, 在慢性病贫血的发生机制中也起到了一定作用。人们还发现 SS 患者血液循环中分泌上述细胞因子的细胞数高于正常人群[5]。IL-6 能刺激肝脏表达急相蛋白铁调素(hepcidin),后者抑制十二指肠铁吸收,诱导铁蛋白表达,并刺激铁离子在巨噬细胞中蓄积和潴留。IL-10能上调转铁蛋白受体的表达,增加转铁蛋白介导的单核细胞对转铁蛋白结合铁离子的摄入,诱导铁蛋白表达,并刺激铁离子在巨噬细胞中的蓄积和潴留。这些机制使循环血中铁离子浓度下降,从而导致红细胞铁利用受限[4]。

此外,SS患者也可出现其他类型贫血,例如溶血性贫血、再障、恶性贫血、骨髓增生异常综合征(难治性贫血伴环形铁粒幼细胞)以及纯红再障等[2,3,6-12],但十分少见。

三、白细胞减少

文献报道30% SS患者的白细胞低于正常值,25% SS患者的嗜酸性粒细胞或淋巴细胞增多。Ramos-Casals[3]研究发现,380例SS患者中有59例(16%)白细胞减少(白细胞计数$< 4 \times 10^9/L=$,严重的白细胞减少($< 2 \times 10^9/L=$仅1例(0.2%)。而之前的系列研究报道总共877例患者白细胞减少的发生率为17%,也与此相似。单因素分析表明,与不伴白细胞减少者相比,SS伴白细胞减少者的周围神经病变、抗SSA、抗SSB、类风湿因子、冷球蛋白血症和低补体血症发生率更高,但是多因素分析发现只有抗SSA和类风湿因子为有意义的自变量[3]。这项研究中共有268例患者接受了白细胞分类检查,其中淋巴细胞减少($< 1 \times 10^9/L$)有23例(9%),中性粒细胞减少($< 1.5 \times 10^9/L$)有19例(7%),嗜酸性细胞增多(> 5%)有31例(12%),单核细胞增多(> 10%)有8例(3%),淋巴细胞增多(> 55%)有2例(1%)。该研究单因素分析发现伴淋巴细胞增多者肾脏受累和抗SSB的发生率较高,而多因素分析也发现两者为有意义的自变量。此外,单因素分析还提示伴嗜酸性粒细胞增多者皮肤血管炎和唾液腺活检阳性率较低,而多因素分析表明只有唾液腺活检阳性率才是有意义的自变量。最近一项对300例SS患者的临床研究发现,粒细胞减少发生率为30%,并与抗SSA、抗SSB阳性和低补体血症相关[13]。国内报道白细胞减少的发生率8.5%~16%[14,15],有研究认为与抗SSA阳性相关,有报道则认为相关性不大。

我国一项对595例SS患者的多中心临床研究[16]表明,年龄≥60岁组患者血白细胞减少的发生率显著低于年龄<30岁组和年龄30~59岁组。提示老年起病的SS患者血液系统受累发生率更低,受累严重程度更轻。

四、CD4$^+$T淋巴细胞减少症

CD4$^+$T淋巴细胞减少症主要表现为CD4$^+$CD45RA$^+$亚群减少,在SS患者中并非罕见,据报道发生率约5%[17-19]。有人认为细胞凋亡在SS腺体外表现的发病中起到了一定作用[12],但抗CD4抗体的作用尚不清楚。Henriksson[17]发现SS患者比正常人群更易出现抗CD4抗体(12.6% vs 0.6%),但未发现抗CD4抗体与CD4$^+$T淋巴细胞减少症相关。一项包括80例SS(其中37例抗SSA阳性,39例抗SSA阴性)及37例干燥症(sicca syndrome)患者的研究发现,抗SSA阳性的SS患者CD4$^+$T淋巴细胞绝对计数明显低于抗SSA阴性的SS及干燥症患者[17]。80例SS中共6例(7.5%)有CD4$^+$T淋巴细胞减少症,均为抗SSA阳性。由此可见,CD4$^+$T淋巴细胞减少症在抗SSA阳性SS中发病率为16%(6/37),而在抗SSA阴性SS或干燥症中的发病率则为0[17]。特发性CD4$^+$T淋巴细胞减少症指CD4$^+$T细胞计数$< 0.3 \times 10^9/L$,在除HIV感染之外非常罕见,也是发生恶性淋巴瘤的危险因素之一。在SS患者中只有抗SSA阳性者出现特发性CD4$^+$T淋巴细胞减少症,因此这一亚群SS患者容易发生

恶性淋巴瘤[17]。一项对符合2002年国际分类标准(American-European consensus criteria for SS,AECC)[20]的286例SS患者的研究表明,CD4+ T淋巴细胞减少症是发生恶性淋巴瘤的高危因素,但该研究没有描述发生恶性淋巴瘤患者的血清学特点[21]。

五、粒细胞缺乏症

粒细胞缺乏症指中性粒细胞绝对计数<500个/μl,是SS的罕见表现。Friedman[22]曾报道了2例,并复习了文献报道的11例,发现多数病例在起病时即有粒细胞减少,只有3例患者在诊断SS之后才出现粒细胞减少。Coppo[23]报道了7例SS伴慢性(>6个月)粒细胞减少症,其中3例在诊断SS之后2~15年才出现粒细胞减少,1例在诊断SS之前9年即有粒细胞减少,而另外3例则同时诊断为SS和粒细胞减少。7例患者中4例为单纯粒细胞减少,2例合并免疫性血小板减少症,而另1例同时合并Evans综合征(溶血性贫血伴免疫性血小板减少症)。随访平均34.8个月,无一例患者出现严重的感染并发症或进展为恶性淋巴系统疾病[21]。

SS合并粒细胞缺乏症的发病机制可能与免疫有关,体液免疫和细胞免疫机制都可能影响中性粒细胞在骨髓的产生或外周血的破坏[20]。但是Coppo对5例SS伴粒细胞减少患者血清的检测却并没有发现针对中性粒细胞表面抗原的自身抗体,并且也没有发现患者血清对体外骨髓培养中粒细胞的生长产生影响[21]。但已有研究发现SS伴轻度无症状全血细胞减少症患者中不仅存在Coombs试验阳性和抗血小板抗体,也存在粒细胞自身抗体[24]。

六、血小板减少症

Ramos-Casals[3]发现380例SS患者中有48例(13%)患血小板减少(血小板计数<150×10^9/L),其中大部分为轻度,11例(3%)为中度(<100×10^9/L),仅3例(0.4%)为重度(<50×10^9/L)。单因素分析发现SS伴血小板减低者比血小板正常者更易出现肾脏受累、抗SSB阳性,多因素分析也证实两者均为有意义的自变量。而此前文献报道的共643例患者中血小板减少症的发生率为11%[3]。

血小板减少症的发生主要因为外周血破坏增加,可能与抗血小板抗体和免疫复合物介导有关,与系统性红斑狼疮发生血小板减少的机制相似[25]。

(沈　敏)

参 考 文 献

1. Bloch KJ,Buchanan WW,Wohl MJ,et al. Sjögren's syndrome. A clinical,pathological,and serological study of sixty-two cases. Medicine (Baltimore),1965,44:187-231

2. Ramakrishna R,Chaudhuri K,Sturgess A,et al. Haematological manifestations of primary Sjögren's syndrome:A clinicopathological study. Q J Med,1992,83(303):547-554

3. Ramos-Casals M,Font J,Garcia-Carrasco M,et al. Primary Sjögren's syndrome:hematologic patterns of disease expression. Medicine(Baltimore),2002,81(4):281-292

4. Weiss G,Goodnough LT. Anemia of chronic disease. N Engl J Med,2005,352(10):1011-1023

5. Halse A,Tengner P,Wahren-Herlenius M,et al. Increased frequency of cells secreting interleukin-6 and inter-leukin-10 in peripheral blood of patients with primary Sjögren's syndrome. Scand J Rheumatol,1999,49(5):533-538

6. Assimakopoulos SF, Michalopoulou S, Melachrinou M, et al. Primary Sjögren syndrome complicated by autoimmune hemolytic anemia and pure red cell aplasia. Am J Med Sci,2007,334(6):493-496

7. Schattner A, Friedman J, Klepfish A, et al. Immune cytopenias as the presenting finding in primary Sjögren's syndrome. QJM,2000,93(12):825-829

8. Kikawada M, Watanabe D, Kimura A, et al. Autoimmune hemolytic anemia in an elderly patient with primary Sjögren's syndrome. Intern Med,2005,44(12):1312-1315

9. Matsumoto N, Kagawa H, Ichiyoshi H, et al. Aplastic anemia complicating Sjögren's syndrome. Intern Med, 1997,36(5):371-374

10. Quiquandon I, Morel P, Lai JL, et al. Primary Sjögren's syndrome and aplastic anemia. Ann Rheum Dis,1997, 56(7):438

11. Rodriguez-Cuartero A, Perez-Blanco FJ, Urbano-Jimenez F. Sjögren's syndrome and pernicious anaemia. Scand J Rheumatol,1998,27(1):83-85

12. Giordano N, Senesi M, Battisti E, et al. Sjögren's syndrome and pure red cell aplasia. Clin Exp Rheumatol, 1996,14(3):344-345

13. Brito-Zerón P, Soria N, Muñoz S, et al. Prevalence and clinical relevance of autoimmune neutropenia in patients with primary Sjögren's syndrome. Semin Arthritis Rheum,2009,38(5):389-395

14. 青玉凤,周京国,杨明辉,等.原发性干燥综合征伴血液系统损害的临床分析.中华风湿病学杂志,2009, 13(2):117-119

15. 程永静,王芳,张春媚,等.干燥综合征血液系统损害与免疫学及各临床指标的相关性分析.中国临床保健杂志,2011,14(3):230-231

16. 李娅,李小峰,黄慈波,等.中国不同年龄发病原发性干燥综合征的临床特征.中华临床免疫和变态反应杂志,2009,7(2):129-133

17. Zeher M, Szodoray P, Gyimesi E, et al. Correlation of increased susceptibility to apoptosis of CD4[+] T cells with lymphocyte activation and activity of disease in patients with primary Sjögren's syndrome. Arthritis Rheum, 1999,42(8):1673-1681

18. Henriksson G, Manthorpe R, Bredberg A. Antibodies to CD4 in primary Sjögren's syndrome. Rheumatology (Oxford),2000,39(2):142-147

19. Mandl T, Bredberg A, Jacobsson LT, et al. CD4[+] T-lymphocytopenia-A frequent finding in anti-SSA antibody seropositive patients with primary Sjögren's syndrome. J Rheumatol,2004,31(4):726-728

20. Vitali C, Bombardieri S, Jonsson R, et al. Classification criteria for Sjögren's syndrome: a revised version of the European criteria proposed by the American-European Consensus Group. Ann Rheum Dis, 2002, 61(6): 554-558

21. Theander E, Henriksson G, Ljungberg O, et al. Lymphoma and other malignancies in primary Sjögren's syndrome. A cohort study on cancer incidence and lymphoma predictors. Ann Rheum Dis,2006,65(6):796-803

22. Friedman J, Klepfish A, Miller EB, et al. Agranulocytosis in Sjögren's syndrome: two cases reports and analysis of 11 additional reported cases. Semin Arthritis Rheum,2002,31(5):338-345

23. Coppo P, Sibilia J, Maloisel F, et al. Primary Sjögren's syndrome associated with agranulocytosis: a benign disorder? Ann Rheum Dis,2003,62(5):476-478

24. Klepfish A, Friedman J, Schechter Y, et al. Autoimmune neutropenia, thrombocytopenia and Coombs' positivity in a patient with primary Sjögren's syndrome. Rheumatology (Oxford),2001,40(8):948-949

25. Sugai S, Tachibana J, Shimizu S, et al. Thrombocytopenia in patients with Sjögren's syndrome. Arthritis Rheum,1989,32(2):234-235

第九节 神 经 系 统

一、概述

神经系统病变是干燥综合征(SS)系统性损害之一,也是影响患者生活质量的最重要腺体外表现。SS神经系统病变的发病机制非常复杂,对其研究和认识十分有限。目前认为其发病涉及固有免疫、获得性免疫以及细胞因子异常。SS神经系统病变的种类非常多,目前尚没有国际认可的定义和分类,大体上SS相关神经病变可依病变部位和主要临床表现分为中枢神经系统(CNS)及周围神经系统(PNS)病变[1]。

1. SS的PNS病变 主要包括以下几类:

(1) 痛性感觉性小纤维神经病:累及无髓神经纤维的神经病变,临床疼痛症状突出。

(2) 感觉性共济失调神经病:又称感觉性神经节病,由于脊髓背根神经节功能异常,引起本体感觉丧失,导致"去传入"症状,如假性手足徐动症。

(3) 轴索型多神经病:包括轴索型感觉神经病、轴索型运动神经病和感觉运动多神经病。

(4) 血管炎性神经病:可表现为急性起病、反复发作的单神经病、多发性单神经病和神经根性神经病。

(5) 脑神经病:以三叉神经病变为代表,可累及其他多条脑神经。

(6) 自主神经病。

2. SS相关CNS病变 主要包括以下几类:

(1) 局灶性脑部病变:可导致癫痫、小脑综合征、偏身感觉或运动障碍。16%的患者可以视神经炎起病,或在SS病程中出现视神经炎[2,3]。

(2) 弥漫性脑部病变:弥漫性脑部病变可表现为器质性脑病或精神症状,如认知功能异常、痴呆、神经精神异常等。

(3) 脊髓病变:如急性横贯性脊髓炎、慢性进展性脊髓炎、低位运动神经元疾病、神经原膀胱等;不少患者可出现视神经脊髓炎表现[2]。

(4) 脑膜病变:有些患者还可出现亚急性无菌性脑膜炎,磁共振显像(MRI)显示弥漫性软脑膜强化[4]。

(5) 运动障碍:有些患者可以舞蹈病起病[5],另一些患者则表现为帕金森综合征。

(6) 脑血管病变:SS患者还可出现一过性脑缺血(TIA)及脑卒中;少数患者出现中枢神经系统血管炎表现。

(7) 其他:包括偏头痛、中毒-代谢综合征等合并症。

需要强调的是,虽然不同文献报道的数据差异很大,SS神经系统病变在临床上并不少见,只是由于风湿科医师对有些神经系统症状(如隐匿的认知障碍,自主神经系统相关症状)认识不足,导致诊断敏感性不高。其实平均约20%的SS患者在其整个病程中会出现神经系统受累的表现,如果包括乏力和轻微的认知功能障碍等非特异性症状,则患病率可高达70%[6]。林玮和张文等对北京协和医院1995—2012年间1265例的SS住院患者进行的回顾性分析显示:4.7%的SS患者合并症状明显的神经系统受累,其中91%为女性,大多数

（65%）以神经系统症状为首发表现,约一半患者为单纯周围神经病变,单纯中枢神经系统病变及周围与中枢神经系统受累并存者各占25%。多发神经病(47%)是最为常见的PNS病变,而多发性硬化样表现和视神经脊髓炎样表现(15%)是最为常见的CNS病变。与未并发神经系统病变的SS相比,出现神经系统受累的患者年龄更轻,更容易并发肺部受累(53% vs 15%),但较少出现血液系统和消化系统受累(表6-9-1)。比较国外的SS队列研究发现此类患者在其他系统受累和实验室检查特征方面可能存在种族差异(表6-9-2)[7]。

表6-9-1　北京协和医院干燥综合征伴神经系统病变患者的神经系统表现[N,(%)]

周围神经系统病变	45(75)	面神经病变	5(8)
周围神经病	34(57)	视神经病变	3(5)
病变类型		中枢神经系统病变	30(50)
多发单神经病	4(7)	脊髓病变	15(25)
多神经病	28(47)	多发性硬化样病变	7(12)
神经根神经病	2(3)	急性横贯性脊髓炎	3(5)
病变特征		其他	5(8)
感觉性	35(58)	脑部病变	13(22)
运动性	14(23)	癫痫	2(3)
混合性	14(23)	认知障碍	2(3)
脑神经病变	13(22)	多发性硬化样病变	5(8)
三叉神经病变	5(8)	其他	4(7)

表6-9-2　北京协和医院干燥综合征伴神经系统病变患者的临床特征(与Delalande研究比较[6])

	北京协和医院 (n=60)	Delalande S,et al (n=82)	P
确诊时平均年龄(岁)	49.6	55	0.005**
性别(男:女)	5:55	17:65	0.044*
神经系统病变特征[n,(%)]			
中枢神经系统病变	30(50)	56(68)	0.028*
周围神经系统病变	45(75)	51(62)	0.107
关节病变	23(38.3)	43(52)	0.096
雷诺现象	10(16.7)	35(43)	0.001**
皮肤病变	9(15)	34(41)	0.001**
肺部病变	32(53.3)	20(24)	<0.001**
胃肠道病变	7(11.7)	9(11)	0.898
肾脏病变	14(23.3)	9(11)	0.048*
抗核抗体阳性	55(91.7)	44(53.7)	<0.001**
抗SSA/SSB抗体阳性	56(93.3)	34(41.5)	<0.001**
高球蛋白血症	27(45)	25(30.4)	0.076
类风湿因子阳性	19(31.7)	27(25.6)	0.874

注:*:P<0.05,**:P<0.01

SS 的神经系统表现常常给风湿科和神经科医师带来诊断和治疗的困扰。由于此类患者常常缺乏常见风湿病相关症状,如忽视血清学自身抗体检查或相关抗体呈阴性者,常常使得神经科医师在突出的神经系统病变表象下忽略了潜在的 SS 可能性;另一方面,由于此类患者临床表现的"不典型",也给风湿科医师确诊 SS 带来了困难,更由于其发病机制不明,临床表现复杂多样,使得风湿科医师即使在确诊 SS 的情况下也很难分辨哪些神经系统病变是由于 SS 病情高度活动所致,哪些是 SS 的不可逆神经损伤所致,从而给治疗策略的制定带来很大的不确定性。例如,抑郁症的患者也可出现严重口干和神经痛症状,如果此时伴有低滴度的 ANA,则风湿科医师很难决定到底是否能诊断 SS 并需要积极的免疫抑制治疗,抑或是其他因素所致而仅需严密随访下对症治疗即可。

二、诊断

有神经系统表现而病因不明者,应排除 SS 的可能。除病史及各系统的检查外,尚可做下列实验室和影像学检查。

(一) 血清学

SS 伴 CNS 病变的患者血清中均可出现抗 SSA 和抗 SSB 抗体,尤其是局灶性脑部病变患者和血管造影正常的患者阳性率更高。抗 SSB 抗体的阳性率较抗 SSA 抗体阳性者比例略低[6,8]。文献报道一些有神经精神症状的患者血清中可检出抗磷脂抗体、抗核糖体 P 蛋白及抗神经元细胞成分的抗体[9],但这些患者是否即是系统性红斑狼疮亦未可知。近年来,抗 α 胞衬蛋白抗体被用于鉴别原发性进展性多发性硬化与干燥综合征相关的多发性硬化样表现[10,11]。合并视神经脊髓炎(谱系疾病)(neuromyelitis optica spectrum disease,NMOSD)的患者血清中还可检查抗水通道蛋白 4(AQP4)抗体。

与无神经系统表现的 SS 相比,此类患者的血清学异常还包括:C 反应蛋白增高(68% vs 6%)、类风湿因子阳性(76% vs 35%)、低补体血症(56% vs 19%)、单克隆球蛋白(36% vs 6%)、抗 SSA 抗体阳性(77% vs 50%)、抗 SSB 抗体阳性(55% vs 28%)以及血清 β2 微球蛋白增高[12]。

(二) 脑脊液

一小部分痛性感觉神经病和共济失调神经病患者的脑脊液中蛋白增加,共济失调患者还可出现脑脊液淋巴细胞增多,还可有脑脊液蛋白-细胞分离现象[13]。SS 的 CNS 病变常见脑脊液淋巴细胞增多、蛋白增高、IgG 合成率增高并出现寡克隆区带[14,15],有些患者还可在脑脊液中检测到抗 SSA 和 SSB 抗体。

(三) MRI

MRI 异常在不同的 SS 患者人群中检出率不同,在 SS 合并神经系统表现的患者中,MRI 出现异常信号的比例更高。MRI 可发现 SS 患者存在白质病变和脑萎缩。SS 患者的脑白质和灰质病变在脑部 MRI 的 T_2 加权像上表现为脑室周围和皮层下的长 T_2 信号[16]。额叶和顶叶是常被累及的部位,与患者的局灶性神经定位体征相关[17]。感觉性共济失调神经病患者行脊髓 MRI 检查时可发现在薄束和楔束长 T_2 信号。一项研究显示 SS 患者脊髓后索的异常 T_2 信号与神经病变的分布和严重程度相关[18]。

需要指出的是,MRI 的异常并非 SS 所特有,在系统性红斑狼疮患者的脑部也可出现。T_2 加权像的高信号可反映水肿、神经胶质增多、脱髓鞘病变或轴突消失[19]。新的 MRI 成像技术—弥散张量成像(diffusion tensor imaging,DTI)可显示更加细致的影像来反映 SS 和系统性红斑狼疮患者脑组织的完整性和脑容量的减少[20]。更高分辨率的 MRI 图像显示以前研究所谓的脱髓鞘病变实际上是血管腔隙。

（四）放射性核素脑显像

有些 SS 患者虽然出现神经精神症状,如认知障碍或记忆力下降,但其 MRI 却无异常发现,此时如果行⁹⁹锝-HMPAO SPECT 和 FDG-PET 显像,往往能发现多个血流灌注减低区,多分布于双侧皮层和基底节区[21]。

（五）脑血管造影

关于 SS 患者行脑血管造影的研究不多。有限的资料显示近一半的患者存在脑血管异常,包括狭窄、扩张或闭塞。病变绝大多数累及小动脉,少数累及中等或大血管,极少数出现动脉瘤[22]。

（六）神经电生理检查

神经电生理检查对于诊断和鉴别 SS 周围神经病变具有重要意义。神经原病变常通过针刺电极检查发现异常[23]。肌病患者的肌电图则显示纤颤电位,肌源性动作单元,肌肉收缩时募集的动作单元数增加。伴有肌无力症状的神经病,受累神经的混合肌肉动作电位降低,同时感觉神经运动电位也受影响。由于神经根受累,还会出现运动传导速度减慢和 F 波潜伏期延长。来自 John Hopkins 大学 SS 患者的队列研究显示 28% 的患者可经肌电图(EMG)和神经传导速度(NCV)检查发现运动神经传导异常[24],但在希腊、日本和欧洲的 SS 研究显示运动神经症状与 EMG 检查结果异常之间的相关性较差[25-27]。

对称性轴索型感觉运动多神经病是最常见 EMG/NCV 检查异常的病变类型,患者大多以感觉神经症状为主;其次是脑神经病变,可累及三叉神经、面神经或听神经;其他如多发性单神经病、肌炎和多发性神经根性神经病亦见诸报道。

SS 患者的感觉神经动作电位(SNAPs)常常是正常的,患者的肌痛或神经痛的严重程度往往与肌电图(EMG)的客观检查结果不一致[28],这是由于痛性感觉神经病仅累及无髓纤维(故又称"小纤维神经病"),而 EMG 对于 A 类有髓纤维病变十分敏感,但对无髓纤维病变敏感性较差。当患者仅有单纯的小纤维型损害表现(即针刺样感觉异常和温度觉异常)而 SNAPs 仍有存在时,则应立即考虑到 SS 的小纤维神经病。共济失调神经病患者的感觉诱发电位(SEP)常出现异常[18],但 SS 患者皮肤体感诱发电位的假阴性率也很高。合并纤维肌痛综合征进一步使得患者的疼痛感受与客观检查不一致。

（七）自主神经检查

感觉性共济失调神经病或痛性感觉神经病均可出现明显的¹²³I-MIBG 和心脏摄取减少,提示交感神经支配异常[26]。不仅如此,SS 患者行直立倾斜试验常出现心率和血压调节功能异常[29]。还有其他几种方法可评估心率和血压变异性指标,从而进一步评价自发性压力反射和心血管反射敏感性。测试瞳孔对去甲肾上腺素的反应也是评估交感神经功能的方法。SS 患者还可出现节段性无汗症和体温调节试验异常[30,31]。副交感神经功能障碍可表现为尿流速率降低、结肠通过时间延长。

三、临床评估要点

在接诊 SS 伴神经系统病变患者时应注意以下要点:①神经系统症状和体征的发病方

式,是呈隐匿性、突发性或是渐进性? ②CNS 或 PNS 病变的严重程度及其发展速度;③对于 PNS 病变,要关注症状和异常体征的分布特征,是否对称? 分布于近端或是远端? 呈局灶性分布还是弥漫性分布? 是否合并存在指/趾末端血管炎表现? ④对于 CNS 病变,要特别注意是否有 CNS 感染的征象? 能否排除药物、毒物和代谢紊乱等混杂因素?

Fox 等总结 SS 伴神经系统病变的临床特征如下:①癫痫和脑膜脑炎大多急性起病,发生于病程早期,临床上与活动性血管炎相关,与神经精神狼疮特点类似;②由 CNS 结构性损伤导致的认知功能障碍大多发展缓慢,出现于病程晚期;③慢性疲劳综合征或纤维肌痛综合征常很难与真正的 SS 神经系统病变所致丧失活动能力相鉴别;④CNS 病变的表现往往与全身血管炎活动程度或炎症指标(如血沉、C 反应蛋白)的升高程度不相平行;⑤在 CNS 病变中,血栓形成要比大血管或中等血管炎更为常见,对于存在抗磷脂抗体的患者更是如此;⑥疾病初期发病的肢体无力症状需要警惕横贯性脊髓炎或慢性炎性脱髓鞘神经病,而在病程后期出现的肌病表现多是类固醇相关性肌病[32]。

四、神经系统病变的临床特征

(一) 中枢神经系统(CNS)病变

SS 累及 CNS 的比例尚有争议[33],在有些研究中,20% ~25% 的 SS 患者存在 CNS 受累表现,包括局灶性病变、痴呆和多发硬化样表现[34]。但另一些研究则显示中枢神经系统受累的比例要低得多[35-38]。

文献报道的 SS-CNS 患病率差异如此之大的原因可能包括:选择(转诊)偏倚、诊断标准不统一、CNS 病变筛查方法不一致以及对 MRI 发现的异常影像缺乏标准化的判断标准。

脑和脊髓的任何部分均可被累及。病程通常呈多次多灶性反复发作,发作间期病变可有很长时间完全正常,这使得神经病变的进展看起来非常隐匿[39]。

由于 SS 的 CNS 并发症可能导致非常严重的后果,但同时有些病变对于免疫抑制治疗反应很好,因此及时识别 SS 潜在的 CNS 病变就对改善患者的预后十分重要。另一方面,神经系统症状的出现常常早于 SS 的口眼干等典型表现,当其作为 SS 的首发症状出现时,往往造成诊断的困难[39]。

1. 炎性病变

(1) 视神经脊髓炎及其谱系疾病:脊髓炎是脊髓的破坏性炎症综合征,可引起肢体无力、麻木和括约肌功能障碍。根据约翰霍普金斯 SS 队列的资料显示,脊髓炎在 SS 的患病率是 5%,是普通人群中特发性脊髓炎患病率的 1000 倍[40]。SS 代表性的 CNS 炎性病变是多发性硬化(multiple sclerosis,MS)样表现和视神经脊髓炎(neuromyelitis optica,NMO)样表现。由于近年来 MS 的概念发生了重要变化,NMO 作为独立的疾病从 MS 中区分出来,这就造成不同年代的相关文献中对于 SS 的 CNS 炎性病变的命名和描述较为混乱。

自 20 世纪 80 年代起就有脊髓炎和(或)视神经炎作为干燥综合征的中枢神经系统受累的病例报道,随着近年来对视神经脊髓炎认识逐渐深入,人们才意识到部分干燥综合征患者的中枢神经系统表现与 NMO 非常相似,部分患者甚至完全满足 NMO 或视神经脊髓炎谱系疾病(NMO spectrum disease,NMOSD)的诊断标准[41]。此后便出现更多的相关病例报道及小规模临床研究来试图阐明这两个疾病之间存在的关系以及是否存在共同的致病机制。

国内外较大样本的 SS 队列资料显示 NMO/NMOSD 患病率为 1.8% ~5.7%[38,41],中国患者的比例似乎更小。北京协和医院林玮等分析 1265 例 SS 患者,其中仅 5 人可诊断 NMO[7]。NMO 最典型的表现为反复发作的视神经炎及脊髓横贯性损害,可引起视力下降、眼球胀痛、视野发暗缺损、截瘫、双侧感觉减退、自主神经功能受损等症状。如病变发生于颈髓尚可延伸至脑干引起恶心甚至呼吸衰竭。此类患者大多数以 NMO 表现起病,SS 表现十分隐匿,造成诊断困难,常因按照原发 NMO/NMOSD 的治疗原则激素在短时间内快速减量停用后病情反复发作,促使神经科医师进一步筛查自身抗体谱,才发现 SS。少数患者亦可以 SS 表现起病。

北京协和医院总结近年来收治的 85 例 SS 相关 NMO 的资料提示,此类患者可能实际上包括三种情况:①患者同时严格符合 SS 及 NMO/NMOSD 的诊断标准,可认为同时患有 SS 与 NMO/NMOSD;②SS 可以确诊,但不能严格满足 NMO/NMOSD 的诊断标准而仅具有其部分特征,如单纯视神经炎、单纯脊髓炎,血清中很少存在抗水通道蛋白 4 抗体(抗 AQP4 抗体),后者是 NMO 的标志性抗体,此类患者可能是真正意义上的 SS 中枢神经系统炎症性损害患者;③患者符合 NMO/NMOSD 的诊断标准,同时存在抗 SSA 抗体,但既无口、眼干的主观表现和客观证据,唇腺活检亦无灶性淋巴细胞浸润,此类患者可能仅是单纯 NMO/NMOSD 患者,抗 SSA 抗体只是其体液免疫紊乱出现的自身抗体之一(图 6-9-1)。总结病例特征发现,SS 合并 NMO/NMOSD 的患者多急性起病,以神经系统症状首发(72%),大多无口、眼干症状,神经系统以外的脏器受累表现及高球蛋白血症均较少发生,唇腺活检中淋巴细胞灶性指数多<1。神经系统方面,视神经和脊髓受累比例相当;MRI 显示病变可累及视神经、脑室旁、内囊等处,脊髓为长节段纵向延伸性脊髓炎(节段≥3 个)(图 6-9-2),以颈髓最常受累。此外,血清抗 AQP4 抗体可作为 SS 是否出现 NMO 的预测指标之一。笔者认为 SS 经典症状和抗 SSA 抗体的延迟出现可能使得此类患者的数量被严重低估,所以对于具有 NMO 相关临床表现合并抗 SSA 抗体的患者,进行完整的口、眼科客观检查和唇腺活检对于确诊和分型是十分必要的。

干燥综合征和视神经脊髓炎为何可共存于同一患者是研究者关注的焦点,目前两种疾病的致病机制都没有完全明了。水通道蛋白 AQP 是干燥综合征与视神经脊髓炎的重要连接点之一,AQP4 被认为参与 NMO 的发病,而唾液腺和泪腺的功能也与 AQP 密切相关,相关研究亦认为 AQP 参与干燥综合征的发病[11],但唾液腺和泪腺中最常见的是 AQP5 而非 AQP4,抗 AQP4 的抗体能否引起涎腺的炎症反应尚待研究。也有学者猜测系统性自身免疫疾病(SLE 或 SS)与视神经脊髓炎可能具有共同的易感基因和(或)环境因素,目前发现一些基因位点与两种疾病的易感性均匀关联(例如 PTPN22、IL23R);SLE 或 SS 通过产生自身抗体或其他炎症机制来制造血脑屏障的漏洞从而促

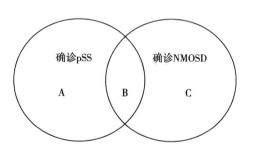

图 6-9-1 干燥综合征与视神经脊髓炎(谱系疾病)相互关系示意图

A. 患者可以确诊 pSS,但仅具有 NMO/NMOSD 的部分特征,如单纯视神经炎、单纯脊髓炎,血清中很少存在抗水通道蛋白 4 抗体,是单纯 pSS 中枢神经系统炎症性损害患者;B. 患者同时符合 pSS 及 NMO/NMOSD 的诊断标准,可认为同时患有 pSS 与 NMO/NMOSD;C. 患者符合 NMO/NMOSD 的诊断标准,同时存在抗 SSA 抗体,但不符合 pSS 的诊断标准。单纯 NMO/NMOSD 患者,抗 SSA 抗体只是其体液免疫紊乱出现的自身抗体之一

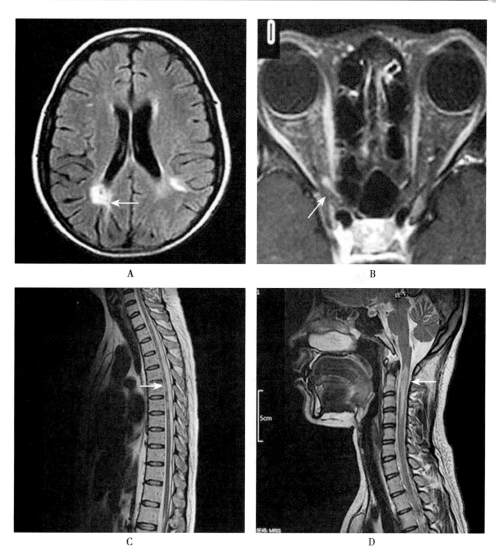

A

B

C

D

图 6-9-2　MRI 显示 pSS 合并 NMO 患者的脑室旁（A）、视神经（B）、
脊髓胸段（左下）和颈髓（C），呈现异常信号（D）

进血液中的抗 AQP4 抗体进入中枢神经系统；或是均以血管炎的方式致病等[42]，但目前尚无确切证据支持。

（2）无菌性脑膜炎及脑膜脑炎：已有报道 SS 患者可出现无菌性脑膜炎及脑膜脑炎，脑脊液中细胞数增多、蛋白增高、IgG 合成率增加，严重者可出现癫痫、脑神经麻痹和意识障碍。推测与血管炎病变有关，有些患者甚至对于激素及环磷酰胺反应不佳，血浆置换可能获得较好反应。

2. 非炎性病变

（1）认知障碍：认知功能障碍虽然很少作为患者的主诉，但确实存在，表现为记忆力和注意力下降及语言流畅程度下降，可以通过认知功能测试进一步确认[43,44]。心理测试还能检出视觉记忆下降、反应迟钝。临床上，患者往往由于特征性的皮层下痴呆、阿尔茨海默痴呆和额叶综合征引起医师关注，从而使得认知障碍得到诊断[6]。此外，患者还可出现易怒、疲倦、行动退缩、幻觉等精神症状,MRI 可显示脑室扩张和脑室周围长 T_2 信号。脑活检显示软脑膜的血管周围有淋巴细胞浸润和胶质细胞增生。已有的病例报道显示,大剂量激素治疗后这些患者的认知功能可有明显改善,但激素减量后症状容易复发。

（2）运动障碍:干燥综合征患者可出现帕金森综合征、舞蹈病和其他运动障碍,与原发性帕金森病的不同之处是这些患者可在 MRI 上出现脑室周、白质深部和基底节弥漫性长 T_2 信号,血清中往往检出抗 α 和抗 $β_2$GP1 抗体,这些自身抗体可与脑内皮细胞结合,提示存在免疫介导的血管病变。临床上往往对于多巴胺能药物疗效欠佳,但对大剂量激素治疗反应良好。

（3）其他中枢神经系统表现:除以上 CNS 异常表现外,SS 患者还可出现癫痫[45]、急性小脑性共济失调[46]、颅内静脉窦血栓[47]、肥厚性硬脑膜炎、淋巴细胞性垂体炎[48]以及进展性多灶性白质脑病[49]。

（二）周围神经系统（PNS）病变

1. 痛性感觉神经病　痛性感觉神经病占 SS 伴神经病变患者的 20% ,不伴有感觉性共济失调[50]。大多见于 55 岁左右的中年女性,起始症状大多是肢体远端疼痛伴感觉迟钝,主诉足部烧灼感,通常开始为单侧。大多数患者的症状发展缓慢,经历数月或数年。神经病变一般从下肢远端发生,逐渐向其他部位延展,但病初即出现大腿、手、躯干或面部症状并不少见。除疼痛外,还可伴有感觉异常。

SS 伴痛性感觉性神经病的患者一般无神经电生理检查异常,除非同时合并大纤维神经病[51,52]。皮肤活检的病理特征是表皮神经纤维密度降低。

Devigili 等报道 67 例痛性感觉神经病患者,其中 6 例患者先后被诊断为 SS。但痛性感觉神经病的原因各不相同,既可见于 SS,亦可见于高血压、糖尿病、酒精、高脂血症、浆细胞病和淀粉样变、Fabry 病、遗传学感觉神经病以及药物不良反应（如长春新碱、紫杉醇等）。

2. 感觉共济失调神经病　感觉性共济失调神经病占 SS 伴周围神经病变患者的 39% ,好发于中年妇女,是病变累及背根神经节及其轴索所致,背根神经节活检可发现单个核细胞浸润和神经元退变。其临床特点是深感觉受损而无运动障碍。患者可突发起病,或在数年内缓慢进展,病程可长期稳定,或呈反复发作[50]。

SS 伴感觉性共济失调神经病患者通常首先表现为手指或足趾的感觉异常和运动灵活性下降,位置觉和振动觉明显下降,多为单侧。病变逐渐向肢体近端、躯干和面部发展,患者可出现躯干的束带样紧缩感、面部和唇舌部麻木感、构音困难,可伴有疼痛和感觉迟钝。患者还可出现双手假性徐动症表现,手指呈过伸状态,伴共济失调性步态异常[53]。肌力正常但生理性深腱反射消失是感觉性共济失调的典型体征,严重者造成行动困难,需依赖轮椅辅助。患者还常常伴有自主神经系统受累表现。

鉴别诊断包括:血管炎、血栓栓塞（尤多见于抗磷脂综合征）、恶性炎性感觉多神经节病（与抗 ANNA-1 和 ANNA-2 抗体相关）、特发性非恶性炎性感觉多神经节病、中毒性感觉多神经节病（维生素 B_6、顺铂、紫杉醇）、急慢性炎性脱髓鞘神经病的感觉变异型以及巨球蛋白血症相关神经病。

3. 神经肌肉无力　患者通常表现为急性发作的肢体远端肌无力伴麻刺感或感觉异常。临床医师常以患者的神经肌肉无力症状为线索,进一步行肌电图发现单神经病、多发单神经病、多神经根病或感觉运动神经病。肌无力的分布可称节段性、多灶性、近端或远端、非对称性,可同时伴有不同程度的感觉受累。

多发单神经病占 SS 周围神经病变患者的 12%[50]。起始症状为肢体远端急性发作的刺痛感或痛性感觉迟钝,然后反复发作运动和感觉功能障碍的症状并逐渐向多个神经分布区(主要位于四肢)发展。突然出现的多发性单神经病往往提示血管炎性神经病。神经根性神经病占 SS 周围神经病变的 4%[50],其特征是同时存在进展性感觉神经受损和肌肉无力所致的感觉运动功能障碍。此类患者的病变主要部位是在脊髓神经根或极近端神经干,其特征符合炎性神经根性神经病的表现。此类患者的脑脊液蛋白水平通常增高,但很少出现细胞数增多。

有时可能需要进行神经活检以明确血管炎性神经病的诊断,除非其他脏器的活检已经证实了血管炎的存在。受累神经的活检病理常显示轴索退行性改变以及血管周围炎性细胞浸润,提示存在血管炎可能是神经病变的潜在原因[54],但也有一些患者仅出现神经的淋巴细胞浸润而无血管炎表现。

鉴别诊断包括急性和慢性脱髓鞘性多神经病、非系统性血管炎性神经病、糖尿病或非糖尿病神经根丛神经病以及其他可伴有神经病变的血管炎。后者进一步包括结节性多动脉炎、混合性结缔组织病、SLE、重叠综合征、类风湿关节炎、冷球蛋白血症性血管炎。

4. 自主神经病　自主神经病占 SS 伴周围神经病变患者的 3%[50],有些 SS 患者可仅出现广泛的自主神经功能障碍而无其他神经系统受累表现。

其临床特征包括严重的直立性低血压、躯干及肢体皮肤多汗、少汗或无汗、腹痛、胃轻瘫、便秘、腹泻、尿频、性功能障碍、睡眠障碍和阿迪瞳孔。阿迪瞳孔(又称强直性瞳孔)的特点是瞳孔强直性扩张,对光反射基本消失,但调节反射虽存在但缓慢,其原因是支配瞳孔收缩的副交感节后神经纤维受损。自主神经功能障碍还可导致 SS 患者的食管运动功能障碍、泪腺及唾液腺分泌功能下降。

鉴别诊断包括:急性、亚急性和慢性自主神经病、感染后自身免疫性自主神经病、副肿瘤神经病、糖尿病、淀粉样变相关神经病、药物诱发的自主神经病(顺铂、长春新碱、胺碘酮)、遗传性自主神经病、卟啉病和远端小纤维神经病[55]。

5. 三叉神经及其他脑神经病变　单纯的感觉性三叉神经病见于 17% 的 SS 伴周围神经病患者[50],是最常见的脑神经病变。其特征是局限于三叉神经分布区域的麻木、感觉异常和迟钝以及味觉改变。SS 患者的三叉神经功能障碍是由于半月神经节受损所致。三叉神经眼支一般不受累,所以角膜反射大多仍然存在。

多发脑神经病占 SS 伴周围神经病变患者的 5%[50],其累及的范围和严重程度个体差异很大,最多可累及 6 对脑神经。最常受累的脑神经有第Ⅶ(面神经麻痹)、Ⅷ(神经性耳聋和前庭功能障碍)以及第Ⅲ、Ⅳ或Ⅵ(复视)对脑神经。相当比例的患者可出现听力受损,虽然大多处于亚临床状态[56]。一项研究纳入了 30 例 SS 患者,所有病例均进行听力的全面检测。结果发现,14 例(46%)存在感音神经性听力下降,其中 5 例有临床表现,而正常对照组仅有 2.5% 患病[57]。还有患者可出现嗅觉异常。

6. 纤维肌痛综合征　1/3 的 SS 患者出现肌痛症状,其中一半符合纤维肌痛综合征的诊断标准[58]。疼痛部位涉及肩背部、大腿和小腿肌肉,通常呈对称性,可同时伴有肌无力。

SS 可同时出现多发性肌炎、皮肌炎和包涵体肌炎[59,60],但是肌肉炎症病变与无力或疼痛的严重程度并无良好的相关性[61]。

总而言之,SS 的神经系统病变虽然并发率不高,但它对患者的损伤是多方面的,不论是精神神经症状,还是躯体受损以及器官功能障碍方面都很严重。对风湿科医师而言,早期发现、诊断、干预对于改善预后至关重要。

(王　迁)

参 考 文 献

1. Tobón GJ,Pers JO,Devauchelle-Pensec V,et al. Neurological Disorders in Primary Sjögren's Syndrome. Autoimmune Dis,2012,2012:645967

2. Rabadi MH,Kundi S,Brett D,et al. Neurological pictures. Primary Sjögren syndrome presenting as neuromyelitis optica. J Neurol Neurosurg Psychiatry,2010,81(2):213-214

3. Theodoridou A,Settas L. Demyelination in rheumatic diseases. J Neurol Neurosurg Psychiatry,2006,77(3):290-295

4. Rossi R,Valeria Saddi M. Subacute aseptic meningitis as neurological manifestation of primary Sjögren's syndrome. Clin Neurol Neurosurg,2006,108(7):688-691

5. Venegas Fanchke P,Sinning M,Miranda M. Primary Sjögren's syndrome presenting as a generalized chorea. Parkinsonism Relat Disord,2005,11(3):193-194

6. Delalande S,de Seze J,Fauchais AL,et al. Neurologic manifestations in primary Sjögren syndrome:a study of 82 patients. Medicine(Baltimore),2004,83(5):280-291

7. 林玮,张文,赵岩,等. 原发性干燥综合征神经系统表现. 第 17 次全国风湿病学学术会议论文集,2012

8. Alexander EL,Ranzenbach MR,Kumar AJ,et al. Anti-Ro(SS-A) autoantibodies in central nervous system disease associated with Sjögren's syndrome (CNS-SS):clinical,neuroimaging,and angiographic correlates. Neurology,1994,44(5):899-908

9. Spezialetti R,Bluestein HG,Peter JB,et al. Neuropsychiatric disease in Sjögren's syndrome:anti-ribosomal P and anti-neuronal antibodies. Am J Med,1993,95(2):153-160

10. Bourahoui A,De Seze J,Guttierez R,et al. CSF isoelectrofocusing in a large cohort of MS and other neurological diseases. Eur J Neurol,2004,11(8):525-529

11. 李菁,赵岩,唐福林. 水分子通道蛋白在干燥综合征发病机制中的作用. 中华风湿病学杂志,2004,8(2):105-107

12. Terrier B,Lacroix C,Guillevin L,et al. Diagnostic and prognostic relevance of neuromuscular biopsy in primary Sjögren's syndrome-related neuropathy. Arthritis Rheum,2007,57(8):1520-1529

13. Grant IA,Hunder GG,Homburger HA,et al. Peripheral neuropathy associated with sicca complex. Neurology,1997,48(4):855-862

14. Bourahoui A,De Seze J,Guttierez R,et al. CSF isoelectrofocusing in a large cohort of MS and other neurological diseases. Eur J Neurol,2004,11(8):525-529

15. Vrethem M,Ernerudh J,Lindström F,et al. Immunoglobulins within the central nervous system in primary Sjögren's syndrome. J Neurol Sci,1990,100(1-2):186-192

16. Coates T,Slavotinek JP,Rischmueller M,et al. Cerebral white matter lesions in primary Sjögren's syndrome:a controlled study. J Rheumatol,1999,26(6):1301-1305

17. Alexander EL,Beall SS,Gordon B,et al. Magnetic resonance imaging of cerebral lesions in patients with the Sjögren syndrome. Ann Intern Med,1988,108(6):815-823

18. Mori K,Koike H,Misu K,et al. Spinal cord magnetic resonance imaging demonstrates sensory neuronal involvement and clinical severity in neuronopathy associated with Sjögren's syndrome. J Neurol Neurosurg Psychiatry,

2001,71(4):488-492

19. Morgen K,McFarland HF,Pillemer SR. Central nervous system disease in primary Sjögrens syndrome:the role of magnetic resonance imaging. Semin Arthritis Rheum,2004,34(3):623-630

20. Harboe E,Beyer MK,Greve OJ,et al. Cerebral white matter hyperintensities are not increased in patients with primary Sjögren's syndrome. Eur J Neurol,2009,16(5):576-581

21. Chang CP,Shiau YC,Wang JJ,et al. Abnormal regional cerebral blood flow on 99mTc ECD brain SPECT in patients with primary Sjögren's syndrome and normal findings on brain magnetic resonance imaging. Ann Rheum Dis,2002,61(9):774-778

22. Alexander EL,Ranzenbach MR,Kumar AJ,et al. Anti-Ro(SS-A) autoantibodies in central nervous system disease associated with Sjögren's syndrome (CNS-SS):clinical,neuroimaging,and angiographic correlates. Neurology,1994,44(5):899-908

23. Mellgren SI,Göransson LG,Omdal R. Primary Sjögren's syndrome associated neuropathy. Can J Neurol Sci,2007,34(3):280-287

24. Delalande S,de Seze J,Fauchais AL,et al. Neurologic manifestations in primary Sjögren syndrome:a study of 82 patients. Medicine (Baltimore),2004,83(5):280-291

25. Andonopoulos AP,Lagos G,Drosos AA,et al. The spectrum of neurological involvement in Sjögren's syndrome. Br J Rheumatol,1990,29(1):21-23

26. Mori K,Iijima M,Koike H,et al. The wide spectrum of clinical manifestations in Sjögren's syndrome-associated neuropathy. Brain,2005,128(Pt 11):2518-2534

27. Font J,Valls J,Cervera R,et al. Pure sensory neuropathy in patients with primary Sjögren's syndrome:clinical,immunological,and electromyographic findings. Ann Rheum Dis,1990,49(10):775-778

28. Goldenberg DL. Fibromyalgia,chronic fatigue syndrome,and myofascial pain syndrome. Curr Opin Rheumatol,1995,7(2):127-135

29. Sakakibara R,Hirano S,Asahina M,et al. Primary Sjögren's syndrome presenting with generalized autonomic failure. Eur J Neurol,2004,11(9):635-638

30. Kumazawa K,Sobue G,Yamamoto K,et al. Segmental anhidrosis in the spinal dermatomes in Sjögren's syndrome-associated neuropathy. Neurology,1993,43(9):1820-1823

31. Wright RA,Grant IA,Low PA. Autonomic neuropathy associated with sicca complex. J Auton Nerv Syst,1999,75(1):70-76

32. Fox RI. Sjögren's syndrome. Lancet,2005,366(9482):321-331

33. Moutsopoulos HM,Sarmas JH,Talal N. Is central nervous system involvement a systemic manifestation of primary Sjögren's syndrome? Rheum Dis Clin North Am,1993,19(4):909-912

34. Alexander EL. Neurologic disease in Sjögren's syndrome:mononuclear inflammatory vasculopathy affecting central/peripheral nervous system and muscle. A clinical review and update of immunopathogenesis. Rheum Dis Clin North Am,1993,19(4):869-908

35. Mellgren SI,Conn DL,Stevens JC,et al. Peripheral neuropathy in primary Sjögren's syndrome. Neurology,1989,39(3):390-394

36. Binder A,Snaith ML,Isenberg D. Sjögren's syndrome:a study of its neurological complications. Br J Rheumatol,1988,27(4):275-280

37. Hietaharju A,Yli-Kerttula U,Häkkinen V,et al. Nervous system manifestations in Sjögren's syndrome. Acta Neurol Scand,1990,81(2):144-152

38. 费允云,张奉春.原发性干燥综合征中枢神经系统病变 21 例临床分析.中华风湿病学杂志,2007,11(8):479-482

39. Delalande S,de Seze J,Fauchais AL,et al. Neurologic manifestations in primary Sjögren syndrome：a study of 82 patients. Medicine（Baltimore）,2004,83（5）:280-291

40. Birnbaum J,Petri M,Thompson R,et al. Distinct subtypes of myelitis in systemic lupus erythematosus. Arthritis Rheum,2009,60（11）:3378-3387

41. Wingerchuk DM,Lennon VA,Lucchinetti CF,et al. The spectrum of neuromyelitis optica. Lancet Neurol,2007, 6（9）:805-815

42. Wingerchuk DM,Weinshenker BG. The emerging relationship between neuromyelitis optica and systemic rheumatologic autoimmune disease. Mult Scler,2012,18（1）:5-10

43. Malinow KL,Molina R,Gordon B,et al. Neuropsychiatric dysfunction in primary Sjögren's syndrome. Ann Intern Med,1985,103（3）:344-350

44. Valtýsdóttir ST,Gudbjörnsson B,Lindqvist U,et al. Anxiety and depression in patients with primary Sjögren's syndrome. J Rheumatol,2000,27（1）:165-169

45. Niemelä RK,Hakala M. Primary Sjögren's syndrome with severe central nervous system disease. Semin Arthritis Rheum,1999,29（1）:4-13

46. Wong S,Pollock AN,Burnham JM,et al. Acute cerebellar ataxia due to Sjögren syndrome. Neurology,2004,62 （12）:2332-2333

47. Urban PP,Keilmann A,Teichmann EM,et al. Sensory neuropathy of the trigeminal,glossopharyngeal,and vagal nerves in Sjögren's syndrome. J Neurol Sci,2001,186（1-2）:59-63

48. Li JY,Lai PH,Lam HC,et al. Hypertrophic cranial pachymeningitis and lymphocytic hypophysitis in Sjögren's syndrome. Neurology. 1999,52（2）:420-423

49. Hayashi Y,Kimura A,Kato S,et al. Progressive multifocal leukoencephalopathy and CD4＋ T-lymphocytopenia in a patient with Sjögren syndrome. J Neurol Sci,2008,268（1-2）:195-198

50. Mori K,Iijima M,Koike H,et al. The wide spectrum of clinical manifestations in Sjögren's syndrome-associated neuropathy. Brain,2005,128（Pt 11）:2518-2534

51. Chai J,Herrmann DN,Stanton M,et al. Painful small-fiber neuropathy in Sjögren syndrome. Neurology,2005, 65（6）:925-927

52. Font J,Ramos-Casals M,de la Red G,et al. Pure sensory neuropathy in primary Sjögren's syndrome. Longterm prospective followup and review of the literature. J Rheumatol,2003,30（7）:1552-1557

53. Malinow K,Yannakakis GD,Glusman SM,et al. Subacute sensory neuronopathy secondary to dorsal root ganglionitis in primary Sjögren's syndrome. Ann Neurol,1986,20（4）:535-537

54. Mellgren SI,Conn DL,Stevens JC,et al. Peripheral neuropathy in primary Sjögren's syndrome. Neurology, 1989,39（3）:390-394

55. Low PA,Vernino S,Suarez G.. Autonomic dysfunction in peripheral nerve disease. Muscle Nerve,2003,27 （6）:646-661

56. Freeman SR,Sheehan PZ,Thorpe MA,et al. Ear,nose,and throat manifestations of Sjögren's syndrome：retrospective review of a multidisciplinary clinic. J Otolaryngol,2005,34（1）:20-24

57. Tumiati B,Casoli P,Parmeggiani A. Hearing loss in the Sjögren syndrome. Ann Intern Med,1997,126（6）: 450-453

58. Tishler M,Barak Y,Paran D,et al. Sleep disturbances,fibromyalgia and primary Sjögren's syndrome. Clin Exp Rheumatol,1997,15（1）:71-74

59. Ringel SP,Forstot JZ,Tan EM,et al. Sjögren's syndrome and polymyositis or dermatomyositis. Arch Neurol, 1982,39（3）:157-163

60. Kanellopoulos P,Baltoyiannis C,Tzioufas AG.. Primary Sjögren's syndrome associated with inclusion body my-

ositis. Rheumatology (Oxford),2002,41(4):440-444

61. Lindvall B,Bengtsson A,Ernerudh J,et al. Subclinical myositis is common in primary Sjögren's syndrome and is not related to muscle pain. J Rheumatol,2002,29(4):717-725

第十节 干燥综合征合并肿瘤

一、介绍

免疫系统的功能主要包括以下三方面:①免疫防御功能:识别和清除外来入侵的抗原,如病原微生物等;②免疫监视功能:识别和清除体内发生突变的肿瘤细胞、衰老细胞、死亡细胞或其他有害的成分;③通过自身免疫耐受和免疫调节使免疫系统内环境保持稳定。自身免疫性疾病的主要免疫功能异常表现为自身免疫耐受异常,而在部分患者免疫监视功能也发生紊乱,导致肿瘤发生率升高,如类风湿关节炎、系统性红斑狼疮和自身免疫性溶血性贫血等患者,血液系统恶性肿瘤的发生概率高于正常人群。据报道,系统性红斑狼疮和类风湿关节炎并发非霍奇金淋巴瘤(non-Hodgkin lymphoma,NHL)的风险分别比正常人高7.4倍和3.9倍[1]。

作为弥漫性结缔组织病之一的干燥综合征(Sjögren's syndrome,SS),以血清中高球蛋白血症和外分泌腺淋巴细胞浸润为特点,是一种良性淋巴增殖性的慢性自身免疫病,但在淋巴系统良性增殖过程中少数患者可能发生恶变,导致恶性肿瘤(malignant tumor)的发生。SS患者比普通人群发生恶性肿瘤的危险性高。在所有自身免疫病中,SS患者发生恶性淋巴增殖性疾病,特别是NHL的危险性最高。SS合并淋巴增殖性疾病是影响患者长期生存的重要因素,淋巴瘤(lymphoma)也是SS患者的主要死亡原因,因而值得关注。

二、干燥综合征合并肿瘤的发生率

(一) 国外研究

据国外报道,SS患者恶性肿瘤的发生率为普通人群的1.42～2.5倍,血液系统肿瘤是SS的主要并发症之一,SS患者肿瘤发生率的升高主要是因为淋巴瘤的发生率显著增加。大型系列研究表明,2%～9%的SS患者可发生淋巴瘤,而唾液腺发生黏膜相关性淋巴组织淋巴瘤(mucosa-associated lymphoid tissue lymphoma,MALT)的危险性最高。国外不同国家报道SS患者淋巴瘤的发生率为正常人群的8.7～44.4倍[2-7]。如挪威一项研究调查了全国18.6%的居民共896 840人,其中443例SS患者,在随诊共3813患者年中有7例发生淋巴瘤。经年龄和性别调整,SS患者患淋巴瘤的危险性是正常人群的9.0倍[8]。

其他恶性肿瘤:普通人群中发生的肿瘤类型在SS患者均可发生。血液系统肿瘤中,除淋巴瘤外,多发性骨髓瘤也可发生,但两者之间的相关性并不清楚。实体瘤在SS患者的发生率与正常人群无显著差别,有报道的包括胸腺瘤、舌鳞状细胞癌、腮腺黏液上皮癌、乳腺癌、胃癌、结肠癌等。胸腺瘤在自身免疫病中高发,然而合并SS的却较罕见,仅有个别病例报道。

(二) 我国研究

我国SS患者的肿瘤发生率目前还不清楚,据北京协和医院2008年调查随诊1320例SS

患者,随诊时间平均为 4.2 年,29 例(2.2%)发生恶性肿瘤,包括血液系统肿瘤 10 例,占
34.5%,其中 8 例淋巴瘤(27.6%),2 例骨髓瘤(6.9%),实体瘤共 19 例,占 65.5%,包括侵
蚀性胸腺瘤、乳腺癌、肺癌、胃肠道腺癌、肝癌、舌鳞癌、宫颈癌、肾癌、甲状腺癌和腮腺黏液表
皮样癌。依据我国淋巴瘤发病率为 3.15/百万人口,SS 患者淋巴瘤的危险性为 48.1 倍[9]。
SS 患者发生多发性骨髓瘤的标准化发病率(SIR)为 37.9。表 6-10-1 显示我国与其他国家和
地区 SS 患者合并淋巴瘤的标准化发病率。

表 6-10-1　不同研究中 SS 患者合并淋巴瘤的标准化发病率(SIR)

	年	国家	SIR(95% CI)	淋巴瘤(n)	患者数	随诊时间(患者年)
Kassan,等	1978	美国	44.4(16.7~118.4)	4	142	22(1099)
Kauppi,等	1997	芬兰	8.7(4.3~15.5)	11	676	22(5336)
Valesini,等	1997	意大利	33.3(17.3~64.0)	9	295	25
Davidson,等	1999	英国	14.4(4.7~44.7)	3	100	8
Pertovaara,等	2001	芬兰	13(2.7~38)	3	110	15
Lazarus,等	2005	英国	37.5(20.7~67.6)	11	112	10.8(1210)
Theander,等	2006	瑞典	15.57(7.8~27.9)	11	507	7(2464)
张文,等	2008	中国	48.1(20.7~94.8)	8	1320	4.2(5544)

三、SS 合并淋巴瘤的常见类型和部位

(一) 淋巴瘤类型

尽管在唾液腺中浸润的炎性细胞主要为 T 细胞,然而由于 SS 患者的 B 淋巴细胞活化和
增殖较为突出,故 B 细胞淋巴瘤最常见。SS 相关的淋巴瘤最常见的病理类型是 B 细胞来源
的 NHL,特别是 MALT 淋巴瘤。其他类型淋巴瘤,如霍奇金淋巴瘤、弥漫大 B 淋巴瘤
(diffused large B lymphoma,DLBL)、滤泡中心性或血管相关性淋巴瘤以及 T 细胞 NHL 等在
SS 也可发生,但较 MALT 少见。

我国报道 SS 合并淋巴瘤的类型主要为 NHL,其中 87.5% 为 B 细胞 NHL,包括 MALT、
DLBL 和血管内大 B 细胞淋巴瘤,仅少数患者为霍奇金淋巴瘤或 T 细胞性 NHL。结果与其
他国家报道相似。

(二) 淋巴瘤的发生部位

SS 患者合并淋巴瘤的常见部位在腮腺。据国外报道,患者腮腺边缘区淋巴瘤的风险高
出正常人 1000 倍,MALT 也可发生在其他器官,如胃肠道、肺和肾脏。胸腺的 MALT 淋巴瘤
极少报道,典型表现是 CT 显示胸腺中边界清晰的肿瘤轮廓。Nagasaka 报道一例 SS 患者同
时发生胸腺和胃的 MALT 淋巴瘤,通过单克隆基因重排研究推断不同部位的 MALT 淋巴瘤
是独立发生的[10]。我国 SS 患者淋巴瘤取材最多为淋巴结和腮腺,其他部位包括颌下腺、肺
组织、舌根组织和胃黏膜。50% NHL 的诊断部位是腮腺活检,提示外分泌腺的长期慢性炎症
可发展为淋巴系统肿瘤。发生 NHL 的患者临床特征包括无痛性单侧腮腺肿大,脾大,淋巴

结肿大[9,11-13]。

四、干燥综合征合并肿瘤的机制

SS 发展为恶性淋巴瘤是多个因素影响的复杂过程,其病因和发生机制目前还不清楚,可能与遗传易感因素、自身免疫病异常的凋亡机制、B 淋巴细胞的高反应性及某些感染因素的参与有关。淋巴系统在多克隆增殖过程中某一亚群取得优势,并抑制其他克隆的增殖,使得整个系统迅速被单克隆增殖"占领",从而导致疾病的生物学特性变成恶性。

SS 患者 B 淋巴瘤发生率高的可能机制包括凋亡缺陷、持续抗原刺激、B 细胞和 T 细胞的诱变因素如 B 细胞活化因子(BAFF)和 I 型干扰素的升高等。

(一)慢性病毒感染和抗原持续刺激

自身反应性 B 细胞的慢性抗原刺激可能是诱发 SS 患者发生恶性肿瘤因素之一。如 EB 病毒感染与淋巴瘤和自身免疫病均相关,柯萨奇病毒感染也是 SS 的发病的病因之一。幽门螺杆菌感染可导致长期持续的抗原刺激,可能使 CD4+ T 细胞及其某些细胞亚群异常,从而免疫监视缺陷,增生的 B 细胞发生恶变[14]。此外,局部慢性炎症也可能是其他类型恶性肿瘤发生的危险因素,如 SS 发生舌癌和腮腺黏液表皮样癌可能与局部慢性炎症或长期唾液减少而导致舌体慢性损伤有关。

(二)肿瘤调控基因失调

某些原癌基因的突变、易位和活化以及免疫球蛋白基因重排错误可能是诱发原因,多种基因变异或缺陷可能影响 B 细胞生存,导致自身免疫病和淋巴增殖性疾病。目前认为与 SS 患者发生淋巴瘤相关的异常调控基因包括 *p53* 基因、*FAS* 基因以及 *bcl-2* 基因等突变或失调。此外,近年研究发现,诱导小鼠细胞周期调节因子(p21)缺陷可导致严重的自身免疫病发生,如果同时 B 细胞 *bcl-2* 过度表达则可发生淋巴增殖性疾病[15]。致癌性事件如 t 的易位和抑癌基因 *p53* 突变等也是可能的促发因素。T(14;18)易位可影响毗邻的 *bcl-2* 和免疫球蛋白重链基因,导致抗凋亡信号 *bcl-2* 表达升高。法国的一项研究得出,这项研究列入了 16 例发展为 ML 的 SS 患者,发现这些患者中有 t(14;18)易位、*bcl-2* 蛋白表达、肿瘤活性抑制因子 *p53* 突变以及存在抗 p53 抗体等异常,证实了基因异常在疾病发展中的作用。

(三)B 细胞活化因子异常

B 细胞活化因子(BAFF,也称 BLyS)属 TNF 家族成员,是 B 细胞从 T_1 阶段至 T_2 阶段发育过程和维持 B 细胞生存的重要调节因子,起着抗凋亡的作用,在 SS 发病中起重要作用[16,17]。

BAFF 能促进 B 淋巴细胞分化,并在 SS 患者淋巴细胞浸润部位形成异位生发中心,因此在淋巴瘤的形成过程中也起到重要作用。SS 患者血清和组织中的 BAFF 在自身免疫病和 NHL 患者中均表达升高,因此包括 BAFF 在内的固有免疫因子在自身免疫病和 NHL 的发病机制中起重要作用。国外研究将 193 例 SS 患者按照已知淋巴瘤临床和血清学的高危因素分为 2 组,分别是低危 SS 组(111 例)和高危 SS 组(82 例),并纳入 137 例正常对照,通过 PCR 方法检测 5 种 *BAFF* 基因的单核苷酸多样性(SNPs),并分析了所有 SS 患者的基因型和单倍体型。与正常对照相比,高危 SS 组 *BAFF* 的小 T 等位基因表达高频 rs9514828。与低危 SS 患者相比,高危患者 rs12583006 多样性的 AA 基因型频率以及 TACAC 和 TACC 单倍体频率较低,而 TTTC 单倍体频率则较高。与正常对照比较,两组 SS 均表达高频的 TATT 和 GT-TC 单倍体以及低频的 TTCT。上述结果提示 SS 相关的 BAFF 基因单倍体和 BAFF 基因多样性的特征可导致肿瘤的发生,与正常对照相比,两组 SS 患者均表现出共同的诱导基因,但同时两组 SS 患者 BAFF 的基因型又各不相同。因此 SS 患者发病中某些诱导或抑制淋巴瘤发生的基因单倍体型的相互作用在 SS 相关性淋巴瘤发生过程中起决定性的作用[17]。

(四) 其他因素

研究发现,FMS 样酪氨酸激酶 3 配体(Fms-like tyrosine kinase 3 ligand,FL)对血液系统肿瘤的 B 淋巴细胞产生和增殖有一定的作用,在 SS 患者血浆中也可以检测到 FL 的升高,这可能与 SS 患者异常的 B 淋巴细胞分化有关。FL 的血浆水平可能是 SS 向 B 细胞淋巴瘤进展的预测因子之一。

五、干燥综合征合并肿瘤的危险因素

(一) 临床特征

具有以下临床表现的患者发生淋巴瘤的危险性较高:腮腺肿大、紫癜样皮疹、皮肤血管炎、周围神经病、下肢溃疡、脾大和淋巴结肿大。

(二) 实验室指标

贫血、淋巴细胞减少、低补体以及冷球蛋白血症均为淋巴瘤的危险因素。此外,血多克隆球蛋白转为单克隆球蛋白、持续升高的球蛋白在未经治疗的情况下转为正常或减低,以及自身抗体消失等均提示由良性病变转为恶性病变的可能。$CD4^+$ T 淋巴细胞减少也是 SS 患者发展为淋巴瘤的危险因素之一。研究发现外周血 $CD4^+$ 细胞数或 $CD4^+/CD8^+$ 比值下降可能是 SS 患者发生淋巴瘤的重要危险因素。研究发现 $CD4^+/CD8^+$ T 细胞比例下降亦是 SS 合并淋巴瘤的相关高危因素,其可能的原因为 T 细胞在外分泌腺体聚集导致血清 $CD4^+$ T 细胞下降;局部组织 T 细胞增多持续刺激 B 细胞,最终导致淋巴瘤。国外比较合并 B-NHL 和无 B-NHL 的 SS 患者发现,合并 B-NHL 的患者外周血中 $CD4^+$ T 细胞明显减少,且 CD4/CD8 的比例也减低。$CD4^+$ T 细胞减少症与患者发生腺体外表现也相关[14]。另外,低补体血症有可能导致 B 细胞长时间生存,从而增加癌变的可能性,最终发展为淋巴瘤。

(三) 组织学

唾液腺组织病理学中异位生发中心(EGC)的出现、巨噬细胞浸润和 IL-18 的表达升高均与淋巴瘤发生相关。研究发现 14% ~ 100% 的 SS 患者有寡克隆或单克隆 B 细胞增殖,20% ~ 30% 的 SS 患者在外分泌腺出现 EGC,推测单克隆增殖的 B 细胞主要存在于 EGC,EGC 的形成可能预示恶性变的发生[18]。我们的研究中 41.4% 合并肿瘤的 SS 患者(其中70% 为合并血液系统恶性肿瘤)血清中有单克隆免疫球蛋白,比非肿瘤的 SS 患者显著升高,提示单克隆 B 细胞增殖可能转为肿瘤。

六、SS 患者合并肿瘤的诊断

恶性肿瘤的诊断依据病理学,需符合国际疾病分类标准(ICD),淋巴瘤的诊断依据国际卫生组织造血组织肿瘤的分类标准,结合组织病理学形态,免疫表型,遗传学特征及临床特征进行分类。表6-10-2 为国外报道 SS 患者唾液腺 MALT 淋巴瘤的诊断依据。

表6-10-2 干燥综合征患者唾液腺 MALT 淋巴瘤的诊断依据

作者	年	例数	部位	诊断标准*
Speight 等	1994	4	小涎腺	κ 和 λ 轻链;mRNA 原位杂交
Royer 等	1997	3	腮腺	REAL 分类;CD20,CD3,κ 和 λ 轻链,Bcl-2
Nishimura 等	2000	1	腮腺	免疫组化,Southern 印迹杂交,免疫球蛋白基因重排
Biasi 等	2001	6	腮腺、颌下腺	REAL 分类;组织形态学和组化研究‡
Queneau 等	2002	1	腮腺	CD20;Southern 印迹杂交
Dunn 等	2004	4	腮腺	WHO 分类;CD3,CD20,CD-45RO,κ 和 λ 轻链
Ambrosetti 等	2004	15	腮腺	REAL/WHO 分类;CD20,CD5,CD21,CD10,CD3,κ 和 λ 轻链
Streubel 等	2004	15	腮腺和颌下腺	WHO 分类;逆转录 PCR;荧光原位杂交
van Mello 等	2005	3	小涎腺	单克隆 κ 和 λ 轻链;CD43,CD20,CD3
Sakuma 等	2006	1	小涎腺、硬腭	CD20,CD3,CD5,CD10,CD23,cyclin D1,免疫球蛋白轻链
Arcaini 等	2006	4†	腮腺	WHO 分类
Lewis 等	2007	2	腮腺和颌下腺	CD20,CD5,CD10,CD23,cyclin D1,κ 轻链
Roh 等	2008	1†	腮腺	REAL 分类;CD3,CD5,CD10,CD20,CD23,CD43,CD-45RO,CD79a,κ 和 λ 轻链,Bcl-2,Bcl-6,Ki-67
Suh 等	2008	2	腮腺和颌下腺	WHO 分类;CD3,CD5,CD10,CD20,CD21,CD43,CD79a,cyclin D1,κ 和 λ 轻链,Bcl-2,Bcl-6,Ki-67
Hu 等	2009	6	腮腺	WHO 分类;CD3,CD20,CD10,Bcl-6,κ 和 λ 轻链,IgM,IgG,IgA

注:* 应用分类学和免疫组化方法;† 只有 SS 患者被考虑;‡ 非特异性

七、治疗

SS 合并淋巴瘤的治疗依据其免疫病理组织分型,原则上按照血液专业的指南进行治疗。

对 SS 合并 MALT 患者的治疗目前尚无明确的指南。在制订 SS-MALT 治疗方案时应同时考虑控制 SS 病情活动和 MALT 的存在,可参考荷兰所采用的治疗策略和流程,见图6-10-1[19]。对于无 MALT 症状且无 SS 高疾病活动性的患者,如只有关节痛、乏力和(或)雷诺现象者,可不进行治疗,观察随诊。在这类患者,手术或放疗或许比监测病情变化对患者的损伤更大。如果患者为有症状的 MALT 淋巴瘤,如持续腮腺肿胀,但同时 SS 病情为低度活动,应选择局部低剂量放射治疗(2×2Gy 或 1×4Gy),但这方面的经验并不多。国外有报道使用低剂量放射治疗腮腺局部 MALT 淋巴瘤,既可减小肿瘤的体积,又可改善因肿瘤对腮腺导管压迫导致腮腺功能的减退。

SS 起病时高疾病活动度提示预后不良,且易发生淋巴瘤或腺体外的疾病进展。尽管目

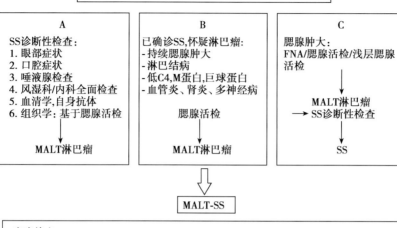

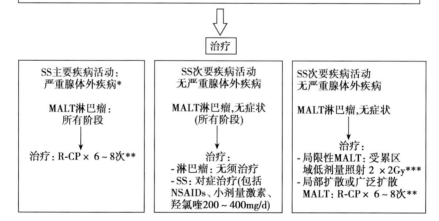

图 6-10-1 合并 MALT 淋巴瘤的干燥综合征患者诊断和治疗流程图[19]

FNA:细针穿刺;* 腺体外器官:多关节炎/肌炎、肾小球疾病、神经系统损害、巨球蛋白血症性血管炎、其他重要脏器受累,以及血清学异常,如巨球蛋白血症、C4<0.10g/L;** RCP:静脉输注利妥昔单抗 375mg/m²,共 6 次,联合环磷酰胺+泼尼松,6～8次,每 3 周 1 次。***患者接受 4Gy 的放射治疗一次,或 2Gy×2 次,间隔 48 小时(引自 Fox R, Fox C. 干燥综合征-诊断和治疗实践指南. Springer,2011)

前有研究表明抗 CD20 单抗对 SS 有效,但对有严重腺体外表现(如血管炎、肾炎或多神经病)且合并 MALT 淋巴瘤的患者,抗 CD20 单抗长期治疗的效果并不确切。特别是单用 CD20单抗对 SS 患者腺体外受累效果不佳。对这类患者应该采用强的免疫抑制剂治疗,如 CD20单抗、环磷酰胺和糖皮质激素联合治疗(利妥昔单抗+环磷酰胺+糖皮质激素,R-CP 方案),

该方案具体如下：静脉滴注利妥昔单抗375mg/m²，联合环磷酰胺750mg/m²，共6~8次，每3~4周1次，同时泼尼松100mg/d×5天。

对于惰性NHL，诱导缓解治疗后使用利妥昔单抗，或环磷酰胺，或长春新碱和激素维持治疗可延长疾病进展期，但不能延长生存期。理想的维持治疗目前尚无统一方案。

八、预后

SS患者可发生多种淋巴增殖性疾病。SS合并NHL多为低恶性淋巴瘤，然而，少数患者可发生组织学侵袭性DLBCL，治疗反应差，预后不良。淋巴结肿大和白细胞减少症是预后不良的因素。

（张　文）

参 考 文 献

1. Ekström Smedby K, Vajdic CM, Falster M, et al. Autoimmune disorders and risk of non-Hodgkin lymphoma subtypes：a pooled analysis within the InterLymph Consortium. Blood, 2008, 111(8)：4029-4038

2. Kauppi M, Pukkala E, Isomäki H. Elevated incidence of hematologic malignancies in patients with Sjögren's syndrome compared with patients with rheumatoid arthritis (Finland). Cancer Causes Control, 1997, 8(2)：201-204

3. Valesini G, Priori R, Bavoillot D, et al. Differential risk of non-Hodgkin's lymphoma in Italian patients with primary Sjögren's syndrome. J Rheumatol, 1997, 24(12)：2376-2380

4. Davidson BK, Kelly CA, Griffiths ID. Primary Sjögren's syndrome in the North East of England：a long-term follow-up study. Rheumatology (Oxford), 1999, 38(3)：245-253

5. Pertovaara M, Pukkala E, Laippala P, et al. A longitudinal cohort study of Finnish patients with primary Sjögren's syndrome：clinical, immunological, and epidemiological aspects. Ann Rheum Dis, 2001, 60(5)：467-472

6. Lazarus MN, Robinson D, Mak V, et al. Incidence of cancer in a cohort of patients with primary Sjögren's syndrome. Rheumatology (Oxford), 2006, 45(8)：1012-1015.

7. Theander E, Henriksson G, Ljungberg O, et al. Lymphoma and other malignancies in primary Sjögren's syndrome：a cohort study on cancer incidence and lymphoma predictors. Ann Rheum Dis, 2006, 65(6)：796-803

8. Johnsen SJ, Brun JG, Gøransson LG, et al. Risk of non-Hodgkin's lymphoma in primary Sjögren's syndrome：a population-based study. Arthritis Care Res (Hoboken), 2013, 65(5)：816-821

9. Zhang W, Feng S, Yan S, et al. Incidence of malignancy in primary Sjögren's syndrome in a Chinese cohort. Rheumatology (Oxford), 2010, 49(3)：571-577

10. Nagasaka T, Lai R, Harada T, et al. Coexisting thymic and gastric lymphomas of mucosa-associated lymphoid tissues in a patient with Sjögren syndrome. Arch Pathol Lab Med, 2000, 124(5)：770-773

11. 王立,赵岩,张奉春.原发性干燥综合征合并恶性淋巴瘤的临床特征.中华医学杂志,2010,90(39)：2773-2775

12. 孙丽蓉,唐福林,曾小峰,等.原发性干燥综合征合并恶性肿瘤(附8例病例分析).中国医师杂志,1999,12(1)：44-45

13. 卢松鹤,闫志明,魏明洁,等.结节型舍格伦综合征与恶性淋巴瘤关系初探.中华口腔医学杂志,2012,47(4)：208-212

14. Ismail F, Mahmoud A, Abdelhaleem H, et al. Primary Sjögren's syndrome and B-non-Hodgkin lymphoma：role of CD4+ T lymphocytopenia. Rheumatol Int, 2013, 33(4)：1021-1025

15. Neubauer A, Thiede C, Morgner A, et al. Cure of Helicobacter pylori infection and duration of remission of low-

grade gastric mucosa-associated lymphoid tissue lymphoma. J Natl Cancer Inst,1997,89(18):1350-1355

16. Voulgarelis M,Ziakas PD,Papageorgiou A,et al. Prognosis and outcome of non-Hodgkin lymphoma in primary Sjögren syndrome. Medicine (Baltimore),2012,91(1):1-9

17. Nezos A,Papageorgiou A,Fragoulis G,et al. B-cell activating factor genetic variants in lymphomagenesis associated with primary Sjögren's syndrome. J Autoimmun,2014,51:89-98

18. Jonsson R,Nginamau E,Szyszko E,et al. Role of B cells in Sjögren's syndrome-from benign lymphoproliferation to overt malignancy. Front Biosci,2007,12:2159-2170

19. Pijpe J,Bootsma H,Imhoff G. Lymphoproliferation and lymphoma in Sjögren's syndrome//Fox RI,FOX CM. Sjögren's syndrome:Sjögren's syndrome-Practical guidelines to diagnosis and therapy. New York:Springer, 2011:345-355

第七章 干燥综合征的自身抗体

第一节 干燥综合征自身抗体的临床

干燥综合征(Sjögren's syndrome,SS)是一种主要累及外分泌腺体,并可累及腺体外器官而出现多系统损害症状的慢性炎症性自身免疫病[1]。可分为原发性和继发性两类。SS 患者体内可检出器官特异性与非器官特异性自身抗体,后者包括:抗核抗体、抗 SSA 抗体,抗 SSB 抗体、类风湿因子和抗 α-胞衬蛋白抗体等,是应用于指导 SS 的诊断、鉴别诊断和预后评估等临床判断的重要血清学指标之一。

一、抗核抗体

抗核抗体(antinuclear antibodis,ANAs)是以真核细胞的核成分为靶抗原的自身抗体的总称。由于核成分不一,ANAs 包含的是一组自身抗体,临床重要的常用的有抗可溶性核抗原抗体和抗核酸抗体等,故又称为抗核抗体谱。这些自身抗体对自身免疫性疾病诊断、鉴别诊断及临床治疗具有重要帮助。

ANAs 的筛选检测主要采用间接免疫荧光法(indirect immunofluorescence,IIF),也就是临床所理解的 ANA-IIF,而 ANAs 则常用于进行抗核抗体中多种自身抗体的检测,即抗核抗体谱,包括抗 SSA 抗体、抗 SSB 抗体和抗核小体抗体等。ANAs 在多种自身免疫病中均可检出,低滴度的 ANAs 甚至可以在感染性疾病、肿瘤性疾病和正常人中出现[2,3],亦有研究提示 SS 患者 ANAs 阳性与吸烟相关,因而对于 SS 而言它并不特异[4,5]。原发性干燥综合征(primary Sjögren's syndrome,pSS)中,IIF 法检测 ANA 的滴度≥1:320 时有诊断意义[6],阳性率约为53%～85%,其核型60%为斑点型(图7-1-1),16%为均质型(图7-1-2),12%为着丝点型[7,8],考虑到在 pSS 中仅开展 ANAs 的 IIF 法筛查试验容易导致 pSS 患者部分具有重要临床意义的 ANA 特异性抗体漏检[9],建议在完成 ANAs 的 IIF 法筛查试验的同时检测包括抗 SSA 与 SSB 抗体在内的抗核抗体谱及其他特异性抗体(图7-1-1、图7-1-2)。

二、抗可溶性核抗原抗体

可用盐水或磷酸盐缓冲液从细胞核中提取得的抗原称为可溶性核抗原(extractable nuclear antigens,ENA),为酸性蛋白抗原,是由许多小分子 RNA 与各自对应的特定蛋白质组成的核糖核蛋白颗粒。ENA 主要包括 RNP、Sm、SSA、SSB、Scl-70、Jo-1 和 rRNP 等。抗 ENA

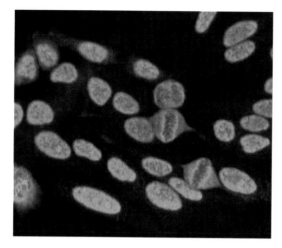

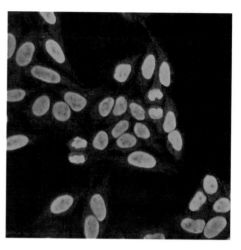

图 7-1-1 抗核抗体-斑点型
（HEp-2,20 倍镜下）

图 7-1-2 抗核抗体-均质型
（HEp-2,20 倍镜下）

抗体对结缔组织病的诊断有着重要意义,其中抗 SSA 和抗 SSB 抗体与 SS 的临床相关性最为密切。有 30% ANA-IIF 阳性的 pSS 患者可同时检出抗 SSA 抗体,抗 SSB 抗体和类风湿因子（rheumatoid factor,RF）-IgM[10]。因此,在 pSS 中进行 ANAs 初筛将有利于预测特异性自身抗体,包括抗 SSA 和 SSB 抗体的检出。在 2002 年的美欧 SS 分类标准及 2012 的 ACR SS 分类标准中抗 SSA 抗体、抗 SSB 抗体均为诊断 SS 的必需项目之一[6]。

（一）抗 ENA 抗体检测方法

应用于抗 ENA 抗体检测的方法较多,包括免疫沉淀法（immunoprecipitation,IP）、对流免疫电泳法（counterimmunoelectrophoresis,CIE）、免疫双扩散法（immunodiffusion,ID）、免疫印迹法（immunoblotting,IB）、IIF、酶联免疫法（enzyme-linked immuno sorbent assay,ELISA）和线性免疫印迹法（line immunoassay,LIA）。目前,国内实验室常规检测抗 SSA 抗体和抗 SSB 抗体等抗 ENA 抗体的方法主要是 ELISA 和 LIA。近年来,化学发光法（chemiluminescence immunoassay,CLIA）和多元微珠免疫检测法（multiplexed beads immunoassay）也逐步在抗 ENA 抗体检测中推广应用。RNA 沉淀法检测抗 SSA 抗体和抗 SSB 抗体的灵敏度和特异性最佳,但因操作烦琐,不适用于常规检测,但可作为参考或确证方法[5]。CIE、ID 和 IB 检测抗 SSA 抗体和抗 SSB 抗体的特异性虽较好,但灵敏度稍逊,且操作烦琐,耗时较长,难以满足临床需求。此外,可采用 IIF 在诱导表达 Ro60 的 HEp2 细胞上检测抗 Ro60 抗体。该法检测灵敏度为 71% ~91%,且阳性预测值好,但其劣势在于不能检出抗 Ro52 抗体[11]。LIA 检测抗 SSA 抗体和抗 SSB 抗体的灵敏度较好,但有时过高的灵敏度反而降低了临床诊断的特异性[12]。ELISA 是目前检测抗 SSA 抗体和抗 SSB 抗体较为灵敏、特异的技术,该法的检测灵敏度和特异性与靶抗原合成和纯化的方法密切相关[11],部分试剂盒同时包被有 Ro52 和 Ro60 两种抗原成分。近年来,CLIA 和流式点阵法因较 ELISA 更加快捷,约 15 ~45 分钟即可报出检测结果,灵敏度（95%）和特异性（94%）与 ELISA 相当甚至优于后者[13],而被广泛的应用于包括抗 SSA 抗体和抗 SSB 抗体在内的抗 ENA 抗体的检测。此外,CLIA 和流式点阵法自动化程度较高,不但节省了人力,提高了检测效率,还为检测结果的溯源提供了保障,是未来自身抗体常规检测技术的主要发展与应用方向。

（二）抗 SSA 抗体

抗 SSA 抗体是诸多抗 ENA 抗体之一,其靶抗原 SSA 为核糖核蛋白复合物,由 RNA 成分与蛋白成分非共价组合而成。1968 年首次在一名系统性红斑狼疮(systemic lupus erythematosus,SLE)患者(名 Ro)血清中发现该自身抗体,故名抗 Ro 抗体[14]。1975 年,有研究在 SS 患者中发现两种新自身抗体,分别命名为抗 SSA(Sjögren's syndrome type A)抗体和抗 SSB(Sjögren's syndrome type B)抗体[15],其中抗 SSA 抗体在随后的研究被证实与抗 Ro 抗体的靶抗原一致[16]。SSA/Ro 抗原的 RNA 成分来源于 hY RNA 中 Y1 ~ Y5 的五型之一,而抗原蛋白成分有 60kD 和 52kD 两种(以下简称 Ro60 和 Ro52),它们的来源不一,如 Ro52 不存在于兔胸腺组织,在人脾中含量丰富[17]。Ro60 和 Ro52 均有多个抗原决定簇,Ro60 在 hY RNA 有结合位点,而 Ro52 不直接与 RNA 结合,见图 7-1-3。目前 Ro52 的蛋白性质已明确,属三重基序蛋白家族(tripartite motif,TRIM),为 E3 泛素连接酶,在调节细胞增殖和凋亡中起重要作用,可能籍此参与自身免疫病的发病[18]。对两种蛋白成分的相关性尚无定论,认为两者的结构与基因均不具有同源性,Ro52 蛋白可通过 hY RNA 的 60kD 蛋白诱导免疫反应[19],后又认为 Ro52 作为 E3 泛素连接酶,催化 Ro60 等蛋白成分泛素化以保持复合物的稳定性等[18,20](图 7-1-3)。

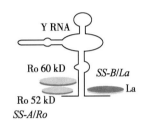

图 7-1-3　Ro/La 核糖核蛋白复合物结构图

抗 SSA 抗体是诊断 SS 的重要血清标志物。在 SS 中,不同检测方法检测抗 SSA 抗体的检出率不一,北京协和医院采用不同方法检测 181 例 pSS 患者血清抗 SSA 抗体,结果显示 ID 测定的阳性率为 61.9%,ELISA 法为 68.5%,IB 为 51.9%[21]。部分患者可同时检出抗 SSB/La 抗体,两者同时检出时高度提示 pSS[5,10,22,23]。抗 SSA 抗体在其他自身免疫性疾病中亦可检出,在 SLE 中约为 30%,多发性肌炎/皮肌炎(polymyositis/dermatomyositis,PM/DM)5% ~ 30%,系统性硬化病(systemic sclerosis,SSc)为 3% ~ 20%,原发性胆汁性肝硬化(primary biliary cirrhosis,PBC)为 28% ~ 38%,自身免疫性肝炎(autoimmune hepatitis,AIH)约为 17%,类风湿关节炎(rheumatoid arthritis,RA)为 3% ~ 15%,偶见于慢性活动性肝炎(chronic active hepatitis,CAH)[4,5,11,24],因而抗 SSA 抗体对 SS 而言并不特异。但抗 SSA 抗体检测结果与 SS 患者唇腺灶性指数显著相关,其阳性结果在一定程度上可提示唇腺病理的阳性,故可省去进一步的有创检查,而阴性结果需进一步进行唇腺活检以明确 pSS 诊断[21]。此外,前者腺体外表现明显,易出现雷诺现象、皮肤脉管炎和肾受累等临床表现的反复[5,23]。抗 SSA 抗体阳性的孕妇,新生儿发生先天性心脏传导阻滞的概率约为 2%[25]。当抗 SSA 抗体通过胎盘进入胎儿后,可引起新生儿狼疮综合征,此时新生儿抗 SSA 抗体的阳性率>90%[26]。抗 SSA 与抗 SSB 抗体均为阳性的 SS 患者,其唇唾液腺淋巴细胞浸润程度和生发中心样结构的出现较单独阳性更严重[5]。抗 SSA 抗体中,抗 Ro52 抗体单独出现常见于 pSS,国外资料显示该自身抗体还可出现于其他自身免疫病:SLE(73%),PBC(42%),RA(21%),肌炎(23%)且往往与抗 Jo-1 抗体共存,SSc(14% ~ 20%)[24,27-29]。此外,抗 Ro52 抗体还可出现于其他疾病,如间质性肺炎,肺动脉高压和肺癌等[30]。因此抗 Ro52 抗体并非 pSS 的特异性指标,但它与 SS 主要临床表现,组织病理阳性和血清免疫学检测结果如 RF 等均密切相关[31]。抗 Ro60 抗体相关研究发现,在 PBC、pSS 和 PBC 合并 SS 的三组患者中,该自身抗体抗原表位的序列存在差异,某些抗多倍体寡肽抗原表位抗体阳性率在具有特定临床表现的患者中较高[32]。因而对抗 Ro60 抗体中不同的抗多倍体寡肽抗原表位抗体进行检测,将可协助鉴别不同疾病亚型。此外,部分多倍体寡肽抗原表位表达于 SS 患者唾液腺上皮细胞膜,提示机体可能由此打破免疫耐受,诱导机体产生致病性自身抗体[33]。

对于抗 SSA 抗体检测,多认为混合包被 Ro52 和 Ro60 的试剂盒存在抗原决定簇相互屏蔽的现象,可导致抗 SSA 抗体检测出现假阴性,故建议分别对 Ro52 和 Ro60 进行检测[34]。目前国内多采用 LIA 法检测抗 SSA 抗体,其中部分试剂盒可分别单独检测 Ro52 和 Ro60。LIA 可将多种抗原置于同一检测体系中进行分析,但这一检测体系并非所有检测抗原的最适体系[35],以致于不能保证检测结果的准确性,包括抗 Ro52 抗体。因而建议采用 ELISA 法等其他特异性自身抗体检测方法来完成抗 Ro52 抗体的检测。此外,目前尚无研究对 LIA 检测报告中的弱阳性、阳性和强阳性进行临床相关性分析,限制了 LIA 在检测抗 Ro52 抗体中的临床应用。

(三) 抗 SSB 抗体

抗 SSB 抗体的靶抗原为核糖核蛋白复合物,其发现过程与抗 SSA/Ro 抗体相似,因 1974 年首次在一名 SLE 患者(名 La)血清中发现该自身抗体,故名抗 La 抗体[36],随后又有研究报道了该自身抗体[15],并被证实与抗 La 抗体为同一物质[16]。SSB/La 抗原中相关的蛋白成分是分子量为 45kD,47kD 或 48kD 的磷酸蛋白,其中 48kD 磷酸蛋白反应特异性强,其核糖核酸成分种类较多,有 5S RNA,7S RNA,tRNA 和 hY RNA,多由 RNA 聚合酶Ⅲ所转录,有观点认为 SSB/La 抗原与 RNA 聚合酶Ⅲ所催化的转录反应有密切关系[37]。

抗 SSB 抗体亦为诊断 SS 的重要血清标志物。在 SS 中,使用不同检测方法检测抗 SSB 抗体的阳性率不一(33%~74%)。在 pSS 的检出率为 10%~52%,本自身抗体几乎只出现在抗 SSA 抗体阳性的血清中。抗 SSA 和抗 SSB 抗体同时检出时高度提示 pSS。抗 SSB 抗体还可在少数 SLE 患者中出现,检出率为 10%~15%,这类患者多为 SLE 合并 SS[5,38]。抗 SSB 抗体亦可引起新生儿狼疮综合征,造成先天性心脏传导阻滞。此外,抗 SSB 抗体与器官受累相关,可作为 pSS 预后评估的标志物之一[39]。

三、类风湿因子

RF 是由于细菌、病毒等感染因子,引起体内产生的以变性 IgG 的 Fc 片段为抗原的一种自身抗体。依其免疫球蛋白类型可分为 IgG、IgM、IgA、IgE 和 IgD 共五型。检测方法有致敏绵羊红细胞凝集试验,乳胶颗粒凝集试验,散射比浊法和 ELISA 法。目前多使用后两种检测方法,两者灵敏度(66%~69%)与特异性(86%~91%)相当[5]。RF 在 RA 中检出率为 80%,一直被视为诊断 RA 的重要血清学标准之一。然而,RF 还可出现在感染性疾病、肿瘤、其他自身免疫病甚至健康人中,如:亚急性细菌性心内膜炎的阳性率为 40%(表 7-1-1)[40],因而 RF 的临床特异性较差。但 RF 在 SS 诊断中有重要意义,在 2012 年 ACR 推出的 SS 分类标准中,RF 联合 ANA(≥1:320)被列为血清学诊断标准之一,尤其是对于抗 SSA 和 SSB 抗体阴性的 SS 患者的诊断有重要参考价值[6]。RF-IgM 在 pSS 的检出率是 41%~68%,RF-IgA 为 18%,RF-IgG 为 20%[7,8,23]。RF 阳性的 pSS 患者较阴性患者更易出现高球蛋白血症,关节症状,皮肤脉管炎,腮腺肿大,雷诺现象,肾受累和神经受累等临床症状[5]。RA 合并 SS 的患者,其 RF-IgM,RF-IgA,ANA,抗 SSA 和 SSB 抗体的检出率均高于单纯 RA 患者。而 RF,

抗角蛋白抗体,抗核周因子抗体和抗环瓜氨酸肽抗体则均高于 pSS 患者,因而联合检测以上指标可有效的区分 RA,pSS 和继发性干燥综合征(secondary Sjögren's syndrome,sSS)[41]（见表 7-1-1）。

表 7-1-1　RF 在非风湿性疾病中的检出率

疾　　病		检出率(%)
细菌		
	亚急性细菌性心内膜炎	40
	梅毒	8～37
	结核	15
病毒		
	柯萨奇 B 病毒	15
	登革病毒	10
	EB 病毒和巨细胞病毒	20
	A、B、C 型肝炎	25
	单纯疱疹	10～15
	人类免疫缺陷病毒	10～20
	麻疹	8～15
	细小病毒	10
	风疹	15
寄生虫		
	美洲锥虫病	15～25
	疟疾	15～18
	盘尾丝虫病	10
	弓形虫病	10～12
其他疾病		
	混合型 II 型冷球蛋白血症	100
	肝硬化	25
	恶性肿瘤	5～25
	慢性结节病	5～30
	50 岁健康人	5
	70 岁健康人	10～25

四、抗毒蕈碱受体 3 抗体

毒蕈碱受体有五个亚型,毒蕈碱受体 3(muscarinic acetylcholine receptor M3,M3R)是一种主要分布于外分泌腺及平滑肌的胆碱能受体,也是一种 G-蛋白偶联受体,可介导腺体的分泌[42]。1996 年研究者们分别在 SS 患者和鼠模型中证实了抗 M3R 抗体的存在。M3R 有四个细胞外结构域——N 端区域,第一、第二和第三细胞外环。目前对抗 M3R 抗体靶抗原的认识仍有争议,多认为是第二细胞外环,但其具体抗原表位尚未阐明,亦有观点提出抗原表位处于第三细胞外环。抗 M3R 抗体,可以长期结合唾液腺上相应的受体而使受体对乙酰胆碱的敏感性降低,腺体分泌减少,最终导致 SS 发生。有人认为,抗 M3R 抗体的存在提示 SS 不但是系统性自身免疫病,也可认为是一种器官特异性自身免疫病[43]。

目前可采用 IIF 法(以鼠泪腺为检测基质),CHO 细胞(特异表达 M3R)检测法,IB、ELISA 和功能分析法进行抗 M3R 抗体的检测[44]。由于对抗 M3R 抗体抗原表位的认识尚存在异议,因而在 SS 中使用针对不同抗原表位的检测方法,抗 M3R 抗体检出率不一。抗 M3R 抗体(针对第二细胞外环表位)在 pSS 的检出率为 9%~90%,sSS 的检出率为 14%,儿童 SS 的检出率为 52%;就 SS 整体而言,抗 M3R 抗体(针对第一细胞外环表位)的检出率为 47%,针对第二细胞外环表位的检出率为 54%,针对第三细胞外环表位的检出率为 45%。有研究尝试将靶抗原环化后用于抗 M3R 抗体的 ELISA 检测,此时 pSS 中该自身抗体的检出率为 62%[44]。中国人群中,抗 M3R 抗体(针对第二细胞外环表位)在 pSS、sSS、其他结缔组织病及正常人的检出率分别为 84%、81%、8% 和 1%。抗 M3R 抗体诊断 SS 的敏感性和特异性分别为 83% 和 97%,在抗 SSA 抗体、抗 SSB 抗体及 α-胞衬蛋白抗体阳性的 SS 患者血清中的检出率分别为 87%、88% 及 85%,而在抗 SSA、抗 SSB、抗 α-胞衬蛋白和 ANA 阴性的 SS 患者血清中的检出率分别为 85%、89%、88% 和 95%,提示其对其他自身抗体阴性的 SS 诊断有参考意义[45,46]。有研究应用生物信息学设计合成靶抗原并制备抗 M3R 抗体检测试剂盒,其在 pSS 中的检出率为 53%,明显高于 sSS、SLE、RA 和正常人[47]。鉴于以上现状,仍需进行全面的 M3R 表位筛选,全面认识该自身抗体靶抗原,提高检测的灵敏度和特异性。抗 M3R 抗体阳性者中灶性指数大于 3 的患者多于阴性者,即该自身抗体阳性常提示患者唇腺损伤较重,可用于患者预后评估[48]。抗 M3R 抗体在间质性膀胱炎,轻度认知障碍,膀胱过度活动症,自发性神经系统功能紊乱,胃肠道受累和泌尿系统受累的 SS 患者中均可检出,推测其可能通过作用于平滑肌而引起膀胱和肠道等腺体外症状。在 RA,SSc 和 DM 中抗 M3R 抗体检出率较低[42]。

五、抗 α-胞衬蛋白抗体

胞衬蛋白(fodrin),属于膜收缩蛋白家族,为真核细胞膜骨架的主要组成部分,是由 α 和 β 两个亚单位构成的异质二聚体。其中 α-胞衬蛋白可被半胱天冬酶 3 酶解为 150kD 和 120kD 的两个片段,后一片段被认为是 SS 的一个特异性抗原[49]。目前尚未发现 β-胞衬蛋白与 SS 的临床相关性[50]。

抗 α-胞衬蛋白抗体-IgG 主要采用 IB 和 ELISA 进行检测,其在 SS 患者中的检出率受地域、种族和检测方法影响:中国人群 pSS 的检出率为 59%~73%,sSS 则为 37%~40%,其他结缔组织病为 35%,其中 SLE 和 RA 分别为 19.5% 和 29%,健康人约 3%,SSc 为 10%~20%,其他活动性炎症为 10%~30%[51-53]。国内有学者利用生物信息学设计合成的靶抗原,制备了相应 IB 抗 α-胞衬蛋白抗体检测试剂盒,在 pSS 中的检出率 78%,明显高于 SLE(10%)、RA(21%)及正常人(6%)[47];在日本 SS 患者中使用 IB 检测抗 α-胞衬蛋白抗体的阳性率为 67%~92%;在美国 SS 患者中运用 ELISA 检测针对 150kD 胞衬蛋白片段的自身抗体,阳性率高达 98%;使用 ELISA 技术在德国 SS 患者中检测该自身抗体,阳性率为 50%;在法国 107 例 pSS 患者中运用 ELISA 技术检测抗 α-胞衬蛋白抗体,阳性率为 5%,而 SLE 和 RA 患者中本自身抗体的阳性率均高于 pSS,只有 4 例 pSS 本抗体阳性而抗 SSA 抗体为阴性[54]。此外,还有其他一些研究发现抗 α-胞衬蛋白抗体的在 SS 中的检出率可低至

30%[55]。目前多认为抗 α-胞衬蛋白抗体阳性率差异较大可能与 SS 患者入组诊断标准不同,疾病活动性不同和检测方法不同等因素相关[46,56]。目前认为抗 α-胞衬蛋白抗体 IgG 型对 SS 诊断的特异性和敏感性不够理想,对于抗 SSA 和 SSB 抗体阴性的 SS 诊断意义不大,与临床表现无明显关系[51]。亦有学者对抗 α-胞衬蛋白抗体-IgA 进行研究,结果显示该自身抗体在 pSS、sSS、RA、SLE 和健康对照的检出率分别为 17% ~73% 、64% 、27% 、17% 和 2% ~20%[55-57],但临床意义尚未阐明。结合上述结果,我们认为抗 α-胞衬蛋白抗体不能作为 pSS 的标记性自身抗体。但有研究发现,联合检测抗 SSA,SSB 和 α-胞衬蛋白三种自身抗体对 SS 敏感性和特异性分别为 88% 和 90% ,与三种自身抗体单独检测相比,特异性相似而敏感性显著提高[51,58]。此外,抗 M3R 抗体和抗 α-胞衬蛋白抗体联合检测后,诊断 pSS 的特异性可增高至 93%[59]。考虑到抗 α-胞衬蛋白抗体在其他炎症疾病中亦有检出,不适用于 SS 鉴别诊断,但对于有腺体外表现的 SS 可疑患者,有较好的辅助诊断价值。抗 α-胞衬蛋白抗体较抗 Ro 抗体更早出现在 SS 中,与唾液腺中淋巴细胞浸润程度,血沉,高球蛋白血症,病情严重程度相关,阳性提示 SS 患者处于疾病早期,可进行治疗[52,55]。抗 α-胞衬蛋白抗体对 SS 预后判断的价值仍有争议[8,52]。

六、与 SS 合并症相关的自身抗体

(一) 抗着丝点抗体

自 1980 年首次发现抗着丝点抗体(anti centromere antibody,ACA)以来,ACA 一直作为 CREST 综合征的血清学标志物,主要检测方法为 IIF 法[60,61]。靶抗原着丝点蛋白可分为 A ~H 八个亚型,ACA 亚型的检测主要采用 ELISA 法。除 CREST 综合征外,ACA 亦可见于其他各种疾病,PBC(12%)、SSc(8%)、SS(8%)、RA(2%)和 SLE(1%)等[62],不同的亚型见于不同自身免疫病,如 B 和 C 亚型的 ACA 常见于 SSc,而针对着丝点 A 亚型的 ACA 则常见于 pSS。有研究发现针对着丝点 H 亚型的 ACA 也可在 pSS 中检出[63]。早期研究发现 ACA 阳性的患者中多存在着 SS 相关症状,且最终有 17% 诊断为 SS,从而引发人们对 ACA 阳性 SS 的关注[5]。pSS 中 ACA 检出率为 3% ~27% ,一般不与抗 SSA 和 SSB 抗体同时出现。值得注意的是,抗 SSA 和 SSB 抗体阴性但 ACA 阳性的 SS 患者其肝损害频率高于抗 SSA 和 SSB 抗体阳性患者,提示 ACA 与 SS 合并肝脏损害相关,而抗线粒体抗体(anti-mitochondrial antibody,AMA)及 AMA-M2(详见抗线粒体抗体部分)在两组中阳性率有差异,(32.7% vs 16.3% ,$P = 0.021$)[64],因此如将 AMA-M2 作为 PBC 的血清标志物,则会有更多的 ACA 阳性的 SS 患者被诊断为合并 PBC。因而如患者有肝损伤则有必要对抗 SSA/SSB 阴性而符合 SS 表现的患者进一步的 ACA 检测,以早期对肝脏损伤进行干预。ACA 阳性 SS 患者中约 25% 合并 AMA 阳性,提示这两个自身抗体可能存在联系,但目前尚未明了[60,64]。

(二) 抗线粒体抗体

AMA 是一种以线粒体酶亚单位丙酮酸脱氢酶复合物 E2 为主要靶抗原、无种属和器官特异性的自身抗体,PBC 患者中的 AMA 阳性率可高达 95% ,是 PBC 诊断的重要实验室指标。AMA 可分为 9 种亚型(M1 ~M9),AMA-M2 是既特异又敏感的 PBC 诊断指标。AMA 常用的检测方法为 IIF,AMA-M2 则为 ELISA。目前有研究认为 PBC 是 SS 患者肝脏受累的表

现之一,也有研究认为 SS 是 PBC 患者口眼科临床表现之一。了解 AMA 在 pSS 的检出率可更好的指导认识两者的关系。pSS 中 AMA 检出率为 1.7% ~13%,AMA-M2 则可达到 3% ~27%。AMA 阳性的 SS 患者出现肝脏受累,雷诺现象和周围神经病变的频率更高。AMA 及 AMA-M2 的检出对提示患者发生 PBC 具有重要意义[5,65]。

(三) 抗平滑肌抗体

抗平滑肌抗体(anti-smooth muscle antibodies,ASMA)无器官及种属特异性,其靶抗原种类丰富,主要为多种细胞骨架成分,可分为肌动蛋白和非肌动蛋白两大类。ASMA 可见于多种肝脏疾病及非肝脏疾病,高滴度的 ASMA(>1:160)对Ⅰ型 AIH 诊断敏感性相当高,约 90%。而低滴度的靶抗原为非肌动蛋白的 ASMA 可非特异性出现于多种疾病中。常用的检测方法为 IIF。pSS 中 ASMA 检出率为 30% ~62%。目前,ASMA 与 pSS 患者肝脏受累的相关性尚无明确定论。但在 SS 患者长期随访中发现,合并自身免疫性肝病患者 ASMA 的阳性率(83%)明显高于合并 CAH 患者(55%),因而 ASMA 阳性对提示 SS 患者出现自身免疫性肝脏病变有重要意义[5]。

(四) 抗甲状腺球蛋白和甲状腺过氧化物酶抗体

甲状腺球蛋白(thyroglobulin,Tg)是甲状腺滤泡腔胶质的主要组成部分,是一个分子量为 660kD 的蛋白质,由两个相同的单体(330kD)构成,是一种碘化糖蛋白[66]。甲状腺过氧化物酶(thyroid peroxidase,TPO)是催化甲状腺激素的重要酶。其由 933 个氨基酸残基组成,分子量为 105kD,为 10% 糖化的血色素样蛋白质,TPO 由甲状腺滤泡细胞合成,在滤泡腔面的微绒毛处分布最为丰富,是一种膜蛋白分子,它的抗原决定簇位于膜外部分[67]。抗 Tg 和 TPO 抗体是诊断桥本甲状腺炎的重要标志物,在自身免疫性甲状腺疾病的检出率分别为 83% 和 35%。检测方法多为 ELISA 和 CLIA。pSS 中,抗 TPO 抗体检出率 9% ~30%,抗 Tg 抗体检出率 3% ~9%。以上自身抗体阳性的 pSS 患者最终均发展为自身免疫性甲状腺相关疾病,且此类 SS 患者抗 SSA 抗体和 RF 的阳性率明显高于自身抗体阴性患者[68,69]。虽也有研究显示自身免疫性甲状腺疾病与 pSS 间不存在相关性,但可能与地域因素相关[70]。

七、与抗磷脂抗体综合征相关的自身抗体

抗磷脂抗体(anti-phospholipid antibodies,aPL)是一组针对含有磷脂结构抗原物质的自身抗体,主要包括抗心磷脂抗体(anti-cardiolipin antibody,aCL)、抗 β2 糖蛋白 I(beta 2-glyco-protein I,β2GPI)抗体和狼疮抗凝物(lupus anticoagulant,LA)等。aPL 与心血管事件、病态妊娠、血管栓塞的发病密切相关。抗磷脂综合征(anti-phospholipid syndrome,APS)为一种以反复动脉或者静脉血栓、病态妊娠和抗磷脂抗体持续阳性为主要表现的疾病。APS 可继发于系统性红斑狼疮或者其他自身免疫病,但也可单独出现。20 世纪 90 年代即有在 SS 患者中检出 aPL 的报道,阳性率 11% ~28%[23,71]。随后仅有少数相关文献报道,直到 Fauchais 等对其进行 SS 相关性分析[72]。aPLs 在 pSS 中的阳性率为 14% ~38%,健康对照为 5%,其中 aCL 阳性率为 4% ~40%,抗 β2GPI 抗体阳性率为 0% ~9%,LA 阳性率为 1% ~11%[72-75]。临床相关性方面尚存争议,部分研究认为 aPLs 阳性 SS 患者中网状青斑,脑卒中和深静脉血栓的发病率较 aPLs 阴性患者高[72,74-76],抗心磷脂抗体阳性的 pSS 患者中皮肤血管炎、甲状

腺疾病、原发性胆汁性肝硬化、ANA 阳性及高丙球蛋白血症更多见[77]。但也有研究认为 aPLs 与 APS 相关临床表现或 SS 腺体外症状无相关性[73]。

八、其他自身抗体

pSS 中亦可检出其他多种类型自身抗体，但阳性率较低，如抗 dsDNA 抗体（5%），抗 Sm 抗体（0.6% ~ 1.5%），抗 RNP 抗体（2% ~ 3%）和抗中性粒细胞胞浆抗体（3% ~ 25%）[10,78-81]。

近年来，对 SS 相关自身抗体的探索一直在进行当中，报道了大量新的 SS 相关自身抗体，包括抗二磷酸腺苷核糖聚合酶抗体，抗细胞核有丝分裂器抗体和抗核仁形成区 90kD 蛋白抗体等，在 SS 中检出率分别为 42%，53% 和 78%[82]，然其均未作多中心的验证，故它们的诊断、鉴别诊断和预后评估的临床意义尚未阐明，亟待进一步研究探索。

总而言之，自身抗体与 pSS 密切相关。不论是 2002 年美欧 pSS 分类标准还是 2012 年 ACR 分类标准，抗 SSA 及抗 SSB 抗体均被列为重要的血清学诊断指标。2012 年 ACR 分类标准还将 ANA（≥1:320）联合 RF 列为 SS 诊断指标之一。此外，自身抗体在 pSS 的鉴别诊断，甚至在预后评估中也有重要意义。然而文中所介绍的自身抗体亦可在 pSS 外的其他疾病中检出，因而其意义解读必须结合临床。

（李永哲　邓垂文）

参 考 文 献

1. 中华医学会风湿病学分会. 干燥综合征诊断及治疗指南. 中华风湿病学杂志,2010,14(11):766-768

2. Imran A,Neelam F,Tariq M. Incidence of circulating antinuclear antibodies in cancer patients. Indian J Med Sci,2003,57(3):113-116

3. Ganesh R,Ramalingam V,Eswara Raja T,et al. Antinuclear antibodies in Mycobacterium tuberculosis infection. Indian J Pediatr,2008,75(11):1188

4. Fox RI,Stern M,Michelson P. Update in Sjögren syndrome. Curr Opin Rheumatol,2000,12(5):391-398

5. Bournia VK,Vlachoyiannopoulos PG. Subgroups of Sjögren syndrome patients according to serological profiles. J Autoimmun,2012,39(1-2):15-26

6. Shiboski SC,Shiboski CH,Criswell L,et al. American College of Rheumatology classification criteria for Sjögren's syndrome:a data-driven,expert consensus approach in the Sjögren's International Collaborative Clinical Alliance cohort. Arthritis Care Res（Hoboken）,2012,64(4):475-487

7. ter Borg EJ,Risselada AP,Kelder JC. Relation of systemic autoantibodies to the number of extraglandular manifestations in primary Sjögren's Syndrome:a retrospective analysis of 65 patients in the Netherlands. Semin Arthritis Rheum,2011,40(6):547-551

8. Goëb V,Salle V,Duhaut P,et al. Clinical significance of autoantibodies recognizing Sjögren's syndrome A（SSA）,SSB,calpastatin and alpha-fodrin in primary Sjögren's syndrome. Clin Exp Immunol,2007,148(2):281-287

9. 胡朝军,李俊,张道强,等. 间接免疫荧光法筛查抗核抗体与特异性抗体检测的相互关系. 中华临床免疫和变态反应杂志,2011,5(3):179-185

10. Fauchais AL,Martel C,Gondran G,et al. Immunological profile in primary Sjögren syndrome:clinical significance,prognosis and long-term evolution to other auto-immune disease. Autoimmun Rev,2010,9(9):595-599

11. Franceschini F,Cavazzana I. Anti-Ro/SSA and La/SSB antibodies. Autoimmunity,2005,38(1):55-63

12. Peene I, Meheus L, Veys EM, et al. Diagnostic associations in a large and consecutively identified population positive for anti-SSA and/or anti-SSB: the range of associated diseases differs according to the detailed serotype. Ann Rheum Dis, 2002, 61(12): 1090-1094

13. 胡朝军, 李永哲, 张蜀澜, 等. AtheNA Multi-Lyte 自身抗体自动化检测系统检测抗核抗体的性能评价. 临床检验杂志, 2006, 24(5): 387-388

14. Anderson JR, Gray KG, Beck JS, et al. Precipitating auto-antibodies in the connective tissue diseases. Ann Rheum Dis, 1962, 21: 360-369

15. Alspaugh MA, Tan EM. Antibodies to cellular antigens in Sjögren's syndrome. J Clin Invest, 1975, 55(5): 1067-1073

16. Alspaugh M, Maddison P. Resolution of the identity of certain antigen-antibody systems in systemic lupus erythematosus and Sjögren's syndrome: an interlaboratory collaboration. Arthritis Rheum, 1979, 22(7): 796-798

17. 甘晓丹, 唐福林, 史艳萍, 等. 不同组织来源的可溶性核抗原(ENA)抗原性的比较. 中国免疫学杂志, 1992, 8(4): 240-243

18. Espinosa A, Zhou W, Ek M, et al. The Sjögren's syndrome-associated autoantigen Ro52 is an E3 ligase that regulates proliferation and cell death. J Immunol, 2006, 176(10): 6277-6285

19. 刘莉, 张奉春. SSA/Ro 抗原的临床及生物学特性. 中华风湿病学杂志, 2001, 5(6): 384-386

20. Wada K, Kamitani T. Autoantigen Ro52 is an E3 ubiquitin ligase. Biochem Biophys Res Commun, 2006, 339 (1): 415-421

21. 李梦涛, 赵岩, 郑文洁, 等. 抗 SSA 抗体在原发性干燥综合征的诊断价值. 中华内科杂志, 2010, 49(5): 410-413

22. Ramos-Casals M, Solans R, Rosas J, et al. Primary Sjögren syndrome in Spain: clinical and immunologic expression in 1010 patients. Medicine (Baltimore), 2008, 87(4): 210-219

23. Martel C, Gondran G, Launay D, et al. Active immunological profile is associated with systemic Sjögren's syndrome. J Clin Immunol, 2011, 31(5): 840-847

24. Defendenti C, Atzeni F, Spina MF, et al. Clinical and laboratory aspects of Ro/SSA-52 autoantibodies. Autoimmun Rev, 2011, 10(3): 150-154

25. Brucato A, Frassi M, Franceschini F, et al. Risk of congenital complete heart block in newborns of mothers with anti-Ro/SSA antibodies detected by counterimmunoelectrophoresis: a prospective study of 100 women. Arthritis Rheum, 2001, 44(8): 1832-1835

26. Brucato A, Cimaz R, Caporali R, et al. Pregnancy outcomes in patients with autoimmune diseases and anti-Ro/SSA antibodies. Clin Rev Allergy Immunol, 2011, 40(1): 27-41

27. Ben-Chetrit E, Fox RI, Tan EM. Dissociation of immune responses to the SS-A (Ro) 52-kd and 60-kd polypeptides in systemic lupus erythematosus and Sjögren's syndrome. Arthritis Rheum, 1990, 33(3): 349-355

28. 张奉春, 刘莉, 徐东. 抗 60 000 SSA 和 52 000 SSA 抗体与系统性红斑狼疮和干燥综合征相关性的研究. 中华医学杂志, 2007, 87(1): 7-10

29. Dugar M, Cox S, Limaye V, et al. Diagnostic utility of anti-Ro52 detection in systemic autoimmunity. Postgrad Med J, 2010, 86(1602): 79-82

30. Ghillani P, André C, Toly C, et al. Clinical significance of anti-Ro52 (TRIM21) antibodies non-associated with anti-SSA 60kDa antibodies: results of a multicentric study. Autoimmun Rev, 2011, 10(9): 509-513

31. Retamozo S, Akasbi M, Brito-Zerón P, et al. Anti-Ro52 antibody testing influences the classification and clinical characterisation of primary Sjögren's syndrome. Clin Exp Rheumatol, 2012, 30(5): 686-692

32. 汪劭婷, 张奉春, 黎明, 等. 原发性胆汁性肝硬化及干燥综合征抗 SSA 抗原表位抗体的检测及临床分析. 中华风湿病学杂志, 2013, 17(4): 225-230

33. 李鸿斌,张奉春,张烜,等.SSA 表位在原发性干燥综合征患者唾液腺中的表达.中华医学杂志,2010,90 (17):1187-1191

34. Schulte-Pelkum J,Fritzler M,Mahler M. Latest update on the Ro/SS-A autoantibody system. Autoimmun Rev, 2009,8(7):632-637

35. Kumar Y,Bhatia A,Minz RW. Antinuclear antibodies and their detection methods in diagnosis of connective tissue diseases:a journey revisited. Diagn Pathol,2009,4:1

36. Mattioli M,Reichlin M. Heterogeneity of RNA protein antigens reactive with sera of patients with systemic lupus erythematosus. Description of a cytoplasmic nonribosomal antigen. Arthritis Rheum,1974,17(4):421-429

37. Wolin SL,Cedervall T. The La protein. Annu Rev Biochem,2002,71:375-403

38. Lyons R,Narain S,Nichols C,et al. Effective use of autoantibody tests in the diagnosis of systemic autoimmune disease. Ann N Y Acad Sci,2005,1050:217-228

39. Locht H,Pelck R,Manthorpe R. Diagnostic and prognostic significance of measuring antibodies to alpha-fodrin compared to anti-Ro-52,anti-Ro-60,and anti-La in primary Sjögren's syndrome. J Rheumatol,2008,35(5): 845-849

40. Shoenfeld Y,Meroni PL,Gershwin ME. Autoantibodies. 3rd ed. Netherlands:Elsevier,2014:754-755

41. He J,Ding Y,Feng M,et al. Characteristics of Sjögren's syndrome in rheumatoid arthritis. Rheumatology (Oxford),2013,52(6):1084-1089

42. Dawson L,Tobin A,Smith P,et al. Antimuscarinic antibodies in Sjögren's syndrome:where are we,and where are we going? Arthritis Rheum,2005,52(10):2984-2995

43. Fox RI,Konttinen Y,Fisher A. Use of muscarinic agonists in the treatment of Sjögren's syndrome. Clin Immunol,2001,101(3):249-263

44. Sumida T,Tsuboi H,Iizuka M,et al. Anti-M3 muscarinic acetylcholine receptor antibodies in patients with Sjögren's syndrome. Mod Rheumatol,2013,23(5):841-845

45. 赖蓓,陈巧林,张翠华,等.免疫印迹法检测胆碱能毒蕈碱受体 3 抗体及其在干燥综合征诊断中的意 义.中华风湿病学杂志,2005,9(7):409-412

46. 方万,何菁,姚中强,等.抗毒蕈碱受体 3 多肽抗体测定在干燥综合征诊断中的意义.中华风湿病学杂 志,2008,12(4):226-229

47. 李想,邹新乐,陈巧林,等.毒蕈碱受体 3 抗原表位筛选及其在原发性干燥综合征诊断中的作用.现代免 疫学,2008,28(6):491-495

48. 吴莹,李梦涛,赵岩,等.抗乙酰胆碱 3 受体抗体在原发性干燥综合征中的临床意义.中华内科杂志, 2008,47(7):563-565

49. Yanagi K,Ishimaru N,Haneji N,et al. Anti-120-kDa alpha-fodrin immune response with Th1-cytokine profile in the NOD mouse model of Sjögren's syndrome. Eur J Immunol,1998,28(10):3336-3345

50. Kuwana M,Okano T,Ogawa Y,et al. Autoantibodies to the amino-terminal fragment of beta-fodrin expressed in glandular epithelial cells in patients with Sjögren's syndrome. J Immunol,2001,167(9):5449-5456

51. 赵岩,费允云,邓学新,等.抗 α-胞衬蛋白抗体在干燥综合征诊断中的意义及与临床表现的相关性.中华 风湿病学杂志,2005,9(5):261-264

52. 何菁,李晶,栗占国,等.抗 α-胞衬蛋白多肽抗体在干燥综合征诊断中的意义.中华风湿病学杂志,2003, 7(10):600-603

53. de Seze J,Dubucquoi S,Fauchais AL,et al. Alpha-fodrin autoantibodies in the differential diagnosis of MS and Sjögren syndrome. Neurology,2003,61(2):268-269

54. Sordet C,Gottenberg JE,Goetz J,et al. Anti-{alpha}-fodrin autoantibodies are not useful diagnostic markers of primary Sjögren's syndrome. Ann Rheum Dis,2005,64(8):1244-1245

55. Witte T. Diagnostic markers of Sjögren's syndrome. Dev Ophthalmol,2010,45:123-128

56. Witte T. Antifodrin antibodies inSjögren's syndrome:a review. Ann N Y Acad Sci,2005,1051:235-239

57. 何菁,郭嘉隆,李英妮,等.抗α-胞衬蛋白多肽 IgA 抗体对干燥综合征的诊断价值.中华临床免疫和变态反应杂志,2010,4(2):91-96

58. 蔡逸婷,刘庆中,赵超,等.联合检测抗α-胞衬蛋白、抗 SSA 和抗 SSB 抗体在干燥综合征诊断中的应用.现代免疫学,2012,32(2):152-155

59. 赖蓓,陈巧林,马喻庆等.两种新型抗体联合检测在原发性干燥综合征诊断中的意义及其对脏器损害的预测价值.中国临床保健杂志,2007,10(6):566-568

60. 李玲,张烜,李永哲,等.抗着丝点抗体在干燥综合征中的临床意义.中华内科杂志,2004,43(10):778-779

61. 唐福林,占小海,李明佳,等.抗着丝点抗体71 例临床分析.中华风湿病学杂志,1998,2(1):20-23

62. Powell FC,Winkelmann RK,Venencie-Lemarchand F,et al. The anticentromere antibody:disease specificity and clinical significance. Mayo Clin Proc,1984,59(10):700-706

63. Hsu TC,Chang CH,Lin MC,et al. Anti-CENP-H antibodies in patients with Sjögren's syndrome. Rheumatol Int,2006,26(4):298-303

64. 颜淑敏,曾小峰,赵岩,等.抗着丝点抗体阳性原发性干燥综合征的临床特点.中华内科杂志,2008,47(4):296-299

65. 刘爱华,张春媚,黄慈波.抗线粒体抗体 M2 在原发性干燥综合征中的阳性率及临床意义.中国临床保健杂志,2011,14(5):454-456

66. Gentile F, Conte M, Formisano S. Thyroglobulin as an autoantigen:what can we learn about immunopathogenicity from the correlation of antigenic properties with protein structure? Immunology,2004,112(1):13-25

67. Rapoport B,McLachlan SM. Thyroid autoimmunity. J Clin Invest,2001,108(9):1253-1259

68. Jonsson R,Moen K,Vestrheim D,et al. Current issues in Sjögren's syndrome. Oral Dis,2002,8(3):130-140

69. D'Arbonneau F,Ansart S,Le Berre R,et al. Thyroid dysfunction in primary Sjögren's syndrome:a long-term followup study. Arthritis Rheum,2003,49(6):804-809

70. Tunc R,Gonen MS,Acbay O,et al. Autoimmune thyroiditis and anti-thyroid antibodies in primary Sjögren's syndrome:a case-control study. Ann Rheum Dis,2004,63(5):575-577

71. Asherson RA,Fei HM,Staub HL,et al. Antiphospholipid antibodies and HLA associations in primary Sjögren's syndrome. Ann Rheum Dis,1992,51(4):495-498

72. Fauchais AL,Lambert M,Launay D,et al. Antiphospholipid antibodies in primary Sjögren's syndrome:prevalence and clinical significance in a series of 74 patients. Lupus,2004,13(4):245-248

73. Jedryka-Goral A,Jagiello P,D'Cruz DP,et al. Isotype profile and clinical relevance of anticardiolipin antibodies in Sjögren's syndrome. Ann Rheum Dis,1992,51(7):889-891

74. Pennec YL,Magadur G,Jouquan J,et al. Serial measurements of anticardiolipin antibodies in primary Sjögren's syndrome. Clin Exp Rheumatol,1991,9(2):165-167

75. Cervera R,García-Carrasco M,Font J,et al. Antiphospholipid antibodies in primary Sjögren's syndrome:prevalence and clinical significance in a series of 80 patients. Clin Exp Rheumatol,1997,15(4):361-365

76. Hassin-Baer S,Levy Y,Langevitz P,et al. Anti-beta2-glycoprotein I in Sjögren's syndrome is associated with parkinsonism. Clin Rheumatol,2007,26(5):743-747

77. 李博,胡秋侠,何伟珍,等.抗心磷脂抗体在原发性干燥综合征中的临床意义.临床内科杂志,2008,25(11):779-781

78. Ramos-Casals M,Nardi N,Brito-Zerón P,et al. Atypical autoantibodies in patients with primary Sjögren syn-

drome:clinical characteristics and follow-up of 82 cases. Semin Arthritis Rheum,2006,35(5):312-321

79. Nardi N,Brito-Zerón P,Ramos-Casals M,et al. Circulating auto-antibodies against nuclear and non-nuclear antigens in primary Sjögren's syndrome:prevalence and clinical significance in 335 patients. Clin Rheumatol,2006,25(3):341-346

80. Font J,Ramos-Casals M,Cervera R,et al. Antineutrophil cytoplasmic antibodies in primary Sjögren's syndrome:prevalence and clinical significance. Br J Rheumatol,1998,37(12):1287-1291

81. Hauschild S,Schmitt WH,Csernok E,et al. ANCA in systemic vasculitides, collagen vascular diseases, rheumatic disorders and inflammatory bowel diseases. Adv Exp Med Biol,1993,336:245-251

82. Routsias JG,Tzioufas AG. Sjögren's syndrome--study of autoantigens and autoantibodies. Clin Rev Allergy Immunol,2007,32(3):238-251

第二节　SSA 抗原的故事

20 世纪 70 年代之前,我国风湿免疫病自身抗体的检测几乎是一片空白。外国学者来医院交流,嘲笑我们:没有抗 ENA 抗体的检测如何能诊断系统性红斑狼疮? 为了尽快赶上国际的脚步,检验科的前辈在一无所有的条件下首先开展了抗核抗体的检测。20 世纪 70 年代末正在做研究生的唐福林教授研究并建立了 U1RNP、Sm 抗原的提取及抗体检测的方法。之后董怡、蒋明、吴东海教授相继完成了抗 SSA、SSB 抗体检测方法的建立。

要制备 ENA 抗原,原料来源就成了大问题。在那个年代半成品进口兔胸腺丙酮粉价格非常昂贵。刚起步的实验室根本没有能力购买。大家出主意想办法,找来各种组织提取抗原。当年唐福林教授骑自行车到郊区的屠宰场去购买小牛胸腺,往返几十公里;苏厚恒医师亲自到屠宰场的废料堆里从满是跳蚤的兔皮上一个个取下只有几克重的兔胸腺,硬是收集了十几斤原料,被咬的浑身是包。为了搞清楚提取物的抗原性,唐教授将抗原装在信封里寄到在英国进修的董怡教授处进行鉴定,得到了肯定的结果,抗原终于做出来了。在一穷二白的条件下,我们建立起最初的风湿免疫实验室,做出了检测用的 ENA 抗原,继而收集阳性血清,筛选出用于检测的标准血清。在张乃峥教授的带领下,20 世纪 80 年代初期抗 ENA 抗体的检测开始在临床应用。风湿免疫组终于有了自己的特异性检测项目,前辈们凭着自己的双手填补了国家自身抗体检测的空白。

我们当时建立的抗原提取方法和经过多种来源组织提取物比对后决定用猪脾和兔胸腺作为提取抗原的主要原料来源[1],一直沿用至今,抗原还提供给多家兄弟医院应用。这些往事成为我科自身抗体检测历史中的一段佳话。

抗 ENA 抗体是自身免疫的生物标志,它可以出现在疾病发生之前,有助于疾病的早期诊断、了解疾病的活动和预后判断。

早期的抗 ENA 抗体检测方法是先用对流免疫电泳进行筛选,免疫双扩散法确认。免疫双扩散法是最经典的方法。利用抗原、抗体在固相载体中自由扩散,其相对应的极性基分子构型互补,在有离子的参与下互相吸附、结合形成肉眼可见的沉淀线的原理进行检测。虽然敏感性略差,但特异性是毋庸置疑的。以抗 SSA 抗体检测为例,有学者指出:对流电泳法和凝胶扩散法检测抗 RO/SSA 抗体的特异性为 100%,敏感性为 85%~90%。所以最简单但敏感性略低的方法依然是对临床诊断最有帮助的方法[2](图 7-2-1、图 7-2-2)。

20 世纪 90 年代初期国内引进并注册生产了免疫印迹法检测抗 ENA 抗体试剂盒。这种

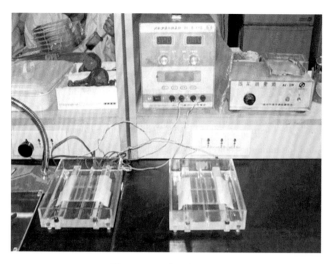

图 7-2-1　对流电泳法

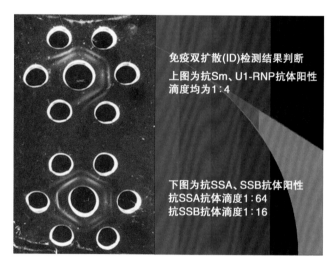

图 7-2-2　免疫双扩散

方法不同于凝胶扩散法。它是将经 SDS-PAGE 凝胶分离的 ENA 抗原转移至硝酸纤维素膜上,使待测的抗体与附着于固相支持体上的靶蛋白所呈现的抗原表位发生特异性结合,经过显色达到检测的目的(图 7-2-3)。

可与抗体发生特异性结合的 ENA 多肽抗原表位:

Sm	28/29	13.5kD	
U1RNP	73	32	17.5kD
RO/SSA	60	52kD	
SSB	45	47	48kD
rRNP	38	16.5	15kD
Scl-70	86	70kD	
JO-1	55kD		

免疫印迹法将经过分离的蛋白转移到硝酸纤维素膜上,并保持其生物活性不变。将

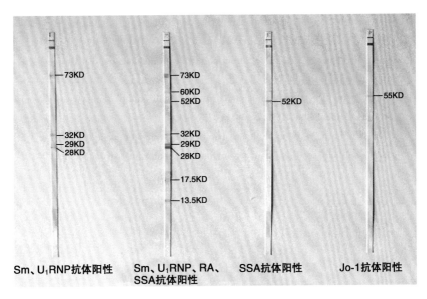

图 7-2-3　免疫印迹结果

ENA 抗体的检测提高到分子多肽的水平,同时增强了检测的敏感性和特异性。然而免疫印迹法也有它不能避免的缺陷。由于 ENA 抗原在进行电泳分离之前需要进行热变性,抗原性依赖于三维空间结构的 60kD 的 SSA 随着蛋白的变性,大量抗原的折叠结构被破坏,抗原性随之而消失[3],于是,用免疫印迹法检测抗 SSA 抗体只能检测到 52kD 的 SSA,而检测不到 60kD 的 SSA 抗体。也有学者用抗 SSA 的血清和全长重组的 SSA 蛋白共孵育,未得到阳性反应。说明折叠的三维结构对 60kD SSA 抗原的抗原性至关重要[4]。操作中:反复冻融、机械剪切、过高的温度影响都能导致抗原性降低。直到最近生产者才通过其他的手段将 60kD 的 SSA 抗原成功的添加到印迹膜条上,弥补了这一缺陷,真正提高了检测的特异性和敏感性。52kD 是 SSA 抗原中的另一个抗原表位。它在免疫印迹检测中出现的频率最高。也在相当一部分正常人中有表达。由于 52kD SSA 抗原不依赖于蛋白质的三级结构,其 C 末端可以非特异性的连接血清中的蛋白,因此在免疫印迹检测中大部分 52kD 的阳性条带只和线性表位有关[5],使得其特异性大打折扣。

随着科学技术的不断发展,抗 ENA 抗体的检测方法也发生了质的变化。ELISA 方法、自动化仪器操作完成检测的斑点印迹法,均采用纯化的蛋白质作为检测抗原。敏感性大大的提高。大部分纯化抗原是采用亲和层析的方法获得。SSA 抗原:60kD SSA 是采用亲和层析法纯化;52kD SSA 则是基因重组而得。根据我科实验室多年检测的经验,我们认为当抗 52kD SSA 抗体与抗 60kD SSA 抗体同时出现时应判断为抗 SSA 抗体阳性;抗 52kD SSA 抗体与抗 SSB 抗体同时出现时也应判断为有意义。单独出现的抗 52kD SSA 条带则不作为特异性判断。同时还必须结合临床其他条件进行判断。

（甘晓丹）

参 考 文 献

1. 甘晓丹,唐福林,史艳萍,等.不同组织来源的可溶性核抗原(ENA)抗原性比较.中国免疫学杂志,1992,8

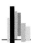
（4）:240

2. （以色列）Yehuda Shoenfeld,（美国）Gershwin ME,（意大利）Pier Laigi Meroni. 抗核抗体简介:SSA（RO）自身抗体∥自身抗体. 第 2 版. 邹和建,Stoecker W,译. 北京:人民卫生出版社,2009:173

3. Boire G,Lopez-Lougo FJ,Lapointe S,et al. Sera from patients with autoimmune disease recognize conformational determinats. Arthritis Rheum,1991,34（6）:722-730

4. McCauliffe DP,Yin H,Wang LX,et al. Autoimmune sera react with multipie epitopes on recombinat 52 and 60 kDa Ro（SSA）proteins. J Rheumatol,1994,21（6）:1073-1080

5. Ricchiuti V,Briand JP,Meyer O,et al. Epitope maping with synthetic peptides of 52-kD SSA/Ro protein reveals. Heterogeneous antibody profiles in human autoimmune sera. Clin Exp Immunol,1994,95（3）:397-407

第八章 干燥综合征与其他结缔组织病

第一节 干燥综合征与系统性红斑狼疮

干燥综合征(Sjögren's syndrome,SS)可与任一种结缔组织病伴发存在,如系统性红斑狼疮(systemic lupus erythematosus,SLE)、类风湿关节炎(rheumatoid arthritis,RA)、系统性硬化病(systemic sclerosis,SSc)等。北京协和医院队列分析中4.4%的SS患者与SLE重叠存在[1],国内其他报道SLE中3.6%~20%的患者合并SS[2-5]。当SS伴发其他结缔组织病时,文献上通常称之为继发性SS。然而,当SS先于SLE出现时[称为SS起病的SLE(SS-onset SLE)],或患者同时具备SS及SLE较为常见且特征性的脏器受累时,究竟称之为重叠综合征还是SLE继发SS仍有争议。目前关于SS与SLE出现在同一患者时存在多种中文及英文名称,较为混乱,如重叠综合征[overlap of SLE and SS,类似于之前的rhupus(SLE合并RA),有人提出"sjrupus"来代表[6]],SLE相关的SS(SS associated with SLE),继发性SS(secondary SS),SS起病的SLE。名称的不同是因为缺乏明确的定义来将其区分,这就出现了一种情况:在很多研究中虽然用相同名称,但对SS的诊断标准并不相同或未明确阐述,造成了同名但不同意义。对于SLE和原发性SS同时存在时,很多专家更愿意接受"重叠综合征"或"相关疾病"。重叠综合征意味着患者同时满足SLE的诊断以及原发性SS的诊断,与起病先后无关,这两种疾病具有相似的地位,具备两种疾病的特点,SLE相关的SS与重叠综合征相似,所谓继发性SS则是患者满足SLE的诊断,同时有口干或眼干的主观症状,以及满足客观眼部、口腔干燥的证据和唇腺活检的证据中的两项。其实称为SLE具sicca syndrome(干燥症状)。这类患者倾向于SLE的特点和病情过程,不具有SS对患者的预后影响[7]。由此可见,区分"继发性SS"和"重叠或相关疾病"对患者的治疗及了解预后有一定的意义。下文中以SLE-SS表示SLE与SS同时存在。

之前广泛认为SS和SLE的临床表现方面(腺外受累)常有"重叠",目前认为SS的腺外表现有其不同的形式,这些不同反映了SS与SLE发病机制的差异:SLE的脏器损害是由于抗体-抗原免疫复合物及补体活化造成,而SS是由于淋巴细胞浸润造成(表8-1-1)[8]。因此,但这两种疾病"相遇"时到底表现为哪种疾病的特点也引发了学者的关注。首次关于SS与SLE的报道可以追溯到1959年,Heaton等对28例SS患者进行随诊观察,第一次提出了SS可能是一种慢性的、相对良性的SLE[9]。此后很长一段时间,SS与SLE相关性并未引起风湿病专家的重视,直到近10年,国内和国外陆续报道了相关的研究。

表 8-1-1　SLE 和 SS 患者主要腺外表现

	干燥综合征	系统性红斑狼疮
皮肤	高球蛋白紫癜	白细胞碎裂性血管炎
肺	间质性肺炎	胸腔积液
肾脏	间质性肾炎	肾小球肾炎
心脏	肺高压	心包炎
血液	淋巴瘤	血小板减少,溶血性贫血
神经	外周神经病	多发性单神经炎
食道	吞咽困难和反流	

引自 Fox RI,Fox CM. Sjögren's syndrome:Practicalguideline to diagnosis and therapy. New York:Springer,2011,304.

目前国内的研究都是回顾性分析,结果显示在 SLE 中 SS 的发病率是 3.6% ~ 20% (表 8-1-2)。值得注意的是,除了北京协和医院的 2 项研究标明是原发性 SS、兰州大学第一医院的研究标明为继发 SS 外,其他 3 项研究中并未描述 SS 的诊断是符合原发性还是继发性 SS 的诊断标准。这也可能是造成发病率差异的一个原因。我们发现,在中国的 SLE-SS 患者中 SS 发病在 SLE 前、同时和后发病的概率相近,这些患者与未合并 SS 的 SLE 及单纯的原发性 SS 相比均具备其独特的临床特点[2-5]:SLE-SS 组的发病年龄比单纯 SLE 晚,比原发性 SS 小,雷诺现象多见,重要脏器受累如肾脏、中枢神经系统受累少,抗 dsDNA 抗体、抗 SSA 抗体、抗 SSB 抗体阳性率高。

表 8-1-2　国内有关 SLE-SS 文献

	徐州市中心医院[2]	北京人民医院[5]	安徽省立医院[3]	兰州大学第一医院[4]	北京协和医院[18]	北京协和医院[17]
SLE 患者数	552	218	542	60	SS 起病 SLE:55	SS 起病 SLE:41
合并 SS	20(3.6%)	22(10.1%)	35(6.5%)	继发性 SS 12(20%)		
与无 SS 的 SLE 相比	发病年龄大	年龄大,发病晚	发病晚			发病年龄晚
	肾脏损害少雷诺现象、浆膜炎多见	肾脏受累、中枢神经系统受累少雷诺现象、肺脏受累发生率高	肾脏受累少			面部红斑、中枢神经系统表现及肾病综合征少见肾小管酸中毒、肺间质病变相对多见
	抗 dsDNA、SSA、SSB 抗体阳性多见	高球蛋白血症、抗 SSA 抗体、抗 SSB 抗体、RF 阳性率高	抗 SSA、SSB、dsDNA 抗体阳性多见			抗 SSA、SSB 抗体阳性率较高
与原发 SS 相比		年龄小,发病早			SS 起病年龄小	

续表

徐州市中心 医院[2]	北京人民 医院[5]	安徽省立 医院[3]	兰州大学 第一医院[4]	北京协和 医院[18]	北京协和 医院[17]
	雷诺现象、关节炎、皮肤黏膜病变发生率高		雷诺现象、关节炎、肺脏及肾脏受累、贫血发生率高	关节炎、蛋白尿多见 口腔干燥、间质性肺病少见	
	抗 SSA、Sm、dsDNA、DNP抗体阳性率以及低补体发生率高		抗SSA、RNP、Sm、dsDNA抗体阳性率高	淋巴细胞减少、低补体血症多见	

　　国外近年来也逐渐关注 SLE-SS,其中部分研究是前瞻性研究,显示 SLE 中 SS 的发病率是8% ~30%[10]。随着 SLE 起病后随诊时间的延长,SS 的发病率增加。出现继发性 SS 的风险在 SLE 起病后 1、5、10 年分别是 9.5%、15.4% 和 21.4%[11],SS 可以在 SLE 诊断后0.33 ~10.8 年出现,也可先于 SLE 1 ~15 年出现[12]。同样,这些研究中 SS 的定义也不一致,原发性和继发性 SS 均有,临床特点与中国患者相近[10-15]。2012 年,要庆平等对 1970 年到 2011 年 5 月间 pubmed 上有关 SLE-SS 与 SLE 的英语文章(SLE-SS 的患者例数>20 者)进行了荟萃分析,共找到 6 篇文章,包含 2489 例 SLE 患者和 444 例 SLE-SS 患者。结果发现SLE 中 SS 的发病率是 17.8%(8.3% ~19%)。SLE-SS 患者年龄较单纯 SLE 大(42.4 岁 vs32.9 岁),更易出现口腔溃疡和关节炎。相反,蛋白尿(OR = 1.77,95% 可信区间 1.39 ~2.25)、镜下血尿和中枢神经系统受累在单纯 SLE 患者组中更常见,抗 SSA 和抗 SSB 抗体在SLE-SS 患者中更常见,抗 Sm 和 ACL 抗体更少见。抗 dsDNA 抗体没有区别。由此可见,SLE-SS 有独特的特点,重要内脏受累相对少,有更特异的自身抗体谱和较好的临床预后[12]。多因素分析显示,SLE 诊断时,年龄≥25 岁以及抗 SSA 抗体阳性预测 SLE 继发 SS。阴性则出现 SLE 继发 SS 的风险降低[14]。

　　肾脏受累在 SLE 及 SS 中均不少见且各具特征性而得到学者们的重视:前者以肾小球病变最为常见,肾脏病理免疫荧光显示为"满堂亮",后者以间质性肾炎多见,临床表现为肾小管酸中毒。2005 年吴玉琼等对 21 例 SLE-SS 合并肾脏损害的患者肾脏损害的特点进行了分析,发现 SLE-SS 的患者肾脏同时具备两种疾病的特点(临床和病理):所有患者均有蛋白尿,81% 伴有 I 型肾小管酸中毒,33% 肾功能不全。肾脏病理示所有患者肾小球基底膜有免疫复合物(IG)沉积,57% 出现"满堂亮",62% 出现肾小管基底膜及间质见 IG 沉积;95% 出现肾间质炎细胞浸润[16]。而多项国内外研究显示 SLE-SS 患者肾脏受累较单纯 SLE 少,然而蛋白尿较原发性 SS 多。提示 SS 患者伴有蛋白尿或病程中出现蛋白尿时可能并发 SLE,换言之当 SLE 患者出现肾小管酸中毒时,应警惕合并 SS。此外,SLE-SS 患者肾损害较为严重者,应早期明确诊断从而给予积极有效治疗,阻止肾功能恶化。而造成较严重肾小球损害的原因,除 SLE 的免疫复合物介导炎症性肾小球损伤外,狼疮肾患者血清中含有直接针对系膜细胞的异质性自身抗体,原位复合物的形成也起着重要作用,此外可能与 SS 的血管炎或血管周围炎有关。

北京协和医院也对一类特殊的 SLE-SS 患者——SS 起病的 SLE 患者的临床表现和实验室结果进行了分析,发现这类患者有其独特的流行病学特点,SS 发病年龄早,较无 SS 的 SLE 病情轻,重要脏器受累如中枢神经系统及肾病综合征少见[17]。从而提示我们 SS 起病的 SLE 患者由于受累脏器少且程度偏轻,一般不需要太积极的激素和(或)免疫抑制剂治疗,这样可以减少药物副作用造成的不必要损害。对 SS 起病的 SLE 患者的随访研究结果也进一步支持这组患者病情较稳定,预后较良好。SS 起病的 SLE 患者更类似于原发性 SS 患者,与无 SS 的 SLE 相比,病情更轻,提示 SS 表型有保护作用避免发展成严重的 SLE[7]。此外,研究也发现 SS 起病的 SLE 患者不同于 SLE-SS 患者,SS 的肾脏受累表现——肾小管酸中毒在 SS 起病的 SLE 患者中多见,这在国内外关于 SLE-SS 的研究中未曾发现,可能提示 SS 起病的 SLE 不仅与单纯 SLE 不同,也不等同于 SLE-SS 患者,是一组有着特殊临床特征的 SLE 亚群,可以称之为 SS-SLE。

在临床实践中,我们应该关注哪些 SS 患者需警惕其发展为 SLE。北京协和医院的研究发现 SS 起病的 SLE 与原发性 SS 相比,SS 起病年龄轻,SS 的一些特征脏器表现如口腔干燥、间质性肺病少见,而 SLE 中常见的关节炎、蛋白尿、低补体血症多见。多因素分析显示起病年龄,C3 和 C4 低是 SS 起病的 SLE 的独立危险因素[18]。同样,国外报道对原发性 SS 患者随访 10 年后,15% 的患者符合 SLE 的诊断标准,年龄小,C3 低,IgG 高,诊断 SS 时存在抗 SSB 抗体可以预测 SLE 的发生[19]。此外,也有报道对存在抗 dsDNA 抗体的原发性 SS 患者随访 6 年,31% 满足 SLE 诊断标准[20]。还有一项对 55 例 SS 患者平均随访 12 年(8~18 年)的研究,4 例(7.5%)诊断为 SLE。这 4 例患者 2 例出现了高滴度抗 dsDNA 抗体(SS 诊断 2~11 年后),另有 2 例患者出现了抗 Sm 抗体阳性(第 1 及 10 年)。心包积液,肾小球肾炎,局灶中枢神经系统疾病预示进展为 SLE[21]。由此我们建议对原发性 SS 的患者,尤其是起病早,有关节炎、肾小球肾炎和白细胞低下、补体减低的患者,应监测抗 dsDNA 抗体及抗 Sm 抗体,警惕其发展为 SLE 的可能。

免疫遗传学方面,20 世纪 70 年代 Grumet 等首先研究发现 HLA-A8 与 SLE 有相关性[22],后来发现 HLA-A1、B8、DR2 和 DR3 都是相关基因[23]。HLA-DR2 和 DR3 是世界不同种族 SLE 患者相关的一致基因,其中 DR3 关联主要集中于欧洲人群,DR2 在全球不同人种存在相关性[24]。北京协和医院的王敏等在 20 世纪 90 年代发现 SLE 患者中人类肿瘤坏死因子 α(TNFα)基因的 TNF2 基因亚型及人类白细胞抗原 HLA-DR2 基因频率均明显分别高于正常人,但两基因之间无相关性。TNF2 基因亚型还与出现抗 SSA 抗体及发生狼疮肾炎有相关性[25]。陈跃华等对 1994—2004 年发表的关于 HLA-DQ 与 SLE 关联的文献进行 Meta 分析,发现在中国人群中 SLE 的危险等位基因有:DQA1 * 0102 和 DQB10601;保护基因有:DQA1 * 0301、DQA1 * 0302、DQA1 * 0601、DQB1 * 0301、DQB1 * 0302、DQB1 * 0401、DQB1 * 0503[26]。Van 等研究表明,高加索 SLE 患者中有 3 个风险关联单体型:DRB1 * 1501(DR2)-DQB1 * 0602,DRB1 * 0301(DR3)-DQB1 * 0201,DRB1 * 0801-(DR8)/DQB1 * 0402,并且此人群中约有 2/3 至少携带有一个危险单体型[27]。潘星华根据现有资料推测出中国汉族人群 SLE 患者的易感单倍型可能为 DQA1 * 0102-DQB1 * 0602-DRB1 * 1501-DRB5 * 0101,这与韩国、日本 SLE 患者的易感单体型一致[28]。干燥综合征方面,王吉波等发现原发性 SS 患者群体的 HLA-DR3、DR52 及 DR2 的基因频率明显高于正常对照组,而 *HLA-DR5* 及 *DR9* 的基因频率则相反[29]。国外学者的研究显示 SLE-SS 患者 DRB1 ＊0301 等位基因较正常人常见,可用来区分 SLE-SS 组与无 SS 的 SLE 患者,后者 HLA-DR2、DRB1＊1501 以及 DQB1＊0602 等位基因常见。SLE-SS 患者与原发性 SS 患者有类似的 HLA 表型,后者 DRB1＊0301 的频率也高[17]。由此可见,SLE-SS 患者具有与原发性 SS 类似的免疫遗传学背景。但也有免疫遗传学分析(HLA DRB1＊1501,DRB1＊0301,DQB1＊0602 等等位基因)未发现 SLE-SS 与 SLE 或 SS 间有显著差异[12]。

SLE-SS 可能代表了一种疾病谱,从伴有轻度狼疮表现的经典原发性 SS 到带有干燥症状表现的系统性红斑狼疮,不同于单纯 SLE 以及单纯 SS。对此类患者的临床、病理及遗传背景特征仍有待风湿病学专家们去研究探索。

（徐东　张烜）

参 考 文 献

1. 颜淑敏,张文,李梦涛,等.原发性干燥综合征 573 例临床分析.中华风湿病学杂志,2010,14(4):223-227

2. 魏以壁,王向党,梁军.干燥综合征重叠系统性红斑狼疮 20 例临床分析.实用临床医药杂志,2009,13(8):79-80

3. Pan HF,Ye DQ,Wang Q,et al. Clinical and laboratory profiles of systemic lupus erythematosus associated with sjogren's syndrome in China:a study of 542 patients. Clin Rheumatol,2008,27(3):339-343

4. 陈雁飞,陈统业,曹冬妮.继发性干燥综合征临床及实验室特征分析.中国医师进修杂志,2010,33(7):50-51

5. 贾圆,刘栩,刘传慧,等.系统性红斑狼疮合并干燥综合征患者的临床及实验室特征分析.中华风湿病学杂志,2006,10(1):23-26

6. Prabhakaran S,Handler RP. Lupus,"rhupus" and "sjrupus". J Rheumatol,2011,38(2):393

7. Theander E,Jacobsson LT. Relationship of Sjögren's syndrome to other connective tissue and autoimmune disorders. Rheum Dis Clin N Am,2008,34(4):935-947

8. Fox RI,Fox CM. Sjögren's syndrome:Practical Guideline to Diagnosis and Therapy. New York:Springer,2011

9. Heaton JM. Sjögren's syndrome and systemic lupus erythematosus. Br Med J,1959,1(5120):466-469

10. Szanto A,Szodoray P,Kiss E,et al. Clinical,serologic,and genetic profiles of patients with associated sjogren's syndrome and systemic lupus erythematosus. Human Immunology,2006,67(11):924-930

11. Nossent JC,Swaak AJ. Systemic lupus erythematosus Ⅶ:frequency and impact of secondary sjogren's syndrome. Lupus,1998,7(4):231-234

12. Yao Q,Altman RD,Wang X. Systemic lupus erythematosus with sjogren syndrome compared to systemic lupus erythematosus alone ameta-analysis. J Clin Rheumatol,2012,18(1):28-32

13. Baer AN,Maynard JW,Shaikh F,et al. Secondary Sjögren's syndrome in systemic lupus erythematosus defines a distinct disease subset. J Rheumatol,2010,37(6):1143-1149

14. Hernández-Molina G1,Zamora-Legoff T,Romero-Díaz J,et al. Predicting sjogren's syndrome in patients with recent-onset SLE. Rheumatology(Oxford),2013,52(8):1438-1442

15. Manoussakis MN,Georgopoulou C,Zintzaras E,et al. Sjögren's syndrome associated with systemic lupus erythematosus clinical and laboratory profiles and comparison with primary Sjögren's syndrome. Arthritis Rheum,2004,50(3):882-891

16. 吴玉琼,潘云峰,古洁若,等.干燥综合征重叠系统性红斑狼疮肾损害特征.中国现代医学杂志,2005,15(24):3769-3771

17. 徐东,张煊,刘斌,等.以干燥综合征起病的系统性红斑狼疮临床及预后分析.中华风湿病学杂志,2009,

13（3）:169-171

18. Yang Y,Li Z,Wang L,et al. The clinical and laboratory characteristics of Sjögren's syndrome that progresses to systemic lupus erythematosus:a retrospective case-control study. Int J Rheum Dis,2013,16（2）:173-177

19. Theander E,Jacobsson LTH. Features of systemic lupus erythematosus in patients with primary Sjögren's syndrome. A cross-sectional analysis of the 11 items of the SLE criteria set and the levels of complement factors C3 and C4 in 100 primary Sjögren's syndrome patients. Lupus,2005,14（3）:S231

20. Ramos-Casals M,Brito-Zerón P,Font J. The overlap of sjogren's syndrome with thither systemic autoimmune diseases. Semin Arthritis Rheum,2007,36（4）:246-255

21. Zufferey P,Meyer OC,Bourgeois P,et al. Primary systemic Sjögren syndrome（SS）preceding systemic lupus erythematosus:a retrospective study of 4 cases in a cohort of 55 SS patients. lupus,1995,4（1）:23-27

22. Grumet FC,Coukell A,Bodmer JG,et al. Histocompatibility（HLA）antigens associated with systemic lupus erythematosus. A possible genetic predisposition to disease. N Engl J Med,1971,285（4）:193-196

23. Rahman A,Isenberg DA. Systemic lupus erythematosus. N Engl J Med,2008,358（9）:929-939

24. Harley JB,Kelly JA,Kaufman KM. Unraveling the genetics of systemic lupus erythematosus. Springer Semin Immunopathol,2006,28（2）:119-130

25. 王敏,董怡,黄尚志. 肿瘤坏死因子 α 基因多态性及其与系统性红斑狼疮的相关性. 中华内科杂志,1999,38（6）:393-396

26. 陈跃华,陈明,范昌斌,等. 中国汉族人群系统性红斑狼疮 HLA-DQ 基因多态性的 Meta 分析. 安徽医学,2006,27（3）:175-177

27. Van der Linden MW,van der Slik AR,Zanelli E,et al. Six microsatellite markers on the short arm of chromosome 6 in relation to HLADR3 and TNF-308A in systemic lupus erythematosus. Genes Immun,2001,2（7）:373-380

28. 潘星华,陆建荣,猪子英俊,等. 中国汉人 HLA-DQA1 基因对系统性红斑狼疮的遗传易感性研究. 中国免疫学杂志,1995,11（1）:19-22

29. 王吉波,蒋明,邱长春. 原发性干燥综合征与人类组织相容性抗原-DR B 基因. 中华内科杂志,1997,36（6）:398-401

第二节　干燥综合征与类风湿关节炎

一、原发性干燥综合征与类风湿关节炎的鉴别

1. 原发性干燥综合征关节受累的特点　我国及国外的文献报道,约 40% ～60% 的原发性干燥综合征（pSS）患者在病程中存在关节受累,10% ～50% 患者的关节受累为其首发症状之一,20% ～35% 的患者存在明确的滑膜炎[1-11],关节超声也证实了上述流行病学数据[12]。各个研究所采用的 pSS 分类标准不同、患者就诊科室的不同,部分的导致了上述流行病学的差异。即便存在差异,上述数据仍显示出,关节受累是 pSS 最常见的腺体外表现之一。尽管 pSS 患者的男女比例悬殊,但男女患者关节受累的发病率是相似的[4]。存在关节受累的 pSS 患者中,有 17% ～30% 的患者其关节症状早于外分泌腺体受累的相关症状（干燥症状,sicca symptoms）[4]。

pSS 的关节受累在临床上多表现为多关节痛（arthralgia）或间断发作的非侵蚀性对称性多关节炎（arthritis）,主要累及小关节,特别是手关节,常于 1 个月内（多于数日内）缓解。关

节症状一般较轻,很少导致畸形,偶有 Jaccoud 关节病的报道[13]。10% ~ 20% 的患者也可出现反复发作的单关节或寡关节炎,常见的部位如膝关节[4,14]。鉴于 pSS 的好发人群为中老年,因此末端指间关节及膝关节的骨关节炎也不少见。存在关节受累的患者,其他系统受累有所增高,例如皮肤血管炎、外周神经病、肌肉受累和肾脏受累,提示关节症状常常是 pSS 腺体外症状的一部分[4]。pSS 患者中 40% ~ 80% 为类风湿因子(RF)阳性,但 RF 水平与其关节炎的相关性并不明确[5,15]。滑膜炎的患者很少接受滑膜活检,偶有的个案显示滑膜内存在非特异性的单个核细胞浸润[14]。

关节受累的治疗方面,回顾性研究显示[3,4],约 1/3 的患者经短期 NSAIDs 治疗后症状即可缓解。其余患者可能需要接受 DMARDs 治疗,最常选用的是羟氯喹,有效率达 75%,而甲氨蝶呤的有效率可达 90%[4],平均剂量为 11.6mg/w。糖皮质激素多被短期用来控制关节症状急性发作或治疗其他重要脏器损伤。

2. 与类风湿关节炎的鉴别 pSS 患者的高发年龄组与类风湿关节炎(rheumatoid arthritis)的发病年龄相近、关节症状与类风湿关节炎(RA)类似,RF 的阳性率高,加之部分 pSS 患者无明显口干、眼干症状[10],导致 pSS 较易误诊为 RA 或 RA 继发干燥综合征,误诊率可达 10%[9,16]。

在临床症状方面,持续性的多关节炎、关节晨僵>1 小时、特别是侵蚀性关节炎及类风湿结节的出现,强烈提示 RA 的诊断。在实验室方面,RF 无鉴别诊断的价值。既往研究显示,抗 CCP 抗体(anti-CCP antibody)对于 RA 的诊断有较高的敏感性和良好的特异性,与侵蚀性关节病变有较强的相关性,该抗体也是《2010 年 RA 新分类标准》中的重要组成部分。但近期的研究表明,在 pSS 患者中,2% ~ 10% 的患者有中高水平的抗 CCP 抗体[3,4,15,17]。虽然这些患者关节受累的风险明显升高(OR = 7.6),但多为非侵蚀性关节炎。因此该抗体也不能作为鉴别 pSS 的多关节炎与 RA 的唯一因素,尚有赖于时间的考验。

在临床实践中,有时很难将 pSS 伴多关节炎与 RA 伴继发干燥综合征明确鉴别开。刊载《1987 年修订的 RA 分类标准》的原文中特别提到,存在多关节炎的 pSS 与 RA 之间的鉴别尚需进一步研究[18]。《2010 年 ACR/EULAR 的 RA 分类标准》中,虽未在鉴别诊断中明确提到 pSS,但是也指出需要进行适当的鉴别诊断以避免将不需要 DMARDs 治疗或病情自限的患者错误的分类为 RA[19]。2010 年 RA 的分类标准制定的主要目的在于从早期关节炎患者中识别出可能演变为慢性或侵蚀性关节炎的高危患者,而很多 pSS 患者的关节受累并不符合上述要求。因此,在临床表现类似、实验室检查缺乏诊断特异性的情况下,pSS 关节受累和 RA 的鉴别,有时只能依赖于在病程中长期的密切随诊。当然,pSS 关节受累的患者常常会因为关节症状或关节外其他脏器的受累而使用 DMARDs 药物[4],因而两者的鉴别对于患者中短期的治疗而言临床意义并非那么重大,更主要的价值在于对长期预后进行判断。

3. 原发性干燥综合征进展成类风湿关节炎的风险 干燥综合征与其他结缔组织病并存时,传统上一直被称为继发干燥综合征(secondary Sjögren's syndrome)。有部分 pSS 患者需经较长时间随访才出现另一结缔组织病[20]。既往研究认为 pSS 进展为 RA 者少见。例如,2005 年英国对 114 名 pSS 患者平均随访 10 年的一项研究[21],未发现进展至 RA 的病例。但是,随着《2010 年 ACR/EULAR 的 RA 分类标准》的推广,这一情况可能会有所改变。2013 年的一项研究,对 405 名 pSS 患者平均随访 5 年,5.6% 的患者进展为符合该分类标准的 RA,这些患者在基线时均已明确除外 RA[3]。这些患者均为抗 CCP 阳性,且其抗 CCP 抗体滴度明显高于其他患者。抗 CCP 阳性患者进展为 RA 的比值比（OR）为 2.5（95% CI 1.7 ~ 3.7）。由此可见，对于抗 CCP 抗体高滴度阳性的 pSS 患者，应长期随访，警惕其向 RA 的进展。

二、类风湿关节炎患者继发干燥综合征

1. 流行病学数据 1933 年 Henrik Sjögren 首次报道干燥综合征时便提到了 RA 与干燥综合征的相关性。时至今日，RA 患者出现继发干燥综合征早已为人所熟知，可以被视为一种 RA 的关节外表现。国内的数据显示，RA 的继发干燥综合征发病率约 15%，而国外约 7%[22-25]。发病率的差异可能与纳入 RA 患者的病程、病情活动程度、随诊时间不同有关。

有必要说明，RA 的干燥症状（sicca symptoms）仅指口眼干的主观症状，与继发干燥综合征并不完全相同。在美欧 SS 分类标准中，诊断继发干燥综合征除需具备口干症状或眼干症状中的任一条之外，还必须符合眼部体征、涎腺受累、唇腺灶性指数 ≥1 中的任两条。RA 伴继发干燥综合征患者的干燥症状多出现于 RA 的诊断之后，时间间隔数月至数十年[22]。更多的 RA 患者（25% ~65%）仅存在着干燥症状，国外文献报道口干和眼干的发生率相似，我国 RA 患者口干症状略多于眼干症状[23,24]。随着 RA 病程的延长，继发干燥综合征及干燥症状的发生率相应增加，这可能是各项研究报道的发生率差异较大的原因之一。例如，西班牙的一项大规模横断面研究显示[25]，病程 10 年的 RA 患者，继发干燥综合征的发病率为 17%，而病程 30 年患者的发病率上升为 30%。另一项研究对 70 名 RA 患者进行基线调查[23]，34% 存在干燥症状。随访 5 年后，存在干燥症状的患者增至 52%，并且以眼干症状增加更为突出。RA 患者出现继发干燥综合征后的另一个特点是，一旦出现干燥症状，85% 的患者的症状会持续存在。

上述研究还显示关节疼痛严重是出现干燥症状的独立预测因素[23]。有趣的是，将 2012 年丹麦的横断面研究[24]与 1999 年挪威的横断面研究[26]的结果进行对比可以发现，以 TNFα 抑制剂为代表的生物制剂广泛应用后，RA 患者的继发干燥综合征发病率下降了近 50%，这提示，生物制剂可能有减少 RA 患者外分泌腺受累的作用，这尚需要进一步前瞻性研究的验证。但一旦出现外分泌腺受累，则生物制剂的疗效并不理想[27]。

2. 与其他临床表现及预后的相关性 既往国外的研究显示，伴或不伴继发干燥综合征的 RA 患者在干燥症状以外的临床表现方面，如关节受累数量、DAS-28 评分是相似的[24,28]。但 2013 年我国的一项大样本回顾性分析显示[22]，14.5% 的 RA 患者存在干燥综合征，而这部分患者的 DAS-28 评分略高，血液系统、肝、肺、肾、外周神经系统受累也较多，提示整体病情更为活动。国内外结果的差异，不除外种族差异的因素，但需进一步前瞻性研究证实。伴有继发干燥综合征者，死亡率略高于不伴继发干燥综合征者，且罹患非霍奇金淋巴瘤的风险上升一倍[24]。因此不应仅仅将继发干燥综合征简单的视为 RA 的一种症状，而应将其视为一种影响预后的因素，需要有意识的进行筛查。

3. 筛查与鉴别 干燥症状的筛查，首先要询问病史。2002 年美欧分类标准中关于主观口眼干的 6 个问题常被作为问诊的主要内容[24]。但单纯依赖病史，有可能漏诊干燥症状不突出的患者。我国的一项研究显示，RA 伴干眼症的患者，仅有约 25% 的患者存在眼干的主诉，而角膜荧光染色阳性率可达 50%，Schirmer 试验阳性率 75%，泪膜破裂时间阳性率 90% 以上[29]。因此相关的实验室检查常常是必不可少的。

当 RA 患者出现眼部不适时,除了需要警惕干眼症外,还必须排除坏死性巩膜炎及边缘性溃疡性角膜炎等血管炎性病变,因为这两种病变以及常与之相伴的类风湿血管炎是必须紧急处置的 RA 并发症[30,31]。当 RA 患者出现口干伴疼痛时,特别是患者正接受 DMARDs 治疗时,应除外口腔念珠菌病[32]。

4. 类风湿关节炎伴继发干燥综合征与原发性干燥综合征的比较　RA 伴继发干燥综合征的患者与 pSS 患者相比,在临床方面,除关节相关症状外差异不大[22],但在实验室检查方面存在一定差异。RA 伴继发干燥综合征的患者,抗 SSA 和抗 SSB 的阳性率显著低于 pSS 患者(12% ~ 20% vs 60% ~ 80%),而且抗体的滴度也较低[1,33]。但抗 SSA/SSB 抗体的阳性并非是出现干燥症状的独立预测因素[23]。RA 继发 SS 与 pSS 的患者,唇腺活检中浸润淋巴细胞的灶性指数是相似的[28],但在 pSS 中,B/T 细胞比例及 CD20$^+$ 的 B 细胞比例更高。在遗传易感性方面,HLA-DQA1 * 05 : 01、HLA-DQB1 * 02 : 01、HLA-DRB1 * 03 : 01(*HLA-DR3*)、*HLA-DR2* 等位基因与 pSS 的发病相关[34,35],而 RA 的发病则与 *HLA-DR4* 相关[36]。两种疾病相关等位基因的同时出现,是否是 RA 继发干燥综合征的高危因素,尚有待进一步研究。

三、结论

1. pSS 患者约 50% 存在关节受累,多表现为间断性对称性多发小关节痛或关节炎,症状较轻,很少畸形。

2. pSS 的关节受累需与 RA 相鉴别,关节炎持续时间、晨僵严重程度以及是否存在侵蚀性病变是鉴别要点。RF 无鉴别诊断价值,抗 CCP 抗体亦不能作为判断的唯一因素。有时鉴别困难,依赖长期随诊。

3. RA 患者约 15% 存在继发干燥综合征。这部分患者病程较长、病情更活动、死亡率和淋巴瘤风险升高,应进行有意识的筛查。

4. RA 伴继发干燥综合征患者与 pSS 患者相比,抗 SSA 和抗 SSB 的阳性率和滴度都较低。

（吴　迪）

参 考 文 献

1. 颜淑敏,张文,李梦涛,等. 原发性干燥综合征 573 例临床分析. 中华风湿病学杂志,2010,14(4):223-227

2. 何菁,丁艳,李玉慧,等. 原发性干燥综合征患者初诊的临床特征分析. 北京大学学报(医学版),2012,44(2):225-228

3. Ryu YS,Park SH,Lee J,et al. Follow-up of primary Sjögren's syndrome patients presenting positive anti-cyclic citrullinated peptides antibody. Rheumatol Int,2013,33(6):1443-1446

4. Fauchais AL,Ouattara B,Gondran G,et al. Articular manifestations in primarySjögren's syndrome:clinical significance and prognosis of 188 patients. Rheumatology(Oxford),2010,49(6):1164-1172

5. Garcia-Carrasco M,Ramos-Casals M,Rosas J,et al. Primary Sjögren syndrome:clinical and immunologic disease patterns in a cohort of 400 patients. Medicine(Baltimore),2002,81(4):270-280

6. 鲜平,胡耀,徐秀蓉,等. 原发性干燥综合征患者 99 例临床分析. 临床合理用药杂志,2013,6(5):73-74

7. 冯学兵,张华勇,周康兴,等. 初诊原发性干燥综合征 86 例临床研究. 中华风湿病学杂志,2009,13(1):44-47

8. 胡银秀,陆亚华,郑善翠. 120 例原发性干燥综合征临床特点分析. 临床荟萃,2011,26(8):704-706

9. 李敬扬,周炜,张卓莉,等.101 例原发性干燥综合征临床首发症状及误诊分析.中国医刊,2004,39(11):19-21

10. 张学武,安媛,栗占国.以腺体外器官受累症状首发的原发性干燥综合征的临床研究.中华全科医师杂志,2008,7(9):610-613

11. Ramos-Casals M,Solans R,Rosas J,et al. Primary Sjögren syndrome in Spain:clinical and immunologic expression in 1010 patients. Medicine (Baltimore),2008,87(4):210-219

12. Riente L,Scire CA,Delle Sedie A,et al. Ultrasound imaging for the rheumatologist. XⅧ. Sonographic evaluation of hand joint involvement in primary Sjögren's syndrome. Clin Exp Rheumatol,2009,27(5):747-750

13. M'Rad S,Ben Miled K,Makni S,et al. Jaccoud's arthropathy in primary Sjögren's syndrome with benign hypergammaglobulinaemic purpura. EurJ Med,1993,2(6):373-375

14. Pease CT,Shattles W,Barrett NK,et al. The arthropathy ofSjögren's syndrome. Br J Rheumatol,1993,32(7):609-613

15. Atzeni F, Sarzi-Puttini P, Lama N, et al. Anti-cyclic citrullinated peptide antibodies in primary Sjögren syndrome may be associated with non-erosive synovitis. Arthritis Res Ther,2008,10(3):R51

16. 麻荣武.原发性干燥综合征误诊为类风湿关节炎的原因分析.实用心脑肺血管病杂志,2013,21(6):104

17. 刘建,朱勇,朱静.原发性干燥综合征患者抗环瓜氨酸肽抗体检测.西部医学,2008,20(5):994-995

18. Arnett FC,Edworthy SM,Bloch DA,et al. The American Rheumatism Association 1987 revised criteria for the classification of rheumatoid arthritis. Arthritis Rheum,1988,31(3):315-324

19. Aletaha D,Neogi T,Silman AJ,et al. 2010 rheumatoid arthritis classification criteria:an American College of Rheumatology/European League Against Rheumatism collaborative initiative. Ann Rheum Dis,2010,69(6):1580-1588

20. Khan O,Carsons S. Occurrence of rheumatoid arthritis requiring oral and/or biological disease-modifying antirheumatic drug therapy following a diagnosis of primarySjögren syndrome. J Clin Rheumatol,2012,18(7):356-358

21. Lazarus MN,Isenberg DA. Development of additional autoimmune diseases in a population of patients with primary Sjögren's syndrome. Ann Rheum Dis,2005,64(7):1062-1064

22. He J,Ding Y,Feng M,et al. Characteristics of Sjögren's syndrome in rheumatoid arthritis. Rheumatology (Oxford),2013,52(6):1084-1089

23. Brun JG,Madland TM,Jonsson R. A prospective study of sicca symptoms in patients with rheumatoid arthritis. Arthritis Rheum,2003,49(2):187-192

24. Haga HJ,Naderi Y,Moreno AM,et al. A study of the prevalence of sicca symptoms and secondary Sjögren's syndrome in patients with rheumatoid arthritis,and its association to disease activity and treatment profile. Int J Rheum Dis,2012,15(3):284-288

25. Carmona L,Gonzalez-Alvaro I,Balsa A,et al. Rheumatoid arthritis in Spain:occurrence of extra-articular manifestations and estimates of disease severity. Ann Rheum Dis,2003,62(9):897-900

26. Uhlig T,Kvien TK,Jensen JL,et al. Sicca symptoms,saliva and tear production,and disease variables in 636 patients with rheumatoid arthritis. Ann Rheum Dis,1999,58(7):415-422

27. Sankar V,Brennan MT,Kok MR,et al. Etanercept in Sjögren's syndrome:a twelve-week randomized,double-blind,placebo-controlled pilot clinical trial. Arthritis Rheum,2004,50(7):2240-2245

28. Hernandez-Molina G,Avila-Casado C,Cardenas-Velazquez F,et al. Similarities and differences between primary and secondary Sjögren's syndrome. J Rheumatol,2010,37(4):800-808

29. 夏朝霞,郭慧,冯志贞.类风湿关节炎合并干眼症的临床分析.中山大学学报(医学科学版),2011,32(2):279-280

158

30. Artifoni M,Rothschild PR,Brezin A,et al. Ocular inflammatory diseases associated with rheumatoid arthritis. Nat Rev Rheumatol,2014,10(2):108-116

31. Nataneli N,Chai JS. Images in clinical medicine:Bilateral corneal perforation. N Engl J Med,2014,370 (7):650

32. Pedrazas CH,Azevedo MN,Torres SR. Oral events related to low-dose methotrexate in rheumatoid arthritis patients. Braz Oral Res,2010,24(3):368-373

33. Iaccarino L,Gatto M,Bettio S,et al. Overlap connective tissue disease syndromes. Autoimmun Rev,2013,12 (3):363-373

34. Gottenberg JE,Busson M,Loiseau P,et al. In primarySjögren's syndrome,HLA class Ⅱ is associated exclusively with autoantibody production and spreading of the autoimmune response. Arthritis Rheum,2003,48(8): 2240-2245

35. 王吉波,蒋明,邱长春.原发性干燥综合征与人类组织相容性抗原-DRβ 基因.中华内科杂志,1997,36 (6):39-42

36. 赵岩,董怡,唐福林,等.HLA-DRB_1 等位基因与我国北方类风湿关节炎的关系.中华内科杂志,1997,36 (2):41-44

第三节　干燥综合征与系统性硬化病

一、系统性硬化病的定义与分类标准

系统性硬化病(systemic sclerosis,SSc)是以皮肤增厚和纤维化为特征的系统性结缔组织疾病,临床上除了皮肤外,还可出现消化道、肺脏、肾脏、心脏等内脏器官受累[1]。2013 年美国风湿病联盟(ACR)和欧洲风湿病联盟(EULAR)协作组提出了 SSc 的积分制分类标准[2],见表 8-3-1。

表 8-3-1　2013 年 ACR/EULAR 协作组 SSc 分类标准

双手手指及掌指关节近端皮肤增厚变硬(充分标准)	9分
手指皮肤增厚变硬(仅计算最高分)	
手指肿胀	2分
手指硬指(掌指关节以远及近端指间关节以近)	4分
指端损伤(近端指间关节附近及以远部位非外伤性损伤)(仅计算最高分)	
指端溃疡	2分
指端凹陷性瘢痕	3分
毛细血管扩张	2分
甲周毛细血管异常	2分
肺动脉高压或肺间质病变(最高分2分)	
肺动脉高压	2分
肺间质病变	2分
雷诺现象	3分
自身抗体:抗着丝点抗体、抗拓扑异构酶 Ⅰ 抗体(抗 Scl-70 抗体)或抗 RNA 聚合酶Ⅲ抗体	3分

注:总分≥9 分即可诊断 SSc。此标准需除外无手指皮肤增厚变硬的患者,并除外其他硬皮病样疾病,如全身硬斑病、嗜酸性筋膜炎、移植物抗宿主病、硬化性黏液性水肿、糖尿病硬肿病、糖尿病手关节病变、红斑肢痛症、卟啉病、硬化性苔藓等

二、干燥综合征与SSc

SSc与干燥综合征(SS)的共存并不如SS与系统性红斑狼疮(SLE)、SS与类风湿关节炎(RA)等重叠现象常见。关于这方面的国内报道缺如,笔者检索了2008年1月至2013年12月北京协和医院住院患者,不完全统计出院诊断包含SS和SSc的病例共31例,占同期SS患者(2001例)1.55%,占同期SSc患者(391例)7.93%,其中局限型SSc 15例,弥漫型SSc 16例,均为女性,平均(48.0±10.5)岁,12例合并其他结缔组织病(CTD)(尚未发表)。国外研究表明[3-13],SS在SSc中的发生率为0%~33.9%,口干症在SSc中发生率甚至高达71.2%[13];而7.7%的SSc同时有SS(4.5%~11.6%)[14],这些重叠患者多为局限皮肤型SSc。造成不同研究之间发生率差异的主要原因包括:研究对象规模较小、地理差异、年龄差异及选取的诊断分类标准的差异等。且近年来的研究中发病率显著高于往年的研究,这反映出以往的研究在这方面数据可能欠充分,也提示将来的研究可能发病率更高(图8-3-1)。

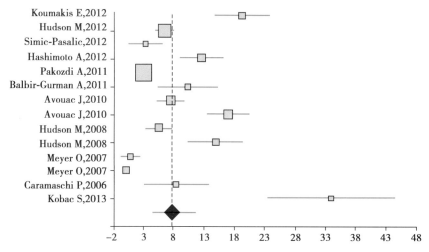

图8-3-1　SSc人群中SS的发病率[14]:横轴表示SS在SSc群体中的发生率,正方形表示不同研究所估测的发病率,正方形面积表示该研究的分量,线条表示95%区间,黑色菱形表示平均发生率

在SS与其他CTD共存时,常认为SS是继发的,也有研究认为SS可能是某种CTD发展过程中未达终点的中间状态[15]。有研究[16]评估了SS和SSc的关系,结果认为SS与SSc是相关的而不是继发的,尤其在局限型患者中(81%)。研究结果表明,周围神经病变在SS+SSc患者中比单纯SS患者中更加常见(40.7% vs 18.8%,$P=0.02$);而与单纯SSc患者相比,SS+SSc患者的临床表现略轻:如在肺间质病变方面,SS+SSc患者比单纯SSc患者的发生率更低(11.1% vs 29.0%,$P=0.05$),病变范围局限;另外,SS+SSc患者发生肺动脉高压(7.4% vs 15.1%)和肾危象(3.7% vs 14.1%)的概率也略低于单纯SSc患者。SSc与SS共存时的这些临床特点与RA继发SS的表现[17]不同,当SS继发于RA时,主观的口干、眼干、腮腺肿痛的发生率及抗SSA抗体阳性率均偏低,而这些表现在SS+SSc患者中则较高;另外,SS+SSc患者发生第三种自身免疫病如原发性胆汁性肝硬化(PBC)的概率显著升高(达40%),而SS继发于RA的患者中则没有该特点。同时,由于SS+SSc患者在很多方面较SSc

患者轻,有趣的是 SLE+SS 患者在血小板减低、淋巴结病、肾脏受累等方面也显著轻于 SLE 患者,所有这些表现与 SLE 与 SS 的"姐妹"关系特点[18]类似,因此认为 SS 不是 SSc 继发,而是与 SSc 相关。

在自身抗体方面,研究认为,SS+SSc 患者的抗核抗体(ANA)和类风湿因子(RF)的阳性率低于单纯 SSc 患者,而其抗着丝点抗体(ACA)和抗拓扑异构酶抗体的阳性率则高于单纯 SSc 患者。关于抗 SSA 和抗 SSB 抗体的阳性率,多数研究虽得出了 SS+SSc 患者高于单纯 SSc 患者的趋势,但均未得出有统计学意义的差异。在另一研究中,结果表明 SS+CREST 患者中抗 SSA、抗 SSB 抗体阳性率远低于 SS[19]。

三、总结

综上所述,SS 与 SSc 的共存并不少见,尤其在局限型硬皮病患者,且两者共存时表现出的临床表现,尤其在肺间质病变、肾危象等方面轻于单纯 SSc,提示 SS 与 SSc 的关系并非继发,而是相关。SS 和 SSc 的共存现象提示,两种疾病可能在发病机制上分享某些相似的途径或通路,甚至提示两者可能共用某些特定的遗传基础。

(王立 董怡)

参 考 文 献

1. Wollheim FA. Classification of systemic sclerosis:visions and reality. Rheumatology (Oxford),2005,44(10): 1212-1216

2. Van Den Hoogen F,Khanna D,Fransen J,et al. 2013 classification criteria for systemic sclerosis:an American college of rheumatology/European league against rheumatism collaborative initiative. Ann Rheum Dis,2013,72 (11):1747-1755

3. Hudson M,Rojas-Villarraga A,Coral-Alvarado P,et al. Polyautoimmunity and familial autoimmunity in systemic sclerosis. J Autoimmun,2008,31(2):156-159

4. Avouac J,Airò P,Dieude P,et al. Associated autoimmune diseases in systemic sclerosis define a subset of patients with milder disease:results from 2 large cohorts of European Caucasian patients. J Rheumatol,2010,37 (3):608-614

5. Hudson M,Pope J,Mahler M,et al. Clinical significance of antibodies to Ro52/TRIM21 in systemic sclerosis. Arthritis Res Ther,2012,14(2):R50

6. Pakozdi A,Nihtyanova S,Moinzadeh P,et al. Clinical and serological hallmarks of systemic sclerosis overlap syndromes. J Rheumatol,2011,38(11):2406-2409

7. Hashimoto A,Endo H,Kondo H,et al. Clinical features of 405 Japanese patients with systemic sclerosis. Mod Rheumatol,2012,22(2):272-279

8. Balbir-Gurman A,Braun-Moscovici Y. Scleroderma overlap syndrome. Isr Med Assoc J,2011,13(1):14-20

9. Meyer OC,Fertig N,Lucas M,et al. Disease subsets,antinuclear antibody profile,and clinical features in 127 French and 247 US adult patients with systemic sclerosis. J Rheumatol,2007,34(1):104-109

10. Caramaschi P,Biasi D,Volpe A,et al. Coexistenceof systemic sclerosis with other autoimmune diseases. Rheumatol Int,2007,27(4):407-410

11. Koumakis E,Dieudé P,Avouac J,et al. Familial autoimmunity in systemic sclerosis-results of a French-based case-control family study. J Rheumatol,2012,39(3):532-538

12. SimicPasalic K,Damjanov N,Marinkovic G. Associations of systemic sclerosis and other autoimmune diseases

（analysis of 153 patients from a single EUSTAR centre）. EULAR,2012

13. Kobak S,Oksel F,Aksu K,et al. The frequency of sicca symptoms and Sjögren's syndrome in patients with systemic sclerosis. Int J Rheum Dis,2013,16(1):88-92

14. Elhai M,Avouac J,Kahan A,et al. Systemic sclerosis at the crossroad of polyautoimmunity. Autoimmun Rev, 2013,12(11):1052-1057

15. Amador-Patarroyo MJ,Arbelaez JG,Mantilla RD,et al. Sjögren syndrome at the crossroad of polyautoimmunity. J Autoimmun,2012,39(3):199-205

16. Salliot C,Mouthon L,Ardizzone M,et al. Sjögren's syndrome is associated with and not secondary to systemic sclerosis. Rheumatology（Oxford）,2007,46(2):321-326

17. Andonopoulos AP,Drosos AA,Skopouli FN,et al. Sjögren's syndrome in rheumatoid arthritis and progressive systemic sclerosis:A comparative study. Clin Exp Rheumatol,1989,7(2):203-205

18. Manoussakis MN,Georgopoulou C,Zintzaras E,et al. Sjögren's syndrome associated with systemic lupus erythematosus:clinical andlaboratory profiles and comparison with primary Sjögren's syndrome. Arthritis Rheum, 2004,50(3):882-891

19. Drosos AA,Pennec YL,Elisaf M,et al. Sjögren's syndrome in patients with the CREST variant of progressive systemic scleroderma. J Rheumatol,1991,18(11):1685-1688

第九章 干燥综合征与甲状腺病变

原发性干燥综合征(primary Sjögren's syndrome,pSS)合并甲状腺疾病的报道中,最为常见的是自身免疫性甲状腺病(autoimmune thyroid disease,ATD),尤以甲状腺激素水平低下的亚临床甲状腺功能低减为常见。

一、自身免疫性甲状腺病

自身免疫性甲状腺病(ATD)包括:①甲状腺功能亢进症(hyperthyroidism,简称甲亢):如Graves病(Graves' disease,GD);②甲状腺功能低减症(甲减,hypothyroidism):如桥本甲状腺炎(Hashimoto's thyroiditis,HT)、慢性萎缩性甲状腺炎;③亚临床型甲状腺功能低减症和少见的自身免疫性多内分泌腺病综合征等。慢性自身免疫性甲状腺炎在普通人群中患病率女性约为10%~20%,男性1%~2%,甲减(含亚临床型)亦常见[1]。甲状腺过氧化物酶抗体(anti-thyroperoxidase antibody,TPOAb)和甲状腺球蛋白抗体(anti-thyroglobulin antibody,TgAb)是临床常用的抗甲状腺自身抗体。TgAb在HT的阳性率不到60%,GD的阳性率约30%。90%以上的ATD患者(包括GD、HT等)可检测到TPOAb[2]。

二、干燥综合征与自身免疫性甲状腺疾病共存

在pSS合并甲状腺疾病的报道中,除自身免疫性多内分泌腺病综合征外,甲亢、甲减、亚临床甲减均有涉及。国外报道约30%的pSS患者出现慢性甲状腺炎,甲状腺功能减退[3,4]。颜淑敏等[5]分析226例pSS患者,甲状腺功能异常者占24.5%,其中80%表现为甲减,其余表现为甲亢。Coll[6]等报道176例ATD中有23%出现干燥性角结膜炎,21.25%出现口干燥症,共43例(24.4%)符合pSS的诊断。刘素筠等[7]对78例HT,58例GD患者的研究发现,两者合并pSS的患病率分别为14.1%,3.44%。

三、干燥综合征与甲状腺功能低减

(一) 干燥综合征与甲状腺疾病并存情况

Jara等[8]报道,pSS患者ATD的患病率是一般人群的9倍,ATD患者pSS的患病率是一般人群的10倍。对pSS患者随访10.5年的研究[9]发现,甲状腺功能低减或亚临床型甲状腺病是最常见的并存自身免疫疾病。近年国内严格区分了甲减或亚临床甲减的pSS研究表明,出现亚临床甲减的病例约占甲状腺功能低减总病例数的20%~37%[10-13]。

Zeher 等[14]的研究纳入了 479 例 pSS 患者,21.25%(95 例)出现甲状腺功能异常。其中 30 例患有 HT,其中约 90% 出现持续 TgAb 和 TPOAb 滴度升高,此外尚有 18 例患有 GD。这项研究中,pSS 患者 HT 患病率 6.26%,高于普通人群的 1% ~2%。唐福林等[15]分析了 41 例住院 pSS 患者的甲状腺功能和抗甲状腺抗体,发现 15 例(36.6%)甲状腺功能低减。甲减患者眼干、发热多见,血沉增快、γ 球蛋白增高和白蛋白降低更明显,而甲状腺功能正常者腮腺肿大明显增多。两组在 ANA、RF、抗 SSA、抗 SSB 抗体的阳性率方面无差异。其他表现如口干、肾小管酸中毒、关节炎、龋齿、肺间质病变、骨软化、周围神经病变、肝功能损伤等两组亦无差异。多数研究认为,pSS 患者甲状腺功能低减组与正常组相比,pSS 特异的腺体外器官受累、自身抗体和 RF 等阳性率方面,两组无明显差异[11,12,16,17]。提示甲状腺疾病虽与 pSS 容易并存,但甲状腺疾病的发生与 pSS 的发生发展,病情活动度似无明显相关。

(二) pSS 患者存在抗甲状腺抗体

国外报道 pSS 患者 TPOAb 和 TgAb 的阳性率分别为 25% ~45% 和 17.5% ~21.4%,且抗体阳性率、TgAb 升高的水平与甲状腺组织学改变的严重程度相平行[4,3,18]。国内袁凤易等[11]、覃舒文等[16]报道 pSS TPOAb 和 TgAb 的阳性率分别为 34% ~35.1% 和 27.0% ~40%。何菁等[19]随访 224 例门诊 pSS 患者,证实有甲状腺功能异常的患者血清中多出现 TgAb 和 TPOAb,通过针对 pSS 的系统治疗,很多患者治疗甲亢或甲减的药物可以逐渐减量,甚至停用。

四、自身免疫性甲状腺病合并干燥综合征等结缔组织病(CTD)

ATD 为器官特异性自身免疫病,亦可与系统性自身免疫病如 CTD 并存。刘九洲等[20]分析了 130 例 ATD 患者,合并 SLE 25 例(19%),合并 pSS 13 例(10%),其中 9 例表现为甲亢,3 例甲减,1 例甲状腺功能正常。ATD 的白种人女性患者罹患 SLE 风险升高了 10 倍,而男性 ATD 患者风险并无明显增加[21]。我院资料,ATD 在 pSS 和 SLE 的患病率分别为 13.8% 和 14.5%[16]。纳入 153 例 SLE 患者的研究中,有 33% 患者抗甲状腺抗体阳性,甲减患病率达 19%,甲亢 9%[22]。类风湿关节炎、混合性结缔组织病等 CTD 患者的 ATD 患病率高于普通人群,且与抗甲状腺抗体阳性明确相关[23]。TPOAb 在局限性硬皮病患者阳性率较高,而在弥漫性硬皮病阳性率与普通人群接近,普遍认为局限性硬皮病合并甲减有自身免疫因素参与,而弥漫性硬皮病发生甲减的主要机制是甲状腺纤维化[24]。总体共识上,抗甲状腺抗体持续阳性可能是 CTD 导致甲状腺这一内分泌腺体受累的主要原因。

CTD 特异性自身抗体也可能参与了甲状腺炎症反应过程。研究发现甲亢患者 ANA 阳性率 25% ~55%[23],pSS 患者中抗 SSA 阳性的一组患者甲状腺疾病的患病率也高[8]。此外,治疗 CTD 的常用药物可影响甲状腺功能,糖皮质激素有利于 CTD 多系统损害和甲状腺功能的恢复[25],但可抑制 TSH 分泌,常用的非甾体抗炎药物(NSAIDS)影响甲状腺激素与其转运蛋白的结合,从而降低 TSH 和总体激素水平,但不影响游离甲状腺激素的水平。

由于 CTD 多系统受累的特点,且亚临床型或临床型甲减较为常见,人们怀疑 HT 是否为 CTD 累及靶器官的一种表现。Ichikawa Y 等[26]比较了桥本病、pSS 及其他自身免疫性疾病的特点,发现 pSS 合并 ATD 的临床特征与桥本病不伴 pSS 相似,提示这是两种独立但相关的疾病。目前,很少有证据表明 ATD 与 CTD 共存会影响疾病临床表现的发展、预后或导致治疗方案的变更,但可能影响临床表现的类型及对病情的判断。两种疾病的相关性研究需要更多统一诊断标准的,从病因、发病机制出发的前瞻性多中心队列研究。

五、干燥综合征合并自身免疫性甲状腺病的机制

pSS 合并甲状腺炎较为常见,两者在病理学、遗传学、血清学方面有许多相似之处。提示可能存在相近的发病机制、相同的遗传易感性。

(一) 两者具有相似的结构抗原

甲状腺和唾液腺具有相同的致病抗原,甲状腺滤泡细胞和唾液腺的上皮组织可发生相同的免疫反应。Kohriyama K 等[27]证实 ATD 与 pSS 的受累器官有相似的免疫病理表现,甲状腺和唾液腺的上皮细胞都表现有活化的 T 淋巴细胞浸润和 HLA Ⅱ型分子的表达。Mavaragani 等[28]发现,部分以口眼干燥症为首发表现但不满足 pSS 分类标准的患者中,具有高滴度抗甲状腺自身抗体者,其小涎腺病理表现为以血管周为突出的间质淋巴细胞浸润。

(二) ATD 相关自身抗体的作用

国内研究普遍发现,pSS 合并 ATD 者 TPOAb 和 TgAb 水平显著高于对照组,但抗 SSA、抗 SSB 阳性率较不合并 ATD 的 pSS 无明显差异。一项纳入 137 例 pSS 病例的队列研究[18]发现,大多数入组时具有高滴度抗甲状腺抗体的病例在后续随访过程中出现 ATD,入组时甲状腺功能正常且抗甲状腺抗体阴性,但在随访过程中出现甲状腺功能异常的患者中,RF 和抗 SSA 抗体滴度显著高于持续甲状腺功能正常者。提示抗甲状腺抗体是 pSS 合并 ATD 的主要标记抗体,RF 和抗 SSA 抗体也可能参与 ATD 的发生。由胞衬蛋白介导产生的抗体与自身免疫性唾液腺炎有关。HT,pSS 合并 HT,甚至正常人群均可检测到抗胞衬蛋白(α-fodrin)抗体。抗 α-fodrin IgG 与 TgAb 抗体滴度相关。因而 Szanto 等提出胞衬蛋白可能影响了腺体的内分泌和外分泌功能,抗 α-fodrin 抗体可能参与了 pSS 与 HT 的发病过程[29]。

(三) 免疫异常

Foster 等[30]对 42 例 pSS 患者的 207 个亲属及 39 个配偶的研究发现,pSS 合并甲状腺功能低下与 HLA-DR3、DR5、B8 相关。细胞毒 T 淋巴细胞抗原(CTLA4)基因多态性被证实与 pSS、ATD 等多种自身免疫性疾病相关[23]。

(四) 两种疾病的细胞因子网络和信号通路相互交织

ATD 免疫反应的启动和维持需要 IL-1、IL-6、INF-γ、TNF-α 参与,这些细胞因子亦与 pSS 发病有关。HT 是 TH1 介导的免疫损伤,与 pSS 类似,而 GD 则更多由 TH2 参与介导。研究发现[31]pSS 患者唇腺的 TNF-α、IL-1β mRNA 表达增高,泪腺、唾液腺的 IL-1、IL-2、IL-6 及 TNF-α 表达增加。B 淋巴细胞刺激因子(BLyS)已被证实参与了 SLE 和 pSS 的发病过程,而 BlyS mRNA 表达水平和血清浓度在 GD 亦有明显改变,即在未治疗组明显高于治疗后缓解组,且血清浓度与 TSH 浓度呈负相关[32]。这些都说明 pSS 和 HT 有着非常相似的免疫损伤过程。

(五) 逆转录病毒感染与 pSS 发病有关

近来实验证实[2],病毒可通过分子模拟参与 ATD 的发病,病毒直接感染甲状腺滤泡上皮细胞,或通过局部富集的 T 细胞释放 INF-γ 刺激上皮细胞表达 HLA-DR 分子,呈递甲状腺抗原并激活效应 T 细胞。

(六) 两种疾病均为女性多见

这两种疾病均为女性多见,且发病高峰均集中在 45~60 岁左右。女性罹患 ATD 的概率

是男性的 3.5 ~ 10 倍,患 pSS 的概率也是男性的 9 ~ 10 倍[2]。Foster 等[30]的家系研究中,pSS 患者的女性亲属罹患甲状腺疾病的风险显著高于其男性亲属。一般认为高雌激素水平通过增强个体对自身抗原的免疫反应使女性较男性更易患自身免疫性疾病,然而 ATD 和 pSS 的风险并未随着绝经减低,X 染色体有可能也是患病的易感因素之一[2]。

六、干燥综合征与甲状腺肿瘤

在 pSS 与甲状腺疾病的相关研究报道中,偶见 pSS 与甲状腺瘤、甲状腺癌并存的病例。在 pSS 和甲状腺炎两者并存时,甲状腺 MALT 淋巴瘤风险增加 67 倍,腮腺淋巴瘤风险增加 44 倍[8]。

七、小结

pSS 患者出现甲状腺功能异常较为常见,HT 是 pSS 常见的并存疾病(大约 25% ~ 30% 有并存)。pSS 与 ATD 并存时,两者均表现各自独立的临床特点,因此,pSS 患者应筛查 TGAb、TPOAb 及甲状腺功能,以甲状腺功能异常为首发表现的中老年女性出现难以用 ATD 解释的临床表现时应完善自身抗体的筛查,治疗上两种疾病均应干预。

(刘金晶)

参 考 文 献

1. Vanderpump MP, Tunbridge WM, French JM, et al. The incidence of thyroid disorders in the community: a twenty-year follow-up of the Whickham Survey. Clin Endocrinol (Oxf), 1995, 43(1): 55-68

2. Iddah MA, Macharia BN. Autoimmune thyroid disorders. ISRN Endocrinol, 2013, 2013: 509764

3. Pérez B, Kraus A, López G. Autoimmune thyroid disease in primary Sjögren's syndrome. Am J Med, 1995, 99(5): 480-484

4. Tanaka O. A diagnostic and etiologic studies of Sjögren's syndrome--II. On the relationship between Sjögren's syndrome and chronic thyroiditis. Nihon Jibiinkoka Gakkai Kaiho, 1989, 92(3): 374-382

5. 颜淑敏,张文,李梦涛,等. 原发性干燥综合征 573 例临床分析. 中华风湿病学杂志, 2010, 14(4): 223-227

6. Coll J, Anglada J, Tomas S, et al. High prevalence of subclinical Sjögren's syndrome features in patients with autoimmune thyroid disease. J Rheumatol, 1997, 24(9): 1719-1724

7. 刘素筠,程太华,朱亦堃. 自身免疫性甲状腺疾病与干燥综合征相关分析. 中华风湿病学杂志, 1999, 3(1): 55

8. Jara LJ, Navarro C, Brito-Zerón Mdel P, et al. Thyroid disease in Sjögren's syndrome. Clin Rheumatol, 2007, 26(10): 1601-1606

9. Lu MC, Yin WY, Tsai TY, et al. Increased risk of primary Sjögren's syndrome in female patients with thyroid disorders: a longitudinal population-based study in Taiwan. PLoS One, 2013, 8(10): e77210

10. 谢榆,汪悦. 原发性干燥综合征甲状腺功能及临床表现分析. 中华临床医师杂志(电子版), 2013, 7(1): 91-94

11. 袁凤易,徐丹,洪小平,等. 原发性干燥综合征合并甲状腺疾病的临床研究. 中国实用医药, 2009, 4(2): 47-48

12. 倪敏,梁军. 原发性干燥综合征合并甲状腺功能异常的临床分析. 中华内分泌代谢杂志, 2013, 29(7): 557-559

13. 于学满,王晓非. 原发性干燥综合征合并自身免疫性甲状腺疾病临床分析. 辽宁医学杂志, 2008, 22(2):

69-70

14. Zeher M,Horvath IF,Szanto A,et al. Autoimmune thyroid diseases in a large group of Hungarian patients with primary Sjögren's syndrome. Thyroid,2009,19(1):39-45

15. 唐福林,汪国生,孙丽蓉,等.原发性干燥综合征合并甲状腺功能异常的临床分析.中华风湿病学杂志,1998,2(2):71-74

16. 覃舒文,侯明辉,张奉春.风湿病合并甲状腺疾病的临床分析.四川大学学报(医学版),2006,37(6):972974

17. Güne SE,Yilmaz S,Karalezli A,et al. Quantitative and visual evaluation of salivary and thyroid glands in patients with primary Sjögren's syndrome using salivary gland scintigraphy:relationship with clinicopathological features of salivary,lacrimal and thyroid glands. Nucl Med Commun,2010,31(7):666-672

18. D'Arbonneau F,Ansart S,Le Berre R,et al. Thyroid dysfunction in primary Sjögren's syndrome:a long-term followup study. Arthritis Rheum,2003,49(6):804-809

19. 何菁,丁艳,李玉慧,等.原发性干燥综合征患者初诊的临床特征分析.北京大学学报(医学版),2012,44(2):225228

20. 刘九洲,李建华,李洪婷,等.自身免疫性甲状腺疾病合并风湿性疾病 130 例.中华内分泌外科杂志,2012,6(2):137-138

21. Boelaert K,Newby PR,Simmonds MJ,et al. Prevalence and relative risk of other autoimmune diseases in subjects with autoimmune thyroid disease. Am J Med,2010,123(2):183. e1-e9

22. Antonelli A,Mosca M,Fallahi P,et al. Thyroid cancer in systemic lupus erythematosus:a case-control study. J Clin Endocrinol Metab,2010,95(1):314-318

23. Lazúrová I,Benhatchi K. Autoimmune thyroid diseases and nonorgan specific autoimmunity. Pol Arch Med Wewn,2012,122 Suppl:55-59

24. Danielides S,Mavragani CP,Katsakoulas I,et al. Increased prevalence of anti-thyroid antibodies in patients with limited scleroderma. Scand J Rheumatol,2011,40(4):299-303

25. 鞠姜华,高志红,邱明才. Graves 病甲状腺功能亢进患者免疫球蛋白和抗核抗体检测的临床意义.中国慢性病预防与控制,2009,16(6):578-580

26. Ichikawa Y,Fukuda R. Clinical and pathological features of Sjögren's syndrome associated with autoimmune thyroid diseases. Nihon Rinsho,1995,53(10):2545-2550

27. Kohriyama K,Katayama Y,Tsurusako Y. Relationship between primary Sjögren's syndrome and autoimmune thyroid disease. Nihon Rinsho,1999,57(8):1878-1881

28. Mavragani CP,Skopouli FN,Moutsopoulos HM. Increased prevalence of antibodies to thyroid peroxidase in dry eyes and mouth syndrome or sicca asthenia polyalgia syndrome. J Rheumatol,2009,36(8):1626-1630

29. Szanto A,Csipo I,Horvath I,et al. Autoantibodies to alfa-fodrin in patients with Hashimoto thyroiditis and Sjögren's syndrome:possible markers for a common secretory disorder. Rheumatol Int,2008,28(11):1169-1172

30. Foster H,Fay A,Kelly C,et al. Thyroid disease and other autoimmune phenomena in a family study of primary Sjögren's syndrome. Br J Rheumatol,1993,32(1):36-40

31. 唐福林.原发性干燥综合征的发病机制.中华风湿病学杂志,2000,4(1):50-53

32. 刘桂红,赵瑞景,朱铁年,等. B 淋巴细胞刺激因子在 Graves 病发病中的作用.中华内科杂志,2006,45(9):762-763

第十章 干燥综合征与米库利兹病

干燥综合征(Sjögren's syndrome,SS)与米库利兹病(Mikulicz disease,MD)同是淋巴组织增生性自身免疫病,两者又都是累及外分泌腺体并以浅表大外分泌腺体:唾液腺和泪腺为主的疾病。因此在接近一个世纪的时段中它们被认为是同一疾病。然而近十年来这种观点受到了挑战,相关学者提出了SS和MD是两个分别独立的自身免疫病。

现将它们各自的历史状况在临床及临床免疫上的特点叙述如下。

一、历史的回顾

在1933年Henrik Sjögren,瑞典眼科医师报道了19例干燥性角结合膜炎患者,其中两例有腮腺肿大,13例有关节病变。30年后因其关节病变而引起风湿病学家的关注,经研究探讨,有了今日的Sjögren综合征。然而在Henrik Sjögren之前有德国外科医师Johann Mikulicz-Radecki(1850—1905)在1888年报道了一例有泪腺、唾腺对称性慢性肿大的男患者,肿大组织的病理显示有大量单个核圆形细胞的浸润,患者诉有口、眼干症状。因病因不明故称之为Mikulicz病(MD)。1927年Schaffer等[1]发现在淋巴瘤、白血病、结节病、梅毒、结核病等可引起同样临床症状及病理改变,因此只把原因不明的称为MD,而继发于其他疾病的为Mikulicz综合征,后者因按原发病称呼故被淡出。及至1953年Morgan和Castleman[2]在审查组织病理后认为MD与SS的病理相似,都是淋巴细胞浸润而认为两个是同一疾病。MD是SS的一个亚型。但有关这是两个病还是同一病仍有不断争论。如Konno、Lees[3]等坚持MD是一个独立疾病。

1952年Godin[4]根据MD外分泌腺体中所见的病理,建议将MD改称为良性淋巴上皮病(bengin lymphoepithelial lesion,BLL),后为WHO所采纳。其病理特点为:组织内大量淋巴细胞浸润,挤压腺细胞(acinar cell)以致萎缩;导管的上皮细胞及肌上皮细胞则大量增生,形成所谓上皮-肌上皮岛(epi-myoepithelial island)。然而BLL只是一个病理诊断,作为一个疾病诊断有以下不足:特异性不强,类似病理可见于慢性感染性疾病如梅毒、结核等,也见于一些淋巴细胞增殖性病变,如结节病、淋巴瘤等,故并非都是良性病变。我国文献中报道的MD都采用BLL的名称,患者有慢性泪腺和唾腺肿大的病程。在半个世纪后的今日,这样症状的患者结合现有实验室相关特异性检查,有利于患者更精确地诊断,避免漏诊和误诊。

二、近二十年对 MD 的认识

据不完全统计,国内以 BLL 名称报道的 MD 自 1964—2012 年不足 100 例,多出自眼科、口腔科、医学全科。日本自 1960—2006 年共报道 MD 26 例。Yao 等[5]搜索英文文献共 64 例。美国病理研究所在 20 334 例的唾腺病理标本中有 333 例(1.6%)符合 MD。然而 2012 年林玮等[6]分析了北京协和医院风湿免疫科单中心自 2010 年 12 月至 2012 年 7 月收集到的 42 例 IgG4 相关疾病(IgG4 related disease)中有 18 例为 MD。这都说明 MD 并不太罕见,它只是散布于各科室,而且我国医学界对它的认识尚不普及。

根据国外[7,8]及国内[6]的分析都明确说明 MD、SS 各自为独立疾病。不论在发病机制、临床表现、免疫学反应、病理所见、影像学和治疗上都不相同。

三、发病机制

MD 病因不明。现已证实 MD 是由于 Th2 淋巴细胞反应而引起的自身免疫病,此在 MD 患者的唇腺活检病理及 mRNA 水平的检测中得以证实[9]。它们与干燥综合征(SS)患者唇腺比较显示其表达的 IL-4、IL-5、IL-10、TGF-β、FOX3P3 的 mRNA 水平明显高于 SS。而 SS 属 Th1 细胞免疫反应。MD 的周围血嗜酸性细胞增高,血清 IgE 增高也因 Th2 细胞因子(IL-4、IL-5)导致。这些细胞因子导致 B 淋巴细胞产生 IgG4 浆细胞[10]。

四、MD 的临床表现

1. 症状　多见于 50 岁以上的患者[11]。男女之比为 1.06:1～1.25:1[6],主诉症状为泪腺、唾液腺对称性、无痛性、弥散性、持续性慢性肿大,颌下腺及泪腺肿大的发生率高于腮腺肿大。腺体表面皮肤无红肿,触之肿大腺体呈光滑或分叶状、韧感、无压痛(图 10-0-1、图 10-0-2)。

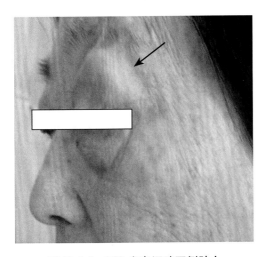

图 10-0-1　MD 患者泪腺双侧肿大

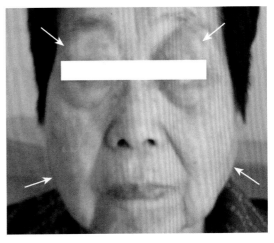

图 10-0-2　MD 女患者　双侧泪腺腮腺肿大

部分患者有轻度口、眼干。部分患者伴有颈淋巴结轻度肿大、自身免疫性胰腺炎、硬化性胆管炎、腹膜后纤维化、主动脉周围炎、间质性肾炎等[10,12,13]。近半数患者有过敏性鼻炎、支气管哮喘等过敏性疾病。

2. 实验室检查特点 周围血细胞的嗜酸性细胞增多。血沉、C反应蛋白升高。血清IgG及IgE升高,IgG4>135mg/dl(可高达至少10倍)。抗SSA、抗SSB抗体(-)。偶有低滴度ANA(+)或RF(+)。腺体(包括唇腺)病理特点:弥漫性淋巴细胞及浆细胞浸润,有淋巴滤泡形成并伴纤维组织增生,腺体导管上皮细胞增生形成微密小体。腺体中IgG4(+)浆细胞占IgG(+)细胞30%以上。

3. 影像学

(1)腺体超声检查:Shimizu[14]等认为MD颌下腺超声较腮腺有更多更明显的改变。颌下腺超声时显示:双侧呈结节性、不规则的低回声区伴有高强度血流信号。腮腺的改变不明显,即使有亦较轻。

(2)腮腺造影:正常,缺乏苹果树样改变;唾液流率:正常或轻度减少;Schirmer试验:仅50%的患者有下降。

(3)头颅部CT示泪腺、颌下腺或腮腺肿大,伴有自身免疫性胰腺炎者可见有胰腺肿大。有间质性肾炎者可见致密阴影。有肺损者可见间质改变(图10-0-3)。

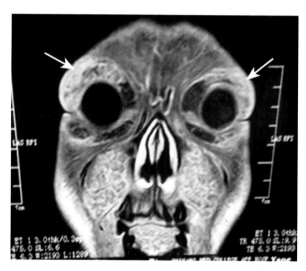

图10-0-3 MD头颅CT
箭头指示双侧泪腺肿大

五、诊断标准及鉴别诊断

尚无公认统一标准。随人们认识的深化将相关标准的主要演变列于下面。

1. 2006年MD分类标准[7]

(1)可见的对称性,持续性>2个的泪腺和大唾液肿胀。

(2)受累腺体病理示大量单个核细胞浸润。

(3)除外其他类似病变如结节病和淋巴增殖性病。

2. 2012年IgG4相关性MD诊断标准[11]

(1)持续性(≥3个月)泪腺、腮腺、颌下腺中至少两对对称性肿大。

（2）血清 IgG4 水平≥1.35g/L。

（3）腺体组织中有显著 IgG4（+）浆细胞浸润,在 5 个高倍视野有 IgG4（+）浆细胞数在 10～15 个或 IgG4（+）浆细胞数/IgG（+）细胞≥50%。

符合本诊断标准者常伴有多器官病变。

符合本诊断标准者需与结节病、Castleman 病、肉芽肿性血管炎（韦格纳肉芽肿）和恶性淋巴瘤区别。

MD 与 SS 的鉴别见表 10-0-1。

表 10-0-1 SS 与 MD 的不同点

	SS	MD
年龄（岁）	40～50	50～60
性别（女/男）	20/1	1.25/1
腺体表现	以腮腺为主的复发肿痛发作,自限不一定对称	颌下腺、泪腺、腮腺对称性、持续性、无痛性肿大
主诉	口眼干	腺体肿大
干燥性角结膜炎	中重度	无或轻度
唾液分泌减少	中重度	无或轻度
猖獗龋齿	发生率高	发生率不高
过敏史	无	鼻炎、哮喘（40%）
血嗜酸性细胞	正常	升高
高球蛋白血症		
IgG1	升高	不高
IgG4	3% 轻度升高	明显升高 10 倍以上
IgE	正常	升高
抗 SSA/B 抗体（+）%	70/40	0
腺体病理	间质灶性淋巴细胞浸润 未见有 IgG4（+）浆细胞	弥散性淋巴细胞浸润 有大量 IgG4（+）浆细胞
介导的细胞免疫	Th1 为主	Th2
糖皮质激素 治疗反应	对口眼干 90% 以上无效	90% 以上有效

六、总结

关于 MD 目前有以下认识:①MD 是一个独立的自身免疫病;②MD 与 IgG4 相关,属 IgG4 相关性疾病;③MD 可合并多个腺体外病变;④MD 是 Th2 细胞介导的免疫病;⑤MD 对糖皮质激素敏感。

（董　怡）

参 考 文 献

1. Schaffer AJ,Jacobsen AW. Mikulicz syndrome:a report of ten cases. Ann J Dis ehild,1927,33:327-346

2. Morgan WS,CastlemanB. A clinicopathologic study of Mikulicz's disease. Am J Pathol,1953,29(3):471-503

3. Lee S,Tsirbas A,Mcann JD,et al. Mikulicz disease:A new perspective and literature review. Eur J Ophthalmol,2006,16(2):199-203

4. Godwin JT. Benign lymphoepilthelial lesion of the parotid gland adenolymphoma,chronic inflamation,lymphoepithelioma,lymphocytic tumor,Mikulicz disease. Cancer,1952,5(6):1089-1103

5. Yao Q,Wu G,Hoschar A. IgG4-related Mikulicz's disease is a multcorgan lymphoproliferation disease district from. Clin Exp Rheumatol,2013,31(2):289-294

6. 林玮,陈华,吴庆军,等. IgG4 相关性米库利兹病临床研究. 中华医学杂志,2013,93(13):973-975

7. Yamamoto M,Takahashi H,OHara M,et al. A new conceptualization for Mikulicz's disease as an IgG4-related plasmacytic disease. Mol Rheumatol,2006,16(6):335-340

8. Masaki Y,Dong L,Karose N,et al. Reposed for a new clinical entity IgG4-positive multiorgen lymphoprliferative syndrome,Analysis of 64 cases. Ann Rheumatic Dis,2009,68(8):1310-1315

9. Tanaka A,Moriyama M,Nakashima H,et al. Th2 and Regulatory Immune Realtuors contribute to IgG4 Production and the Initiation of Mikulicz Disease. Arth Rheum,2012,64(1):254-263

10. Stone JH,Zen Y. Deshponde V. IgG4-related disease. N Engl J Med,2012,366(6):539-541

11. Himi T,Takano K,Yamamoto M,et al. A novel concept of Mikulicz's disease as IgG4 relatel disease. Auris Nasus Larynx,2012,39(1):9-17

12. Tsubota K,Fujita H,Truzaka K,et al. Mikulicz Disease and Sjögren's Syndrome. Invest Ophthalmao Vis Sci,2000,41(7):1666-1673

13. Ebbo M. Daniel L,Pavic M,et al. IgG4-related systemic disease :features and treatment response in a French cohort:results of a multicenter registry. Medicine(Baltimore),2012,91(1):49-56

14. Shimizu M,Moriyama M,Okamura K,et al. Sonographic diagnosis for Mikulicz disease. Oral Surg Oral Med Oral Pathol Endod,2009,108(1):105-113

第十一章 干燥综合征和骨质疏松、骨软化症

骨骼构成了人体的支架,并具有保护、支持和运动功能。骨组织作为体内钙、磷、镁含量巨大、矿化的特殊结缔组织,在不断的新陈代谢中调节骨和血中的离子浓度平衡。

干燥综合征的骨骼改变包括:继发性骨质疏松症(secondary osteoporosis)、骨软化症(osteomalacia)、骨坏死(osteonecrosis)和肾性骨营养不良(renal osteodystrophy)

第一节 干燥综合征和继发性骨质疏松症

一、病因及发病机制

所谓继发性骨质疏松,是相对于原发性(绝经后或老年性骨质疏松)而言的,多是由一些系统性疾病或药物导致的骨质疏松。

干燥综合征(primary Sjögren's syndrome,pSS)导致的继发性骨质疏松具有双重含义:首先,干燥综合征本身即可导致继发性骨质疏松,其发病机制包括:①避免光照影响维生素 D 的合成;②胃肠道受累和肝胆严重病变导致的肠钙和维生素 D 吸收障碍;③局部炎症因子刺激,造成脱钙和骨侵蚀;④由于活动减少,导致关节部位骨量减少。而干燥综合征治疗所应用的糖皮质激素(glucocorticoids,GCs),亦可以进一步导致糖皮质激素诱导的骨质疏松症(glucocorticoid induced osteoporosis,GIOP)。而且,GIOP 是继发性骨质疏松症的最常见原因。

1932 年,Harvey Cushing[1]发现一例继发于垂体 ACTH 腺瘤的肾上腺皮质增生的患者,出现骨质脱钙的现象,被认为是内源性 GIOP 的首例相关报道。

糖皮质激素具有强大的抗炎作用,自 20 世纪 50 年代经人工合成后,被临床广泛应用于风湿免疫病、过敏性疾病、肾脏病和器官移植等治疗,随之而来的 GIOP 的危害性逐渐被临床医师所重视。

GCs 的应用可以导致骨量丢失,发生低骨量和骨质疏松,增加骨折的危险性。其中,松质骨比皮质骨的受累更早且更明显,因此椎体和肋骨的骨折更为常见。每日剂量比累积剂量对骨折的相关风险可能更高。和绝经后妇女的骨质疏松性骨折相比,GIOP 性骨折的阈值较高,即骨密度下降 T 值未达到 2.5 之前即容易出现骨折(T 值为检测者骨密度与同种族、同性别正常人的骨峰值相比较值,正常者 ≥ -1.0,低骨量: -2.5 < T < -1.0,骨质疏松 ≤ -2.5)。糖皮质激素对骨骼的影响和药物的剂量、疗程及使用方法相关,口服泼尼松每日 5mg 以上者均可以出现骨量减少和骨折风险性增加,因此对于 GIOP 而言,服用糖皮质激素

无最小安全剂量。

服用 GCs 的患者,无论年龄、性别和种族,均为 GIOP 的易感人群。儿童因 GCs 过多而引起生长迟缓,无法获得足够的骨量峰值,成年后发生骨质疏松的危险性增高,而年轻人由于骨转换较快容易骨丢失;绝经后妇女服用 GCs 会加重因绝经和增龄而引起的骨量丢失,更易发生骨折。

GIOP 的发病机制:GCs 可以抑制骨形成,又能促进骨吸收。成骨细胞上存在 GCs 受体,GCs 可以抑制成骨细胞的增殖和分化,促进成骨细胞和骨细胞的凋亡,从而抑制骨形成。此抑制作用呈时间及剂量依赖性。

近期研究[1]显示,GCs 尚作用于破骨细胞的生成:RANKL/RANK/OPG 信号通路对破骨细胞的产生及骨吸收具有重要调节作用,GCs 可促进破骨细胞前体细胞上的核因子-κB 受体活化因子(receptor activator of the nuclear factor κB RANK)被核因子-κB 受体活化因子配体(receptor activator of the nuclear factor κB ligand RANK-L)活化并结合,并抑制护骨素(osteo-protegerin,OPG)的生成,最终诱导破骨细胞的生成,促进骨吸收。

GCs 可以抑制骨细胞的 IGF-1 受体生成从而抑制成骨细胞的分化和骨形成。

GCs 可以减少成骨细胞上 IGF 结合蛋白 5 的表达,从而抑制骨形成。

GCs 可拮抗 TGF-B 对成骨细胞的刺激骨胶原形成和基质沉淀作用。

GCs 可以抑制胃肠道对钙的吸收,促进肾脏对钙的排出,令尿钙排出增加。

GCs 可降低内源性垂体促性腺激素的水平,并抑制肾上腺雄激素的合成,雌、雄激素合成减少,引起骨质疏松。

GCs 引起肌病,肌力下降也可导致骨量丢失。

二、继发性骨质疏松症的流行病学

虽然关于 pSS 合并继发性骨质疏松症的流行病学缺乏数据,但系统性红斑狼疮(systemic lupus erythematosus,SLE)合并继发性骨质疏松症的情况已然越来越被关注,大量的研究可以帮助我们获得初步认识(表 11-1-1)。

表 11-1-1　SLE 患者合并继发性骨质疏松症及骨折研究一览表

病例数	使用 GCs	骨量减少%	骨质疏松症%	骨折%	文献
n=98,绝经期前女性	是	41.9	6.1	未描述	Yeap 等,2009[2]
n=100,绝经期前女性	是	40	5.5	未描述	Mendoza Pinto 等,2009[3]
n=40,男性 (均龄 42.6 岁)	是	30	未描述	5	Mok 等,2008[4]
n=163,(均龄 47 岁)	无	未描述	23	未描述	Almehed 等,2007[5]
n=60,绝经期前女性	无	46.7	6.6	未描述	Chong 等,2007[6]
n=107,93% 女性 (均龄 41.1 岁)	是	39	4	20	Bultink 等,2005[7]
n=205	是	48.8	18	未描述	Pineau 等,2004[8]
n=242,95.4% 女性 (均龄 39.9 岁)	是	50.8	9.3	10.1	Yee 等,2005[9]
n=127	是	未描述	未描述	7	Zhu T 等,2014[10]

三、临床特点

无论何种继发性骨质疏松,都可以出现腰背酸痛、骨痛、活动受限,轻微损伤即可发生椎体、肋骨、髋部或长骨骨折。常有身高缩短,严重者脊柱后突、侧弯或胸廓畸形。

1. GCs 对骨密度的影响　服用 GCs 1 年内骨量有快速丢失,松质骨尤为明显。在服用GCs 后第一年椎体骨密度(bone mineral density,BMD)可降低 12%,随后每年约降低 3%,而绝经后妇女的骨量丢失平均约为每年 2%,因此,即使 BMD 绝对值相近,GIOP 的患者比原发性(绝经后和老年性)骨质疏松的患者更易出现椎体骨折。

2. GCs 对骨折危险性的影响　在应用 GCs 治疗早期,骨折危险性即显著增加,椎体骨折发生率可于服用 GCs 后第 3~6 个月达高峰,GCs 增加骨折危险性的机制并不完全依赖于GCs 对 BMD 的影响,GIOP 性椎体骨折可在 BMD 值下降之前发生,有研究比较了不同剂量GCs 对骨折的相对危险性影响,发现椎体和髋部骨折的相对危险性呈剂量相关性,停药后骨折发生率明显降低,但和未用 GCs 者相比,停用 GCs 两年后患者的相对骨折率仍增高 20%。另外,GCs 可以导致肌无力和肌病,容易发生跌倒和骨折。

四、评价指标

骨密度(BMD)是诊断骨质疏松、预测骨质疏松性骨折风险、监测自然病程以及评价药物干预疗效的定量指标。GIOP 的早期改变见于松质骨密集区,如肋骨、脊椎,但任何区域均可出现骨量丢失。最好在使用激素初期测定基础值,当 T 值<-1.5 SD 时,GIOP 性骨折危险性增加,应用 GCs 治疗者的骨折发生率比不用者高 1.3~2.6 倍,椎体骨折危险性增加 4 倍,髋部和桡骨骨折增加 2 倍,应建议服用 GCs 的患者,每 6~12 个月检测 BMD。

双能 X 线吸收测定(dual energy X-ray absorptiometry,DEXA)是目前国际公认的骨密度检查方法,其测定值作为骨质疏松症的诊断金标准。

定量计算机断层(quantitative computed tomography,QCT)和骨定量超声(quantitative ultrasound,QUS)也可以检测骨量丢失。

有条件的单位可以测定骨转换生化标志物(包括骨吸收和骨形成指标)以了解骨转换的改变和程度。

FRAX 骨折风险评估(fracture risk assessment):作为 WHO 推荐应用的骨质疏松性骨折风险预测简易工具,以 FRAX 来取代单独应用骨密度诊断和评估患者未来十年的骨折风险,具有一定先进性(参见:www.shef.ac.uk/FRAX/)。该工具的计算参数包括股骨颈骨密度和临床危险因素。如果没有骨密度测定条件时,也可以使用体重指数。纳入 FRAX 评估的骨折危险因素包括:年龄>50 岁、性别、低骨密度、低体质指数 BMI(≤19kg/m²)、既往有脆性骨折史(尤其是髋部、尺桡骨远端及椎体骨折史)、父母髋部骨折史、GCs 治疗史(任何剂量、口服用药 3 个月以上)、吸烟、过量饮酒,合并其他引起继发性骨质疏松的疾病(如类风湿关节炎,干燥综合征等)。FRAX 能快速的评估出哪些人的骨折风险较高,美国应用 FRAX 评估未来十年髋部骨折概率≥3% 或任何重要的骨质疏松性骨折概率≥20% 时,视为骨质疏松性骨折的高危患者,应予治疗。而欧洲一些国家的治疗阈值髋部骨折概率≥5%,我国目前尚无数据,暂时可以参考国外资料。FRAX 也因同时具有局限性为专业人士所诟病:①不适用于临床已有骨质疏松或已经发生脆性骨折患者;②存在地区和人种差异;③未细化不同剂量和疗程的 GCs 对 GIOP 的影响。

五、诊断和鉴别诊断(表11-1-2)

诊断依据 BMD 下降及(或)脆性骨折和 GCs 长期应用史。

对于绝经后女性和50岁以上男性,DEXA 方法检测 BMD,若 T 值<-2.5SD,则可以诊断骨质疏松;对于绝经前女性和未及50岁的男性,可以参照绝经后女性的诊断标准,亦有学说可以应用 Z 值(受检者与同年龄组、同种族、同性别正常者的骨密度比较值,而非与巅峰骨密度比较值,即 T 值)进行判断;而对于服用 GCs 的患者,即使骨密度下降未达到此诊断标准,一旦出现脆性骨折,亦可诊断。

表 11-1-2 临床诊断 GIOP 的实验室检查和排除诊断

检查项目	排除的疾病
血常规、血沉	贫血、单克隆丙种球蛋白血症
肌酐、尿素氮及肾小球滤过率	慢性肾病
钙、磷、碱性磷酸酶、白蛋白	原发性甲状旁腺功能亢进症、肿瘤、骨软化症、Paget 病
肝功能	慢性肝病、酒精性肝病
雌激素、雄激素、黄体生成素、卵泡刺激素	性功能低下
抗组织谷氨酰胺转移酶 IgA 抗体或抗肌内膜 IgA 抗体	麦胶性肠病(乳糜泻)
免疫球蛋白、本周蛋白、血清游离轻链	单克隆丙种球蛋白血症
血清 25-羟维生素 D	维生素 D 缺乏症
血清促甲状腺激素	甲状腺功能亢进症

六、治疗药物及方案

一级预防——防止发展为骨质疏松症,预防首发骨折。

二级预防和治疗是指已有骨质疏松者,预防首发骨折;已有骨折者,预防其再次骨折。

(一)基础措施

1. 建立健康的生活方式 足量钙、低盐和适量蛋白质的均衡饮食,戒烟、限制酒精和咖啡因的摄入,坚持运动,适当光照,预防跌倒等。

2. 在不影响原发病治疗的前提下,由于骨折危险性是剂量依赖性的,应尽量使用最小剂量的 GCs。

3. 骨健康基本补充剂 钙剂和维生素 D。

我国营养学会推荐成人日摄入元素钙800mg,绝经后妇女和老年人日摄入元素钙1000mg。

维生素 D 有助于钙在胃肠道的吸收,维生素 D 缺乏可以导致继发性甲状旁腺功能亢进,增加骨吸收,从而引发或加重骨质疏松症。对于应用 GCs 的患者,单纯服钙剂不足以防止骨量丢失,应将钙剂与维生素 D 制剂联合应用,研究证实这种联合用药对于长期摄入泼尼松日15mg 以下的 GCs 患者可以保持骨量,但并不降低 GIOP 患者椎体骨折的风险性。我国中华医学会骨质疏松诊疗指南[11]推荐成人日摄入维生素 D 200IU(5μg),老年人为日摄入维生素 D 400~800IU(10~20μg)。有研究表明补充维生素 D 可以增加老年人的肌肉力量和平衡能力,因此降低了跌倒的危险,进而降低骨折风险。对于服用 GCs 的患者而言,和普通维生素 D 相比,活性维生素 D 具有一定优越性:更适用于老年人、肾功能不全及 1α-羟化酶缺乏者,还可能具有免疫调节和增加肌力、防止跌倒的作用。一项为期三年的随机对照研究[12]比较了两组分别服用 α-骨化醇 1μg+元素钙 500mg 或维生素 D₃ 1000IU+元素钙 500mg 的 GIOP 病例,和基线值比较,发现脊柱 BMD 均值分别增加 2.4% 和减少 0.8%,股骨颈 BMD 均值分别增加 1.2% 和增加 0.8%,新发椎体骨折率分别为 9.7% 和 24.8%,新发总骨折率分别为 19.4% 和 40.65%,组间比较均有统计学意义。

常用剂量为活性维生素 D₃:1α-骨化醇,0.5μg/d,骨化三醇 0.25~0.5μg/d,应监测尿钙和血钙水平。

钙剂的不良反应是胃肠道反应和便秘。维生素 D 和活性维生素 D 的不良反应主要是高钙血症,高尿钙症,必要时需要监测血钙和尿钙浓度。

(二) 药物干预

具备以下情况之一者,除采用以上基础措施外,应当考虑药物治疗。

(1) 确诊骨质疏松症者,无论是否有过骨折。

(2) 低骨量者(BMD:−2.5<T≤−1.0)并存在一项以上骨质疏松危险因素,无论是否有过骨折。

(3) 无骨密度测定条件时,具备以下情况之一,亦需要考虑药物治疗:已发生过脆性骨折、FRAX 工具计算出髋部骨折概率≥3%,或任何重要的骨质疏松性骨折概率≥20%。

1. 药物主要有双膦酸盐、降钙素、性激素和甲状旁腺激素(PTH)。

(1) 双膦酸盐(表 11-1-3):双膦酸盐可以抑制骨吸收,提高骨密度。对绝经后妇女可以降低椎体骨折发生的危险性,已被美国食品和药品管理委员会(FDA)批准用于治疗 GIOP 患者,可作为 GIOP 的一线用药。

表 11-1-3 双膦酸盐的应用和注意事项

项目	适应证	疗效	用法	注意事项
阿仑膦酸钠	已被国家食品与药品监督管理局(SF-DA)批准治疗绝经后骨质疏松症、男性骨质疏松症和 GIOP	显著增加腰椎和髋部骨密度、显著降低椎体和非椎体骨折风险	70mg 每周一次或 10mg 每日一次口服;建议空腹服药,用 200ml 白开水送服,服药后 30 分钟内不平卧,保持直立,避免进食任何饮料、食物和药物	胃及十二指肠溃疡、反流性食管炎者慎用,肌酐清除率＜35ml/min 禁用
依替膦酸钠	已被 SFDA 批准治疗原发性骨质疏松症、绝经后骨质疏松症和药物引起的骨质疏松症	增加腰椎和髋部骨密度、降低椎体骨折风险	间歇周期性给药,两餐间口服 0.2g,每日 2 次,服药 2 周,停药 10 周,每 3 个月一疗程,停药期间补充钙剂和维生素 D₃。服药 2 小时内避免进食高钙食物及含矿物质维生素和抗酸药	肾功能损害、孕妇及哺乳期妇女慎用

续表

项目	适应证	疗效	用法	注意事项
伊班膦酸钠	已被 SFDA 批准治疗绝经后骨质疏松症	增加腰椎和髋部骨密度、降低椎体和非椎体骨折风险	2mg 入 250ml 0.9% 氯化钠注射液,每三个月一次静脉滴注(2 小时以上)	肌酐清除率 <35ml/min 者禁用
利噻膦酸钠	已被 SFDA 批准治疗绝经后骨质疏松症和 GIOP	增加腰椎和髋部骨密度、降低椎体及非椎体骨折风险	5mg,每日 1 次或35mg,每周 1 次口服,服法同阿仑膦酸钠	胃及十二指肠溃疡、反流性食管炎者慎用
唑来膦酸钠	已被 SFDA 批准治疗绝经后骨质疏松症	显著增加腰椎和髋部骨密度、降低椎体及非椎体骨折风险	5mg 入 250ml 0.9% 氯化钠注射液,静脉滴注至少 15 分钟以上,每年 1 次	肌酐清除率 <35ml/min 者禁用

Saag 等[13]通过为期 48 周的双盲随机安慰剂对照研究,观察了年龄 17～83 岁的男性和女性 GIOP 患者 477 例(服用泼尼松 7.5mg/d,至少 1 年),分为服用阿仑膦酸钠 10mg/d、5mg/d 和安慰剂对照三组(均服用钙剂和维生素 D),其腰椎 BMD 改变分别为增加 2.9%、增加 2.1% 和减少 0.4%,具有显著性差异。而仅服用阿仑膦酸钠 10mg/d 组非严重性上消化道不良反应略上升。Adachi[14]等在其后的为期 12 个月的延长试验中发现(每日服用泼尼松7.5mg 以上患者 208 例),在两年后三组的腰椎 BMD 改变分别为增加 3.9%,增加 2.8% 和减少 0.8%。和安慰剂组相比,阿仑膦酸钠组的新发椎体骨折有明显下降(两组分别为 6.8% 和 0.7%)。

近期有研究认为,对于预防风湿免疫病患者(每日服泼尼松超过 7.5mg)的骨量丢失,阿仑膦酸钠的疗效优于 α-骨化醇。Ron NJ 等[15]开展了一项为期 18 个月的随机双盲临床试验,分为阿仑膦酸钠组和 α-骨化醇组,有 163 例风湿病患者完成试验,两组的腰椎骨密度改变分别为增加 2.1% 和减少 1.9%,股骨颈骨密度改变分别为增加 1.4% 和减少 2.0%,两组比较有统计学差异。两组新发椎体骨折病例分别为 3 例和 8 例,因此作者推断阿仑膦酸钠在防治 GIOP 性骨量丢失上更为有效。

有研究[16]纳入 115 例 GIOP 患者,每 3 个月静脉滴注伊班膦酸钠,为期 3 年,可以显著降低新发椎体骨折逾 60%,增加椎体、髋部骨密度。

双膦酸盐的不良反应为:①胃肠道反应:应严格按照药物说明书指导服药,并慎用于活动性胃十二指肠溃疡及反流性食管炎患者;②一过性发热、骨痛和肌痛等流感样症状:多见于静脉滴注双膦酸盐者,可对症给予非甾体抗炎药;③肾功能异常者:尤其是静脉类应用双膦酸盐者,应慎用或酌情减量,血肌酐 Scr<35ml/min 禁用;④下颌骨坏死:主要发生于已有严重牙周病或多次牙科手术的骨髓瘤、乳腺癌及前列腺癌的化疗患者,因此,对于有严重牙周病和需多次牙科手术患者应停药 3 个月。

(2) 降钙素:降钙素为 32 个氨基酸组成的多肽激素,由甲状腺的 C 细胞分泌,当血钙水平升高时释放入血。降钙素可以通过和破骨细胞受体结合抑制骨吸收。

Cranney 等[17]通过一项荟萃研究,归纳分析 9 项 GIOP 临床试验中降钙素的疗效和安全性,发现和安慰剂组相比,降钙素组在用药后 6 个月、12 个月腰椎 BMD 增加,但髋部 BMD 无改变。降钙素并未证实可以降低 GIOP 患者的骨折风险性。

吸入型和皮下注射的降钙素均可以提高椎体骨密度和缓解骨痛。也可以帮助出现骨质疏松性骨折的患者早日活动。降钙素缓解骨痛的机制包括直接提高中枢的痛阈,增加血内啡肽水平等,其不良反应有面部潮红、恶心,过敏反应罕见。

（3）性激素替代治疗:对于绝经后妇女,性激素的替代治疗尚存在争议:一项大型随机对照的一级预防试验证实,雌孕激素联合治疗可以有效降低髋部和椎体骨折,但同时发现雌孕激素联合治疗组的乳腺癌发生率和心血管事件发生率上升。因此是否需要进行雌孕激素替代治疗需要全面评价:雌激素依赖性肿瘤、血栓栓塞性疾病、不明原因阴道出血以及活动性肝病为禁忌证。

选择性雌激素受体调节剂——雷诺昔芬被 FDA 批准用于绝经后妇女骨质疏松的预防和治疗。在体外试验中,此药可以抑制破骨细胞生成,刺激成骨细胞增殖。可能对那些不宜使用双膦酸盐或性激素替代治疗的 GIOP 患者有所帮助。男性性腺功能减退症,血睾酮<300μg者,应予性激素替代治疗,使血睾酮维持在正常水平。

（4）甲状旁腺激素(parathyroid hormone,PTH):重组人 PTH(1-34)可以促进成骨细胞生长成熟,促进骨形成。已于 2002 年被 FDA 批准应用于男性原发性或低睾酮水平性骨质疏松症伴骨折风险,或绝经后妇女骨质疏松症伴骨折风险。服用 GCs 的绝经后妇女应用 PTH 一年后,椎体和髋部的骨密度均有增加。尚缺乏数据评价其对骨折危险性的作用。

2. 2013 年我国中华风湿病学会发表了 GIOP 的专家诊治共识[18],在国内的原发性骨质疏松症指南和国际上不断更新的 GIOP 防治推荐的基础上,提出以下治疗方案:

（1）对于预期使用 GCs 超过 3 个月的患者,无论使用 GCs 量的多少,建议给予生活方式的干预,包括戒烟、避免过量饮酒、适当接受阳光照射、适量运动和防止跌倒。

（2）对于预期使用 GCs 超过 3 个月的患者,无论使用 GCs 量的多少,建议开始同时给予补充钙剂和普通或活性维生素 D。

（3）对于服用 GCs 前无骨质疏松的患者,若存在任一项骨折风险因素（或用 FRAX 评估为低骨折风险）,使用 GCs 量≥7.5mg/d 且超过 3 个月者,推荐给予调整生活方式、补充钙剂和普通或活性维生素 D,并加用双膦酸盐治疗。

（4）对于服用 GCs 前无骨质疏松,存在 2 项或 2 项以上骨折风险因素（如用 FRAX 评估为中或高骨折风险）的患者,无论 GCs 使用剂量及时间,建议调整生活方式、补充钙剂和普通、活性维生素 D,并加用双膦酸盐治疗。

（5）使用 GCs 前已有骨量减少、骨质疏松和（或）脆性骨折者,在排除其他继发性因素后,建议按照原发性骨质疏松的治疗原则进行规范治疗。

第二节　干燥综合征和骨软化症

骨软化症是新形成的未成熟的骨基质(类骨质 osteoid,由成骨细胞分泌)不能以正常方

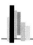

式进行矿化而导致的代谢性骨病。

骨软化症指发生在骨骺生长板已经闭合的成人骨基质矿化障碍;而佝偻病是指于儿童起病,导致长骨骨骺尚未闭合的骨骺软骨和骨的矿化均有缺陷,主要累及前者,造成干骺端增宽,影响身高生长。两者的病因和发病机制相同,只是在不同年龄起病,其临床表现不同。

干燥综合征合并骨软化症多和肾小管酸中毒(renal tubular acidosis,RTA)相关。临床中患者可因为全身骨骼疼痛、低血钾性周期性麻痹、反复泌尿系结石等症状就诊,从而确诊骨软化症、肾小管酸中毒和干燥综合征。

一、病因及发病机制

骨软化症由营养缺乏尤其是维生素 D 和钙的缺乏所致,也可由肾功能不全、肿瘤、药物等因素引起。

骨软化症的特征是新形成的骨基质不能正常矿化,类骨质增多。正常矿化必须具备以下五点:①骨细胞活性正常;②骨基质的成分和合成速率正常;③细胞外液供应足够的钙和无机磷;④矿化部位具备合适的 pH 值(7.6);⑤钙化抑制剂的浓度在正常范围。上述任何一点的缺失、缺陷,都会引起骨软化症。正常状态下,未矿化的骨基质与矿化的骨基质比例约 30% :70% ,骨软化时未矿化的骨基质部分比例失衡,超过30% 。

肾小管酸中毒可分为 I 型 RTA(远端型 RTA,dRTA)、II 型 RTA(近端型 RTA,pRTA)、III型 RTA(为 I 和 II 的混合型)、IV 型 RTA(经典远端型、高血钾型)。

正常人每日从新陈代谢中产生 50 ~ 100mmol/L 的 H^+,为了维持酸碱平衡,肾脏通过近端肾小管重吸收 HCO_3^-,维持碱储备;并且通过远端肾小管排泌 H^+,产生 NH_3 并排出 NH_4^+,使血浆 pH 稳定保持在 7.35 ~ 7.45。

而 I 型 RTA,因远端肾小管不能在血液和腔液之间建立正常的 H^+ 梯度,以致排泌 H^+ 障碍,尿 NH_4^+ 和尿可滴定酸排出减少,导致酸中毒。尿 pH 常在 6.0 以上,晨尿可达 7.4,血 pH 则下降。远端肾小管泌 H^+ 下降会导致尿中 K^+ 的代偿性增高,并伴有 Ca^{2+} 的排出,从而导致周期性低血钾性麻痹、乏力和肢体麻木;因为抗利尿激素主要作用于远端肾小管,所以受损后出现尿液浓缩障碍(肾性尿崩);肾小管重吸收 NaCl 增加,导致高氯血症,阴离子间隙正常;酸中毒时骨骼中钙磷释放增加,尿钙排出增加,导致肾脏钙化和肾结石。

II 型 RTA,近端肾小管回吸收 HCO_3^+ 障碍,碱基丢失过多而致酸中毒。

酸中毒时骨骼的钙被动员与酸性产物结合,从尿排出;加之 1,25(OH)$_2$D$_3$ 生成减少,发生低钙血症。肾小管对磷的回吸收亦减少;低钙血症引起继发性甲状旁腺功能亢进,致尿磷排出增多,从而血磷水平下降。血钙、血磷浓度降低以及酸中毒,使得矿盐难以沉积于骨基质,从而发生骨软化。

另外,干燥综合征患者避免日照,导致维生素 D 缺乏;干燥综合征的腹泻、脂肪泻、胆道梗阻、胆汁性肝硬化导致维生素 D 吸收不良;胆汁性肝硬化、慢性肝病和肾功能不全导致维生素 D 代谢障碍;肠钙和磷吸收减少,血钙降低,刺激甲状旁腺激素分泌,致破骨细胞活性和数量增加,促进骨吸收;甲状旁腺激素抑制肾小管回吸收磷,导致低磷血症,加重骨骼病变。

二、流行病学

骨软化症和 RTA 在欧美干燥综合征患者中较少,仅见个例报道,而在中国干燥综合征患者中相对常见,原因不清。干燥综合征出现 dRTA 者多见,但 pRTA 及 Fanconi 综合征亦有报道。北京协和医院报告[19]在 573 例原发性干燥综合征的单中心回顾性分析中,观察到 RTA 96 例,占 16.7%,起病距干燥综合征确诊时间 0~300 个月,中位病程 9.5 个月,dRTA 88 例,占 91.7%,亚临床型 14 例,占 14.6%。而北京大学人民医院报道[20]的一项原发性干燥综合征研究中,RTA 为 8/224 例,占 3.6%,pSS 并发 RTA 导致骨软化症的发生率尚未有报道。

三、组织病理

骨软化症和佝偻病的主要病理改变发生于骨、软骨和甲状旁腺。骨软化症主要表现为类骨质体积增加,在已矿化的骨和类骨质连接处的钙化前沿存在异常,四环素双标记见骨矿化时间延迟,严重病例见骨摄取四环素弥散,伴有纤维性骨炎和甲状旁腺增生[21]。

四、临床表现

1. dRTA 的临床表现　高氯性代谢性酸中毒及低钾血症、尿崩症、高尿钙、肾结石和肾脏钙化及骨软化症。

2. 骨软化症的临床表现　负重部位的骨骼疼痛和压痛,从下肢、腰骶部开始,逐渐延及骨盆、脊柱、胸肋,活动后加重,休息后缓解。活动受限,蹲起困难,鸭步步态。重症者卧床不起甚至不能自动翻身。四肢长骨、胸骨、肋骨、骨盆和椎体均可以发生骨折和畸形。牙齿松动脱落,椎体凹陷,身材变矮,骨盆畸形,分娩困难。常有肌无力,近端肌群受累明显,这和低血磷及骨痛引起的反射性抑制运动相关。当患者血钙 ≤1.75mmol/L 可出现手足抽搐症。Chvostek 征和 Trousseau 征均阳性。

3. 血清学检查　骨软化症患者的血碱性磷酸酶水平可升高,血钙、血磷水平一般降低,多数尿钙水平降低。

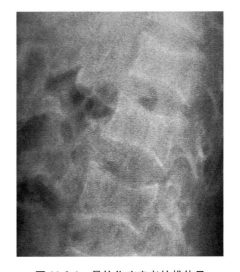

图 11-2-1　骨软化症患者的椎体呈毛玻璃样变和双凹变形

4. X 线表现(图 11-2-1、图 11-2-2)骨密度普遍减低,骨小梁模糊,呈毛玻璃样。具有诊断意义的骨 X 线表现为假骨折:为一种条状透明区称为 Looser 区,常对称性分布,多见于耻骨支、坐骨支、股骨和腓骨上 1/3 骨干、尺骨、肩胛骨外侧缘、肋骨和髂骨翼等,可能因为上述部位均有供养动脉,血管搏动损蚀软骨,日久形成沟槽所致。载重骨弯曲,椎体双凹变形,骨盆狭窄畸形。部分患者可有指骨骨膜下吸收等继发性甲状旁腺功能亢进的征象。骨密度测量常明显低于正常。

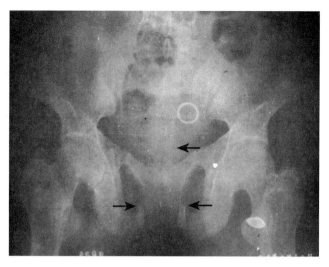

图 11-2-2　骨软化症患者的骨盆压缩呈三角形，
双侧耻骨下支假骨折

五、诊断和鉴别诊断

（一）原发性甲状旁腺功能亢进症

早期轻症病例可有全身性骨脱钙，类似骨软化症，但本病的高血钙和高尿钙为特征性生化改变，且甲旁亢患者常有骨吸收的骨 X 线征象（图 11-2-3、图 11-2-4）。

（二）骨质疏松症

骨质疏松症包括原发性（绝经后和老年性）和继发性（继发于结缔组织病和服用激素）的骨质疏松症，骨质疏松症患者很少出现血碱性磷酸酶升高，血钙、血磷和尿磷水平很少降低，X线改变为骨密度减低、骨小梁稀疏（图 11-2-5）、椎体压缩楔形变（图 11-2-6）；而骨软化则表现为骨密度减低、骨皮质薄、骨结构模糊呈毛玻璃样、椎体双凹变形并有假骨折和骨盆畸形等表现。在骨质疏松症患者最易发生的三种骨折中，除股骨上端骨折外，骨软化症患者很少发生椎体骨折和 Collis 骨折。

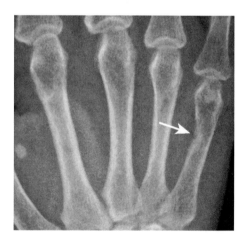

图 11-2-3　甲状旁腺功能亢进患者
指骨骨膜下骨吸收

六、治疗

1. 纠正酸中毒[21,22]　口服枸橼酸合剂（枸橼酸 140g、枸橼酸钠或钾盐 98g、加水至 1000ml，每日三次，每次 10~25ml）或碳酸氢钠[1~1.5mmol/(kg·d)]，枸橼酸盐的优势在于：枸橼酸经体内转为 CO_2 排出，不会加重酸中毒，另可令胃肠道酸性降低，减少钙吸收，尿中排出的枸橼酸可溶性大，更降低了肾结石和肾钙化的发生。如果患者存在肾功能不全，顾虑到尿中枸橼酸盐排泄的下降，更适合使用碳酸氢钠。如有低钾血症，需补充钾盐。

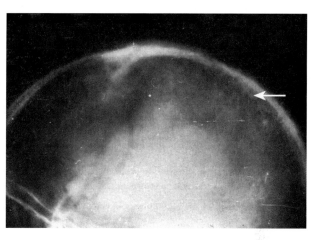

图 11-2-4　甲状旁腺功能亢进患者颅骨沙砾样变——骨吸收

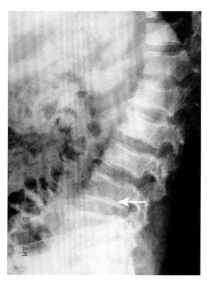

图 11-2-5　骨质疏松症患者显示骨小梁稀疏

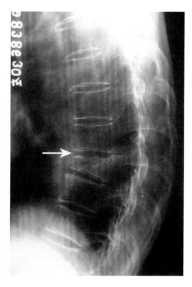

图 11-2-6　骨质疏松症患者显示椎体楔形变

2. 治疗干燥综合征。

3. 治疗骨软化症　当有骨软化症时,需服用维生素 D,普通维生素 D 每日 10 000 ~ 50 000IU不等,如服用活性维生素 D,如 1α-骨化醇 0.5 ~ 1.5μg/d 或骨化三醇 0.5 ~ 1.0μg/ d,起效更快。同时补充元素钙 1g/d。有肾脏钙化或泌尿系结石者维生素 D 和钙剂补充目前仍存在争议,需酌情应用,并严密监测尿钙。

4. 慎用相关药物　另外,由于肾小管内 H^+ 的产生源于碳酸酐酶的催化,因此磺胺类和乙酰唑胺类药物凡能抑制碳酸酐酶者需禁用。

（蒋　颖）

参 考 文 献

1. 徐苓.骨质疏松症.上海:科学技术出版社,2011:135-144

2. Yeap SS,Fauzi AR,Kong NC,et al. Influences on bone mineral density in Malaysian premenopausal systemic lu-pus erythematosus patients on corticosteroids. Lupus,2009,18（2）:178-181

3. Mendoza-Pinto C,García-Carrasco M,Sandoval-Cruz H,et al. Risks factors for low bone mineral density in pre-menopausal Mexican women with systemic lupus erythematosus. Clin Rheumatol,2009,28（1）:65-70

4. Mok CC,Cheung MY,Ho LY,et al. Risk and predictors of work disability in Chinese patients with systemic lupus erythematosus. Lupus,2008,17（12）:1103-1107

5. Almehed K,Forsblad d'Elia H,Kvist G,et al. Prevalence and risk factors of osteoporosis in female SLE patient-sextended report. Rheumatology（Oxford）,2007,46（7）:1185-1190

6. Chong HC,Chee SS,Goh EM,et al. Dietary calcium and bone mineral density in premenopausal women with sys-temic lupus erythematosus. Clin Rheumatol,2007,26（2）:182-185

7. Bultink IE,Lems WF,Kostense PJ,et al. Prevalence of and risk factors for low bone mineral density and vertebral fractures in patients with systemic lupus erythematosus. Arthritis Rheum,2005,52（7）:2044-2050

8. Pineau CA,Urowitz MB,Fortin PJ,et al. Osteoporosis in systemic lupus erythematosus:factors associated with re-ferral for bone mineral density studies,prevalence of osteoporosis and factors associated with reduced bone densi-ty. Lupus,2004,13（6）:436-441

9. Yee CS,Crabtree N,Skan J,et al. Prevalence and predictors of fragility fractures in systemic lupus erythemato-sus. Ann Rheum Dis,2005,64（1）:111-113

10. Zhu T,Griffith J,Au SK,et al. Incidence of and risk factors for non-vertebral and vertebral fracture in female Chinese patients with systemic lupus erythematosus:a five-year cohort study. Lupus,2014,23（9）:854-861

11. 中华医学会.临床诊疗指南 骨质疏松症和骨矿盐疾病分册.北京:人民卫生出版社,2006:16-18

12. Ringe JD,Dorst A,Faber H,et al. Superiority of alfacalcidol over plain vitamin D in the treatment of glucocorti-coid-induced osteoporosis. Rheumatol Int,2004,24（2）:63-70

13. Saag KG,Emkey R,Schnitzer TJ,et al. Alendronate for the prevention and treatment of glucocorticoid-induced osteoporosis. Glucocorticoid-Induced Osteoporosis Intervention Study Group. N Engl J Med,1998,339（5）:292-299

14. Adachi JD,Saag KG,Delmas PD,et al. Two-year effects of alendronate on bone mineral density and vertebral fracture in patients receiving glucocorticoids:a randomized,double-blind,placebo-controlled extension trial. Ar-thritis Rheum,2001,J44（1）:202-211

15. de Nijs RN,Jacobs JW,Lems WF,et al. Alendronate or alfacalcidol in glucocorticoid-induced osteoporosis. N Engl J Med,2006,355（7）:675-684

16. Ringe JD,Dorst A,Faber H,et al. Intermittent intravenous ibandronate injections reduce vertebral fracture risk in corticosteroid-induced osteoporosis:results from a long-term comparative study. Osteoporos Int,2003,14（10）:801-807

17. Cranney A,Welch V,Adachi JD,et al. Calcitonin for the treatment and prevention of corticosteroid-induced os-teoporosis. Cochrane Database Syst Rev,2000,（2）:CD001983

18. 中华医学会风湿病学分会.糖皮质激素诱导的骨质疏松诊治的专家共识.中华风湿病学杂志,2013,17（6）:363-368

19. 颜淑敏、张文、李梦涛、等.原发性干燥综合征573例临床分析.中华风湿病学杂志,2010,14（4）:223-227

20. 何菁、丁艳、李玉慧、等 原发性干燥综合征初诊的临床特征分析.北京大学学报,2012,44（2）:225-228

21. 蒋明、AVID YU、林孝义、等.中华风湿病学.北京:华夏出版社,2004:855-864

22. 史轶繁.协和内分泌和代谢学.北京:科学出版社,1999:1529-1542

第十二章　干燥综合征和妊娠

　　虽然绝大多数原发干燥综合征的患者为 40 岁以上女性,但随着对疾病诊断和认识水平的提高,发现一些年轻的、尚处于生育年龄的女性也会发病。目前没有证据显示,原发干燥综合征青年女性的生育能力会受到影响。

　　原发干燥综合征患者由于体内存在抗 SSA 与(或)SSB 抗体,因此可以预见这些患者容易出现胎儿心脏发育异常与新生儿狼疮。国外报道[1],原发干燥综合征患者的分娩年龄要高于正常人群,但患者在患病前的流产史等不良妊娠情况与正常人群没有差异,说明原发干燥综合征患者的生育能力没有受到疾病的影响。研究发现,原发干燥综合征患者的自然流产率并没有比正常人群高,但患者所产胎儿的体重是低于正常人群的,剖宫产和产钳助产率都要高于正常人群。由于原发干燥综合征患者妊娠人数较少,因此,国内目前还没有有关原发干燥综合征患者妊娠转归的报道。北京协和医院 1998—2012 年间,共有 39 名确诊原发干燥综合征患者住院分娩,确诊时患者的平均年龄为 27.8 岁,分娩年龄为 32.2 岁,39 人中共有 76 次妊娠;其中有 1/3(15/39)的患者有流产史,其中人工流产 33 次,自然流产 1 次;3 人有胎儿丢失史(3/39),39 人共有 41 次分娩,其中死胎 1 人,双胎 1 人;有 25 人次出现产科并发症或胎儿异常,4 人次(4/41,10%)出现早产,胎儿丢失 8 人次(8/41,20%),6 名胎儿为低体重儿(6/41,14.6%),4 名(4/41,10%)胎儿出现宫内发育迟滞,8 名胎儿(8/41,20%)出现宫内窘迫,胎膜早破 6 人(6/41,14.6%),子痫前期 1 人,产科并发症的发生率高达 61%(25/41);6 人自然分娩,2 人助产分娩,其余 33 人为剖宫产。2 名胎儿出现畸形,1 人为唇裂,1 人为关节屈曲畸形。对患者体内的自身抗体与产科并发症进行了比较,无产科并发症的 16 人中,有 10 人抗 SSA 抗体(+)(62.5%),6 人抗 SSB 抗体(+)阳性(37.5%);发生产科并发症的患者中,有 13 人抗 SSA 抗体阳性(52%),3 人抗 SSB 抗体阳性(12%),两者在抗体阳性率上没有显著差异;分娩时有 19 人进行了 IgG 水平检测,无产科并发症者有 3 人出现高球蛋白血症,出现产科并发症者也仅有 3 人出现高球蛋白血症,两者之间没有差异;无产科并发症者抗磷脂抗体阳性率与发生产科并发症者亦没有显著差异。但与同期正常分娩的产妇相比,原发干燥综合征患者的早产发生率与产科并发症的发生率都远远高于普通人群,这与国外的研究结果一致[2],说明这组人群虽然可以妊娠,但从性质上来说,这些患者的妊娠属于病理妊娠和高危妊娠,应该引起重视。在我们的患者中没有观察到胎儿心脏异常,这可能与胎儿心脏超声没有普遍应用有关。

　　原发干燥综合征合并妊娠的患者在妊娠期间,应该对胎儿的成长和心脏情况进行密切监测,尤其是要关注因抗 SSA 和抗 SSB 抗体造成的胎儿影响。建议在妊娠的第 16 ~ 24 周进行胎儿的超声心动图检查[3],以尽早发现胎儿心脏有无出现传导异常,如果发现有可疑的异常,应在 1 周后重复检查。如果确定有胎儿心脏传导阻滞,可以试用地塞米松或倍他米松或静脉注射免疫球蛋白治疗。如果胎儿在出生时出现三度房室传导阻滞,则应该安装永久起搏器。

对于在妊娠期间出现系统病变或原疾病加重的原发干燥综合征患者,应根据病情的严重程度进行治疗。妊娠期间可以使用的药物包括泼尼松或泼尼松龙以及甲基泼尼松龙,经临床实践证实,羟基氯喹对于胎儿是安全的,因此也是可以使用的。对于有危及母子安全的严重病变,应该及时中止妊娠。对于病情稳定、没有产科并发症的原发干燥综合征妊娠的患者可以采用自然分娩的方式结束妊娠,但可以适当放宽剖宫产的指征。

新生儿狼疮也是因抗 SSA 和抗 SSB 抗体造成的,但通常引起的是一过性的皮疹、血液系统改变,随着母亲的抗体在胎儿体内的逐渐清除会在 6 ~ 8 个月后自然消失,仅有一少部分胎儿会出现比较严重的系统性红斑狼疮样改变,需要治疗。

(田新平)

参 考 文 献

1. Hussein SZ,Jacobsson LT,Lindquist PG,et al. Pregnancy and fetal outcome in women with primary Sjö gren's syndrome compared with women in the general population:a nested case control study. Rheumatology (Oxford), 2011,50(9):1612-1617

2. De Carolis S,Salvi S,Botta A,et al. The impact of primary Sjögren's syndrome on pregnancy outcome:Our series and review of the literature. Autoimmun Rev,2014,13(2):103-107

3. Hoxha A,Merz E. Maternal Sjögren Syndrome and Isolated Complete Fetal AV Block:Prenatal Diagnosis and Therapy. Ultraschall Med,2012,33(7):E369-E371

第十三章 干燥综合征的生活质量和纤维肌痛综合征

生活质量是指处于特定文化习俗、价值体系等背景下，有着不同追求目标、期待值、行事标准和关注点的个体，对其身份地位、生存状况的认识和理解。生活质量的测量和评价为流行病学研究提供了一个新的手段，对研究人的健康状况及其影响因素、评价各种干预措施的效果，实现了从数量到质量的深入与综合。SS 作为一种慢性系统性自身免疫性疾病，其本身的不适症状及由此带来的功能障碍，药物治疗的不良反应等均对患者的生活产生影响，并且可能使其心理状况发生改变。因此，SS 会破坏患者健康相关的生活质量（health related quality of life，HRQOL），影响患者的身体、心理和社会状态。

一、SS 患者生活质量的测量工具

健康相关的生活质量（HRQOL）从日常生活功能入手，综合评价身体活动功能、心理健康和社会适应性，包括评价受试者对生活和健康的自我感受，可用于比较不同文化背景人群和不同疾病人群的健康状况。20 世纪 70 年代后，用于评价 HRQOL 的量表，包括针对特定人群的特定疾病进行评价的量表层出不穷，目前已公开发表的生活质量测量工具已达到上千种。

（一）SF-36 量表

在风湿病中测量 HRQOL 最常用的工具是 36 条目简明健康测量量表（SF-36）。SF-36 是对之前 4 周情况进行评价的自评量表，其评定内容包括 8 个维度：总体健康（GH）、生理功能（PF）、生理职能（RP）、情感职能（RE）、社会功能（SF）、躯体疼痛（BP）、活力（VT）和心理健康（MH）。每个维度条目不等，每个条目评分从 0 ~ 100 分，分数越高健康状况越好。自 1992 年兰德公司开发使用以来，SF-36 已经被翻译成多种语言应用于世界各国，也包括我国，刘朝杰等曾调查 2000 多名城乡居民及患者，认为 SF-36 在中国人群中的信度与效度是可以接受的[1]。

（二）WHOQOL-BREF 量表

另一个较为常用的 HRQOL 测量工具是世界卫生组织生活质量评估简表（World Health Organization quality of life-brief，WHOQOL-BREF），用来评价个体如何理解生活质量[2]。它由 100 个问题的 WHOQOL 缩减而来，评价 2 周前的状况，包含躯体健康、心理健康、社会关系和环境 4 个维度共 26 个问题，得分越高说明生活质量越好。

（三）EQ-5D 量表与效用值

近年开始有学者采用欧洲五维健康量表（Europe quality-5 dimensions，EQ-5D）来研究 SS

患者的生活质量[3]。EQ-5D 包括机动性(MO)、自我照顾(SC)、日常活动(UA)、疼痛/不适(PD)和焦虑/抑郁(anxious and depression, AD)5 个维度的内容,每个维度有 3 个选项:没问题、有轻中度问题和有严重问题,分别对应 0~2 分。5 个维度的得分可以放在一起转换为特定的"健康状态",每一个"健康状态"对应唯一的效用值(utility),效用值 1 代表健康状态完好,0 代表死亡,<0 代表"生不如死"的健康状态。以效用值来表示 HRQOL,优点是可以整合 HRQOL 和生存期,从而计算出质量调整生命年(QALYs)用于成本-效益分析。EQ-5D 效用值还衍生出另一种问法,即询问受试者是否愿意采用"时间交换法"(time-trade-off)来选择,希望缩短生存期以换取健康状态完好,还是牺牲健康状态而延长生存期。

(四) 其他测量工具

由于 HRQOL 涉及患者躯体、心理症状和社会适应性等各个方面,除上述一般性通用型测量工具外,还有许多其他工具针对 SS 患者某方面的问题进行生活质量评价,其中既有专为 SS 患者制定的量表,也有针对某方面问题的普适性量表。例如 EULARSS 患者自评指数(ESSPRI)由患者自评整体症状负担,EULAR 干燥量表由患者自评干燥症状,干眼日常生活影响量表(IDEEL)由患者自评干眼症状对日常生活的影响,口腔健康影响量表(OHIP-14)用于测量口腔症状对患者的困扰,多维度疲劳评估量表(MAF)、疲劳严重度量表(FSS)、疲劳与不适量表(Pro-F)等用于评价疲劳及躯体疼痛,住院患者焦虑抑郁量表(HADS)、流行病学研究中心抑郁量表(CES-D)、症状列表 90 版(SCL-90-R)用于评价焦虑和抑郁等精神心理情况,埃普沃斯睡眠量表(ESS)用于评价患者日间睡意,体位性低血压分级量表(OGS)用于评价患者对体位改变的耐受情况,等等。此外,视觉模拟评分(VAS)作为患者自评的重要工具被用于睡眠质量、疲劳、自主神经功能等多方面的评价。

正是由于上述测量工具的发展,SS 患者的生活质量研究才得以逐步深入。但迄今为止,除 SF-36 作为最常用工具被世界各国广泛应用外,研究中所采用的量表高度不一致,使得结果的可比性差。为了 SS 患者生活质量研究领域的进步,亟须发展出统一的标准化测量工具。

二、SS 患者生活质量评价

(一) SS 患者无论病情活动度高低,总体生活质量较正常人下降

我国杨佳等采用 SF-36 做评价,将 38 例 SS 患者与四川省的常模进行比较,患者 SF-36 评分明显下降[4]。徐志蓉等研究了 42 例 SS 型干眼患者的生活质量,与正常人相比,其 SF-36 量表各维度积分均显著降低[5]。在土耳其,Inal 等用 SF-36 和 WHOQOL-BREF 对 107 名女性 SS 患者[平均年龄(54.1±10.2)岁]和 109 名女性健康对照[平均年龄(53.4±10.9)岁]进行了 HRQOL 评价,结果发现 SS 患者与健康对照相比,在 SF-36 除了"活力"以外的 7 个维度,和 WHOQOL-BREF 除了"环境"以外的 3 个维度,得分都有显著下降($P<0.05$)[2]。在英国 30 家中心的一项大型队列研究中,采用 EQ-5D 分析了注册的 639 例 pSS 患者的生活质量,报告"有问题"的比例在 5 个维度均高于英国普通人群的调查结果,分别为机动性 42.2%,自我照顾 16.7%,日常活动 56.6%,疼痛/不适 80.6%,焦虑/抑郁 49.4%(相应的比例在英国普通人群分别为 5.4%,1.6%,7.9%,30.2% 和 15.7%)[3]。639 例患者的 EQ-5D 效用值平均 0.62,大大低于普通人群 0.86 的平均值水平,提示患者总体生活质量低于普通人群。

英国的这项多中心研究还意外发现,病情较为活动(IgG 水平高、补体 C3、C4 水平低)的患者,效用值反而相对较高,即病情活动患者并未显示生活质量更低,研究者分析这可能与病情活动患者对生活质量的预期值下降有关。Cho HJ 等在韩国的一项研究也对病情活动度的影响做出了分析[6],他们对比了 104 例女性 SS 患者与韩国女性的干眼患者,发现以EULARSS疾病活动度指数(ESSDAI)测定的患者疾病活动度很低(ESSDAI 平均值 3.03),但其 SF-36 的四个维度(身体疼痛、总体健康自评、活力和心理健康)较正常人群显著降低。这提示病情活动度不高的 SS 患者生活质量仍有明显下降,因此对 SS 治疗的目标应该包括患者生活质量的改善,而不应该仅仅局限于客观检查指标好转。

（二）继发性 SS（sSS）可能较原发性 SS（pSS）患者生活质量更差

McMillan 等在调查中国南方人群 SS 患者口腔健康相关生活质量的研究中,发现 26 例pSS、25 例 sSS 患者的 SF-36 量表评分均较对照组下降,两组之间无明显差异[7]。但杨佳等的研究显示,sSS 比 pSS 患者生活质量评分下降得更明显[2]。Meijer 等做了更大规模的调查,针对荷兰注册的 235 例 SS 患者,采用 SF-36 评分比较了 pSS、sSS 与正常人之间的生活质量、就业及残疾情况,结果 SS 患者生活质量明显下降,而 sSS 在生理功能、身体疼痛及总体健康 3 个维度的评分低于 pSS,显示 sSS 患者的生活质量可能较 pSS 患者更差[8]。

三、SS 患者生活质量下降的影响因素

干燥、疲劳和肌肉骨骼疼痛是 SS 的主要症状,研究显示 pSS 患者疲劳、疼痛和抑郁的患病率远远高于普通人群,而患者认为最需要改善的症状是干燥和疲劳。在用 SF-36 评价HRQOL 的诸多研究中,发现 HRQOL 取决于许多不同的预测因子,疲劳是最主要的影响因素,其次是精神因素。英国的多中心注册研究则发现,疼痛和抑郁是 EQ-5D 效用值最主要的决定因素,其他有明显影响的因素包括年龄、性别、体质指数(BMI),以及焦虑、疲劳、干燥症状。

（一）干燥症状对生活质量的影响

许多研究显示干燥症状直接影响患者的生活质量。Enger 等应用 SF-36、OHIP 对挪威的163 例女性 pSS 患者进行调查,发现口腔健康受损可明显影响 pSS 患者的生活质量[9]。Stewart 等应用 SF-36、OHIP-49 研究口腔干燥与生活质量之间的相关性,发现口腔干燥症状与患者的总体健康、社会功能负相关[10]。Schiffman 等用时间交换法评估干眼患者的生活质量[11],结果提示中、重度干眼对患者生活质量的影响相当于中重度心绞痛而大于髋关节骨折的影响,提示干眼对患者生活质量造成的影响不容忽视。Miljanovic 等的调查显示,干眼患者的日常生活包括阅读、驾驶等方面受到了明显的干扰和损害[12],Hirsch 等也认为干眼明显地影响了患者的正常工作[13]。

在我国徐志蓉等的研究中[4],与其他类型的干眼症相比较,SS 型干眼患者在 SF-36 量表的生理功能、生理职能、疼痛、总体健康和情感职能 5 个维度的积分显著降低,提示相较于其他原因导致的干眼症,SS 干眼患者生活质量更低。关于这一点,其他研究有不同结果。Cho HJ[6] 等对比韩国 104 例 SS 患者和 42 例非 SS 干眼患者,两者的临床症状、自评得分(包括ESSPRI)相近,以 SF-36 测定的 HRQOL 水平没有显著差异。Champey 等的研究结果与之相似,即 SS 和非 SS 干眼患者的生活质量相似[14]。Belenguer 等对 110 例 pSS 患者应用 SF-36调查其生活质量及相关影响因素[15],研究结果显示干燥症状中仅阴道干燥(女性)可对生

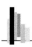

质量产生明显影响。这些结果表面上并不一致,不能除外与研究对象和研究工具不尽相同有关。即使如此,我们仍然能够从中看到,干燥症状本身而不仅仅是造成干燥的病因可以带来生活质量下降,SS 患者的生活质量还受到干燥以外的因素影响。

(二)疲劳和疼痛对 SS 患者生活质量的影响

SS 患者大约 70% 存在疲劳症状,普通人群中这一比例只有 20%,疲劳是 SS 患者生活质量下降的重要因素。疼痛是 SS 的常见症状,也是最影响患者生活质量的症状之一。Segal 等用 6 种量表全面比较 277 例 SS 干眼患者与 606 例正常人在整体生活质量、疼痛、疲劳、眼干、抑郁、认知能力这 6 个方面的差异,结果显示 SS 干眼患者在以上 6 个方面较正常人均有明显的损害[16]。在 Meijer 等的研究中,疲劳与 SF-36 的生理构成总分下降和心理构成总分下降都有关[8]。Champey 等的研究也显示,疲劳和疼痛与 pSS 患者的生活质量和精神心理状态相关[14]。在英国的多中心注册研究中,SS 患者的 EQ-5D 效用值尤其与躯体疲劳、疼痛、抑郁和整体疾病负担(ESSPRI)密切相关($P<0.001$)[3]。

(三)抑郁与焦虑对生活质量的影响

与类风湿关节炎、系统性红斑狼疮以及全人群比较,SS 患者抑郁和焦虑的表现更为显著[16-18]。Inal 等以 HADS 评价土耳其 107 例 pSS 患者的焦虑抑郁状态,发现焦虑患者 WHO-QOL-BREF 在 4 个维度的得分均显著低于无焦虑患者,抑郁患者在心理健康、社会关系和环境 3 个维度得分显著降低;焦虑与疲劳、关节炎显著相关,而抑郁只与疲劳显著相关,病程与焦虑抑郁均无关[2]。我国王艳艳[19]、陈海支[20]、崔贝贝[21] 及杨佳[4] 等各自的研究显示,SS 患者较多出现焦虑和抑郁表现,许多患者在确诊前有精神科就诊住院的历史;焦虑主要表现为入睡困难,躯体疲劳,对未来感到担心等;抑郁情绪的产生可能与疾病本身的口干、眼干、关节痛等症状的影响有关,治疗的长期性及疗效不理想可能加剧不良情绪的产生,而家庭重担、经济压力及激素水平的改变等多重因素,以及患者的性格本身都可能与抑郁情绪的产生密切相关。值得注意的是,Epstein 等近来研究发现,在 SS 患者自评报告中,情感、认知和躯体功能方面有许多损害,经过年龄、性别、婚姻、智商、受教育水平、工作状态以及躯体和精神疾病史匹配后,患者组报告疲劳、躯体功能受损、抑郁和自主神经症状等方面均高于对照组,然而认知功能测量却显示他们与对照组的实际功能状态差别不大[22],这一结果的意义还有待于进一步研究。

(四)纤维肌痛综合征对 SS 的影响

纤维肌痛综合征(fibromyalgia syndrome,FM)在文献中通常被认为是 pSS 的早期症状,患者可能先被诊断为 FM 然后再确诊 pSS。Vitali 等报道 pSS 中 FM 的发病率在 44% ~ 55%,患病率 47%[23]。FM 是一种以肌肉骨骼疼痛、慢性弥漫性和关节肌肉僵硬、疲劳睡眠和情感障碍为表现的风湿性疾病,经常与 pSS、SLE、RA 并发,成为这些疾病的混淆和加重因素。有报道认为 RA 有 25%、SLE 有 30%、pSS 有 55% 的患者合并 FM[24-26]。Inal 的研究中,继发性 FM 使得 pSS 患者 WHOQOL-BREF 的躯体健康得分显著下降,SF-36 中生理功能(PF)、生理职能(RP)、情感职能(RE)、心理健康(MH)的得分也显著下降,显示合并 FM 与 pSS 患者生活质量下降相关[2]。但在英国的多中心注册研究中,639 例 pSS 患者中有 8.7% 合并 FM,但合并 FM 的患者与不合并 FM 的患者效用值中位数相当,分别为 0.69(0.62 ~ 0.81)和 0.69(0.59 ~ 0.80);效用值较高(>0.5)的患者与效用值较低(<0.5)的患者,合并 FM 的比例也相近,分别为 8.9% 和 7.7%,未发现合并 FM 对 pSS 患者 QALYs 的影响[3]。

（五）其他因素的影响

年龄、病程、合并症及社会经济状况等会对 SS 患者的生活质量产生影响。Belenguer 等的研究结果表明年龄与生理功能及躯体疼痛得分呈显著相关，系统累及尤其是肺间质纤维化等肺脏病变的患者生活质量更低[15]。Meijer 等发现学历高的 SS 患者在生理功能和心理健康两个领域的得分高于学历低的患者，这可能与患者对疾病的认识及自我调节能力不同有关[8]。英国的多中心注册研究发现，除疼痛和抑郁是 EQ-5D 效用值最主要的决定因素以外，年龄、性别、BMI 也有明显影响，甚至大于焦虑、疲劳、干燥症状对生活质量的影响[3]。在我国，杨佳等的研究显示 SS 患者的年龄与 SF-36 活力积分、心理健康积分呈负相关，病程与社会功能积分、躯体疼痛积分、活力积分呈负相关[4]。挪威的一项注册研究中，对有咳嗽或气短症状的 SS 患者进行高分辨 CT（HRCT）和（或）肺功能（PFT）检查评价有无肺受累，结果显示，HRCT 或 PFT 异常的患者（占 22%）较没有肺受累的 SS 患者生活质量更低，表现在以年龄、性别和吸烟状态调整后的 SF-36 评分中生理职能显著下降（$P = 0.03$）[27]。Usmani 等对比 28 例 pSS 患者和 18 例健康对照，发现阻塞性睡眠呼吸困难（OSA）和低通气在 pSS 患者更常见，提示治疗 OSA 可能也是改善 pSS 患者生活质量的有用靶点[28]。

（曾学军　沙悦）

参 考 文 献

1. 刘朝杰,李宁秀,任晓辉,等.36 条目简明量表在中国人群中的适用性研究.华西医科大学学报,2001,32（1）:39-42

2. Inal V,Kitapcioglu G,Karabulut G,et al. Evaluation of quality of life in relation to anxiety and depression in primary Sjögren's syndrome. Mod Rheumatol,2010,20(6):588-597

3. Lendrem D,Mitchell S,McMeekin P,et al. Health-related utility values of patients with primary Sjögren's syndrome and its predictors. Ann Rheum Dis,2014,73(7):1362-1368

4. 杨佳,刘健,张金山,等.SS 患者生活质量的变化及影响因素.中医药临床杂志,2011,23（6）:534-536

5. 徐志蓉,陈飞,姜发纲,等.SS 型干眼患者生命质量研究.国际眼科杂志,2010,10（2）:280-282

6. Cho HJ,Yoo JJ,Yun CY,et al. The EULAR Sjögren's syndrome patient reported index as an independent determinant of health-related quality of life in primary Sjögren's syndrome patients:in comparison with non-Sjögren's sicca patients. Rheumatology (Oxford),2013,52(12):2208-2217

7. McMillan AS,Leung C,Leung WK,et al. Impact of Sjögren's syndrome on oral health-related quality of life in southern Chinese. J Oral Rehabil,2004,31(7):653-659

8. Meijer JM,Meiners PM,Huddleston Slater JJ,et al. Health-related quality of life,employment and disability in patients with Sjögren's syndrome. Rheumatology (Oxford),2009,48(9):1077-1082

9. Enger TB,Palm O,Garen T,et al. Oral distress in primary sjögren's syndrome:implications for health-related quality of life. Eur J Oral Sci,2011,119(6):474-480

10. Stewart CM,Berg KM,Cha C,et al. Salivary dysfunction and quality oflife inSjögren syndrome:a critical oral-systemic connection. J Am Dent Assoc,2008,139(3):291-299;quiz 358-359

11. Schiffman RM,Walt JG,Jacobsen G,et al. Utility assessment among patients with dry eye disease. Ophthalmology,2003,110(7):1412-1419

12. Miljanovic B,Dana R,Sullivan DA,et al. Impact of dry eye syndrome on vision-related quality of life. Am J Ophthalmol,2007,143(3):409-415

13. Hirsch JD,Komm CM,Wojcik AR,Economic and quality of life impact of dry eye symptoms:aSjögren's patient

survey. Invest Ophthalmol Vis Sci,1998,39:65

14. Champey J,Corruble E,Gottenberg JE,et al. Quality of life and psychological status in patients with primary Sjögren's syndrome and sicc symptoms without autoimmune features. Arthri Rheum,2006,55(3):451-457

15. Belenguer R,Ramos-Casals M,Brito-Zeron P,et al. Influence of clinical and immunological parameters on the health-related quality of life of patients with primarySjögren's syndrome. Clin Exp Rheumatol,2005,23(3):351-356

16. Segal B,Bowman SJ,Fox PC,et al. Primary Sjögren's syndrome:health experiences and predictors of health quality among patients in the United States. Health Qual Life Outcomes,2009,7:46

17. Vahysdouir ST,Ciudb jornsson B,Lindqvist U,et al. ATlxiety and depression in pafients with primary Sjögren's syndrome. J Rheumatol,2000,27(1):165-169

18. Stevenson D,Tauber J,Beis BL. Efficacy and safety of cyclosporin A ophthalmic emulsion in the treatment of moderate-to-severe dry eye disease:a dose-ranging randomized trial. The Cyclosporin A Phase 2 Study Group. Ophthalmology,2000,107(5):967-974

19. 王艳艳,张缪佳,沈友杆,等.47 例原发性 SS 患者的抑郁与焦虑情况调查.全国自身免疫性疾病专题研讨会暨第十一次全国风湿病学学术年会论文汇编,2006:232

20. 陈海支,蒋峰,杨孝兵,等.原发性 SS 所致精神障碍临床特征的回顾性分析.中华精神科杂志,2012,45(3):169-172

21. 崔贝贝,卿平英,刘毅.原发性 SS 患者焦虑情况调查及相关因素分析.四川医学,2012,33(4):707-708

22. Epstein LC,Masse G,Harmatz JS,et al. Characterization of cognitive dysfunction in Sjögren's syndrome patients. Clin Rheumatol,2014,33(4):511-521

23. Vitali C,Tavoni A,Neri R,et al. Fibromyalgia features in patients with primary Sjögren syndrome. Evidence of a relationship with psychological depression. Scand J Rheumatol,1989,18(1):21-27

24. Buskila D,Press J,Abu-Shakra M. Fibromyalgia in systemic lupus erythematosus:prevalence and clinical implications. Clin Rev Allergy Immunol,2003,25(1):25-28

25. Ostuni P,Botsios C,Sfriso P,et al. Fibromyalgia in Italian patients with primary Sjögren's syndrome. Joint Bone Spine 2002,69(1):51-57

26. Wolfe F,Hawley DJ,Wilson K. The prevalence and meaning of fatigue in rheumatic disease. J Rheumatol,1996,23(8):1407-1417

27. Palm O,Garen T,Berge Enger T,et al. Clinical pulmonary involvement in primary Sjögren's syndrome:prevalence,quality of life and mortality-a retrospective study based on registry data. Rheumatology (Oxford),2013,52(1):173-179

28. Usmani ZA,Hlavac M,Rischmueller M,et al. Sleep disordered breathing in patients with primary sjogren's syndrome:Agroup controlled study. Sleep Med,2012,13(8):1066-1070

第十四章 干燥综合征的预后

原发性干燥综合征(primary Sjögren's syndrome)患者的预后(prognosis)良好。一般来说,pSS患者的死亡率并不高,据文献统计,在随访7~22年不等的大样本资料中,死亡率分别为4.21%~9.9%[1,2],如无重要脏器受累,则患者的生存时间接近普通人群。

一、自身抗体与疾病发展的相关性

约2%的pSS患者完全没有临床症状或仅有轻微症状,但这些患者的免疫学及血清学指标可能存在异常。而pSS患者干燥症状的严重程度及整体病情的发展与自身抗体(autoanti-body),尤其是ANA和抗SSA抗体,以及血清IgG水平相关。一项包括445名法国pSS患者的多中心横断面研究同时发现12%的患者出现不典型ANA(抗RNP抗体12例,抗着丝点抗体14例,抗天然DNA抗体19例,抗Jo-1抗体3例,抗Scl-70抗体3例,抗Sm抗体3例,抗组蛋白抗体1例),长期随访后445名患者中有14例出现了ANA相关的其他自身免疫病(类风湿关节炎1例,系统性红斑狼疮6例,多肌炎5例,系统性硬化病1例,CREST综合征1例),其中只有3名患者在系统性自身免疫病发病前出现了不典型ANA[3]。

抗SSA/SSB抗体对诊断有提示意义,同时常提示患者除腺体分泌异常外,在随诊过程中可能出现腺体外表现。最常见的腺外表现是关节痛、关节炎、雷诺现象、皮肤干燥症、皮疹和白细胞减少。腺外病变的严重程度往往与浅表外分泌腺病变的严重程度以及抗SSA是否阳性有关。尽管一些患者在随诊中抗SSA抗体可能会消失,但pSS相关的系统性表现仍可出现,其中报道最迟可在初始诊断后20年发生[4]。

二、pSS患者的预后不良因素

由于pSS患者相对预后良好,因此对其预后不良因素的报道较少。较为大宗的报道中提出血管炎、补体减低、冷球蛋白血症等与预后相关。如开展于巴塞罗那的一项包括266名西班牙pSS患者的大规模前瞻性队列研究于1984—2002年的18年间对这些病例进行随访,结果其中有9%的患者死亡,标准化死亡比(standard mortality ratio,SMR)为1.22。其主要的预后不良因素为血管炎、腮腺造影重度异常、低补体血症和(或)冷球蛋白血症,并提出存在上述两项及两项以上预后不良因素的患者需密切随访[5]。

另有一项开展于Ioannina大学的包含261名希腊西北部pSS患者的前瞻性队列研究在1981—1995年期间对这些患者进行随访,结果显示4.21%(11例)的患者死亡,死亡原因分别淋巴增殖性疾病(3 例,27.27%)、脑血管疾病(2 例,18.18%)、高球蛋白血症所致肺栓塞(1 例,9.09%)、心肌病变所致心力衰竭(1 例,9.09%)、腮腺混合性肿瘤(1 例,9.09%)、血管炎(1 例,9.09%)、慢性肺气肿(1 例,9.09%)及老龄(1 例,9.09%),其中淋巴增殖性疾病为主要死因。进一步分析发现,紫癜(尤其是可触及的紫癜)、低补体 C4 水平及混合性单克隆冷球蛋白血症与淋巴增殖性疾病明确相关,同时也与肾小球肾炎有显著的相关性。有上述危险因素(risk factor)的患者 SMR 为 2.07。不论是病死率还是死亡、淋巴瘤及肾小球肾炎的联合终点,低补体 C4 水平都是最强的预测因素,而且在对年龄因素进行校正后进行的回顾性多变量模型分析发现,低 C4 水平是唯一的预测因素。而无相关危险因素的患者 SMR 为 1.02,与普通人相仿[1]。

一项包含 484 例瑞典 pSS 患者的前瞻性队列研究经过为期 7 年的随访发现 9.9% 的患者死亡,SMR 为 0.98,等同于普通人群。其中低补体 C3 和(或)低补体 C4 水平为不良预后的最强预测因素,同样与恶性血液系统疾病显著相关[2]。

另有一项包含 110 名荷兰 pSS 患者的队列研究经过 1977—1997 年的随访,发现 SMR 为 1.2,较正常人群高,增高的病死率主要与淋巴瘤相关。随访中 110 名患者中共有 3 例发生淋巴瘤,标准化发病比(standarded incidence ratio,SIR)为 13,提示 pSS 患者中淋巴瘤的发病率显著升高,但除淋巴瘤以外的恶性肿瘤 SIR 为 1.1,提示 pSS 患者中其他恶性肿瘤发病率并无明显上升[6]。Kassan 等在其前瞻性研究中也发现 pSS 患者除淋巴瘤外的恶性肿瘤发病率并无升高[7]。开展于英国的另一项包含 676 例 pSS 患者的前瞻性队列研究发现非霍奇金淋巴瘤(Non—Hodgkin's lymphoma,NHL)的 SIR 为 8.7,明显高于继发性 SS(SIR 4.5)[8]。

综上,pSS 患者在长期随访中死亡率较正常人群并无显著升高,但罹患淋巴瘤的风险显著增加,而罹患其他恶性肿瘤的风险与普通人群相仿。低补体血症为预后不良的最强预测因素,其他提示预后不良的因素包括冷球蛋白血症、血管炎等,需密切随访。

三、我国 pSS 的死因

统计分析国外资料,提示 pSS 患者的直接死因(cause of death)主要为纤维性肺泡炎、肺动脉高压、肾功能衰竭、恶性淋巴瘤、中枢神经病变[9]。而我国 pSS 的死因无相关报道。现对北京协和医院自 1985—2013 年的患者资料进行分析,因 pSS 住院的患者共 3037 人,其中有 60 例死亡,死亡率为 1.97%。其中主要死因分别为肺间质纤维化合并肺部感染(18 例,30%),其他部位感染(8 例,13.33%),合并原发性胆汁性肝硬化而死于肝衰竭(7 例,24.14%),肺动脉高压(7 例,11.67%),心源性猝死、心肌病等心脏疾患(5 例,8.33%),淋巴瘤(4 例,6.67%),除淋巴瘤以外的其他恶性肿瘤(4 例,6.67%),肾功能衰竭(3 例,5%),门脉高压(2 例,3.33%),肺栓塞(1 例,1.67%),消化道出血(1 例,1.67%)。因此,就北京协和医院的资料来看,因肺间质病变继发肺部感染为首位死因,而肺动脉高压、肝硬化、心脏疾患、淋巴瘤及其他恶性肿瘤均为 pSS 的重要死亡原因。

四、pSS 患者的生活质量

多项开展于非亚裔人群的研究显示干燥综合征患者的生活质量(health-related quality of life,HRQOL)较正常人群相比有所下降。美国一项包括 547 名 pSS 患者的大样本横断面研究发现,与健康人群对照组相比,pSS 患者的 SF-36 量表中 8 个维度的得分均显著降低。其中,疲劳为躯体功能和总体健康状况的主要预测指标,抑郁为精神状态的主要预测指标[10]。另外,Barendregt 等及 Bax 等揭示了抑郁是 pSS 患者中引起疲劳的最强相关因素[11,12]。土耳其一项包括 107 名 pSS 患者的横断面研究显示,与健康人群相比,pSS 患者的 HRQOL 也有受损,而与美国的研究结果不同的是,pSS 患者的焦虑和抑郁情绪对 HRQOL 并无显著影响,相反,焦虑情绪似乎能提高 pSS 患者 SF-36 中"体能影响"[(83.3±20.5) vs(71.4±20.7)]及"精神影响"[(82.2±21.8) vs(71.5±20.2)]部分的得分[13]。

在亚裔人群中开展的类似研究相对较少。一项开展于韩国的前瞻性队列研究包含 104 名亚洲患者,通过在 2005—2011 年间对这些患者的随访发现,总体而言 pSS 患者的 SF-36 量表得分明显低于健康人群,但与有口眼干症状的非干燥综合征患者组相仿。pSS 患者中,EULAR 干燥综合征患者报告指数(EULAR Sjögren's syndrome patient reported index,ESSPRI)与口干、肌痛、抑郁及焦虑显著相关,而在仅有口眼干燥的非 pSS 患者中则仅与口干症状显著相关[14]。这些研究结果与开展于欧美地区的相关研究得出的结论基本一致。另有一些研究显示 pSS 患者较正常人更易发生失眠、记忆减退、思维能力下降、情绪低落等。

相关基础研究较少,最近有研究提示 pSS 的抑郁、焦虑症状与外周血单核细胞表面表达 P2X7 受体有关[15],而 pSS 患者的记忆减退及思维能力下降则与血中抗 NR-2 抗体有关[16]。

上述 pSS 患者的生理心理问题可导致其功能状态受损。英国一项横断面研究对 69 名 pSS 患者进行改良健康评估问卷(improved health assessment questionnaire,HAQ)调查,并对这些患者的疾病活动度及相关临床症状进行分析,结果显示与相同年龄及性别的健康人群对照组相比,pSS 患者开展多项日常活动的能力下降,而 pSS 患者的社会功能障碍主要与疲劳和关节症状相关。另外,HAQ 的变化与 C 反应蛋白升高(CRP>5mg/L)的独立相关性提示系统性炎症反应可能是 pSS 患者社会功能障碍的影响因素[17]。

pSS 患者功能受损可进而影响其社会经济地位。荷兰的一项研究发现在 109 名处于工作年龄(18~65 岁)的 pSS 患者中,其被雇佣率、工作时间明显低于荷兰人群的平均水平,仅有 57.7% 的患者参与工作,而普通荷兰人群中这一比例为 82.6%。pSS 患者中平均伤残率为 63.6%,有 67.3% 的 pSS 患者获得伤残补助[18]。另外,在医疗花费方面,美国一项研究发现 pSS 患者(平均年龄 62 岁)的卫生保健资源的利用率高于健康人群对照组(平均年龄 61 岁),如口腔保健费用,pSS 患者组平均 1473.3 美元,对照组平均 503.6 美元;口腔科咨询次数,pSS 患者组平均 4 次,对照组平均 2.3 次;目前的治疗措施,pSS 患者组 6 项,对照组 2.5 项;住院率,pSS 患者组 53%,对照组 40%[19]。英国的一项研究表明 pSS 患者直接支出的医疗保健费用是正常人群对照组的 2 倍,近似于 RA 患者[20]。另一项英国研究通过斯坦福健康评估问卷调查 pSS 患者的生产力损失情况,从而计算出 pSS 患者年均间接损失费用为 7677 英镑,而健康人群对照组为 892 英镑。

(冷晓梅)

参 考 文 献

1. Skopouli FN,Dafni U,Ioannidis JP,et al. Clinical evolution and morbidity and mortality of primary Sjögren's syndrome. Semin Arthritis Rheum,2000,29(5):296-304

2. Theander E,Manthorpe R,Jacobsson LT. Mortality and causes of death in primary Sjögren's syndrome. Arthritis Rheum,2004,50(4):1262-1269

3. Fauchais AL, Martel C, Gondran G, et al. Immunological profile in primary Sjögren's syndrome, Clinical signifi-cance, prognosis and long-term evolution to other auto-immune disease. Autoimmun Rev, 2010, 9(9):595-599

4. Ramos-Casals M, Tzioufas AG, Font J. Primary Sjögren syndrome: new clinical and therapeutic concepts. Ann Rheum Dis, 2005, 64(3):347-354

5. Brito-Zerón P, Ramos-Casals M, Bove A, et al. Predicting adverse out-comes in primary Sjögren's syndrome: Identification of prognostic factors. Rheumatology(Oxford), 2007, 46(8):1359-1362

6. Kruize AA, Hené RJ, van der Heide A, et al. Long-term followup of patients with Sjögren's Syndrome. Arthritis Rheum, 1996, 39(2):297-303

7. Kassan SS, Thomas TL, Moutsopoulos HM, et al. Increased risk of lymphoma in sicca syndrome. Ann Intern Med, 1978, 89(6):888-892

8. Kelly CA, Foster H, Pal B, et al. Primary Sjögren's syndrome in North East England-a longitudinal study. Br J Rheumatol, 1991, 30(6):437-442

9. 蒋明, 张文, 陈美璞, 等. 中华风湿病学. 北京:华夏出版社, 2004:841-854

10. Segal B, Bowman SJ, Fox PC, et al. Primary Sjögren's syndrome: health experiences and predictors of health quality among patients in the United States. Health Qual Life Outcomes, 2009, 7:46

11. Barendregt PJ, Visser MR, Smets EM, et al. Fatigue in primary Sjögren's syndrome. Ann Rheum Dis, 1998, 57(5):291-295

12. Bax HI, Vriesendorp TM, Kallenberg CG, et al. Fatigue and immune activity in Sjögren's syndrome. Ann Rheum Dis, 2002, 61(3):284

13. Inal V, Kitapcioglu G, Karabulut G, et al. Evaluation of quality of life in relation to anxiety and depression in primary Sjögren's syndrome. Mod Rheumatol, 2010, 20(6):588-597

14. Cho HJ, Yoo JJ, Yun CY, et al. The EULAR Sjögren's syndrome patient reported index as an independent de-terminant of health-related quality of life in primary Sjögren's syndrome patients: in comparison with non-Sjögren's sicca patients. Rheumatology (Oxford), 2013, 52(12):2208-2217

15. Xie B, Chen Y, Zhang S, et al. The expression of P2X7 receptors on peripheral blood mononuclear cells in pa-tients with primary syndrome and its correlation with anxiety and depression. Clin Exp Rheumatol, 2014, 32(3):354-360

16. Lauvsnes MB, Maroni SS, Appenzeller S, et al. Memory dysfunction in primary Sjögren's syndrome is associated with anti-NR2 antibodies. Arthritis Rheum, 2013, 65(12):3209-3217

17. Hackett KL, Newton JL, Frith J, et al. Impaired functional status in primary Sjögren's syndrome. Arthritis Care Res (Hoboken), 2012, 64(11):1760-1764

18. Meijer JM, Meiners PM, Huddleston Slater JJ, et al. Health-related quality of life, employment and disability in patients with Sjögren's syndrome. Rheumatology (Oxford), 2009, 48(9):1077-1082

19. Callaghan R, Prabu A, Allan RB, et al. Direct healthcare costs and predictors of costs in patients with primary Sjögren's syndrome. Rheumatology (Oxford), 2007, 46(1):105-111

20. Bowman SJ, St Pierre Y, Sutcliffe N, et al. Estimating indirect costs in primary Sjögren's syndrome. J Rheuma-tol, 2010, 37(5):1010-1015

发病机制篇

第十五章 干燥综合征的病因和发病机制

总的来讲,原发性干燥综合征(primary Sjögren's syndrome,pSS)的病因主要有:①免疫遗传因素;②病毒感染促发自身免疫发生;③免疫异常,影响 T、B 细胞功能,并产生相对特异性的自身抗体。

一、病因

(一) 免疫遗传

pSS 与其他自身免疫性疾病一样有遗传因素参与,早期的人淋巴细胞抗原(HLA)研究发现血清 HLA-B8[1] 和 HLA-DR3[2] 有关。后期的研究证实 HLA-DR2 和 HLA-DR3 的关联继发于 HLA-DQ 等位基因的连锁不平衡[3]。通过遗传学等位基因标记研究发现大量 HLA-DRB1/DQA1/DQB1 单倍体的多态性,增加了 pSS 遗传背景的复杂性,而这些基因多态性也因种族、临床表现以及自身抗体反应不同而各异。目前国内对 pSS 的研究日益增多,特别是 2008 年国家给予 pSS 研究以重大支持,确定一个 pSS 的科技部支持项目。全国多家单位合作,共完成 1000 余例 pSS 的入组观察,初步发现我国的 pSS 在发病年龄及受累脏器方面与国外有显著差别,见表 15-0-1、表 15-0-2(资料尚未发表)。这些不同可能是系统误差所致,但也完全可能是不同人种在疾病的表现上有明显不同。2013 年北京协和医院张奉春 pSS 研究团队与中国科学院心理研究所王晶研究团队合作,对中国汉族人群展开了一项三阶段全基因组关联研究(GWAS,一种通过全基因组范围内的 SNPs 来鉴别疾病易感基因的研究方法)。该项研究是世界上首个 pSS 的全基因组关联研究,在筛选阶段,对 597 例 pSS 患者和 1090 例健康对照。在验证阶段,对 1303 例 pSS 患者和 2727 例健康对照进行基因分型。最终发现了 2 个位于 MHC 区域的位点(rs9271588 和 rs4282438)和 3 个位于非 MHC 区域的位点和 pSS 相关($P<5\times10^{-8}$)。为了确保研究结果的准确性和可靠性,研究人员对本研究中新发现的 pSS 的易感基因 GTF2I 进行了易感位点的精细作图(fine-mapping),筛选区域为 GTF2I 基因上下游 560kb(7 号染色体 73.95 ~ 74.51Mb),结果发现 rs117026326(GTF2I)仍是中国汉族人群 pSS 的最强相关位点,同时 rs4717901(GTF2IRD1-GTF2I)基因间区($P = 6.36\times10^{-8}$)也是中国汉族人群 pSS 的易感位点[4]。也证实了既往在欧洲人中报道的 STAT4、TNFAIP3 和 MHC 区域的关联性。有研究证据表明 GTF2I 和 GTF2IRD1 这两个基因和威廉症候群(Williams-Beuren syndrome)中的神经认知缺损(neurocognitive defects)密切相关[5,6]。与健康人相比,pSS 有明显的抑郁症状,同时还有嗅觉和味觉减退以及认知能力下

降等表现。Lessard 等[7]同样用 GWAS 的方法证明：pSS 的关联基因有 *HLA-6p21*，*IRF5-TA-PO3*，*STAT4*，*IL12A*，*FAM167A-BLK*，*DDX6-CXCR5* 和 *TNIP1*，同时还有 29 个位点也提示有一定的相关性。对这些功能进行研究，将揭示遗传因素在 pSS 发病机制中的作用。

表 15-0-1　国内外 pSS 患者一般情况比较

项目	本组 N(%)	Fauchais 等 N(%)	Ramos-casals 等 N(%)	Alamanos 等 N(%)	Theander 等 N(%)	Garcia-carrasco 等 N(%)	Ioannidis 等 N(%)
例数	640	445	1010	422	265	400	723
国家	中国	法国	西班牙	希腊	瑞典	西班牙	希腊
标准	AECC	AECC	欧洲标准	AECC	AECC	欧洲标准	欧洲标准
报道时间	2012	2010	2008	2006	2004	2002	2002
女性	610 (95.3)	400(90)	937(93)	402(95)	241(91)	373(93)	681 (94.2)
平均发病年龄（岁）	44.8 ±12.0	53.6±14.0	53.0±0.48	55.4±12.5	56	52.7±0.85	52.8
平均确诊间隔	21 个月	—	74.9 个月	—	7 年	74.9 个月	

表 15-0-2　国内外 pSS 患者系统损害比较

项目	本组 N(%)	Fauchais 等 N(%)	Ramos-casals 等 N(%)	Alamanos 等 N(%)	Theander 等 N(%)	Garcia-carrasco 等 N(%)	Ioannidis 等 N(%)
例数	640	445	1010	422	265	400	723
肺部受累	163/368 (44.3)	55(12)	112(11)	12(3)	—	37(9)	—
肾脏受累	207 (32.2)	34(8)	48(5)	—	—	25(6)	—
肝脏受累	177 (27.6)						
血细胞减少	293 (45.8)		287(28)				

（二）病毒

已有资料证明感染，特别是病毒感染与 pSS 发病有关，如：EB 病毒、疱疹性口炎病毒、逆转录病毒、肝炎病毒、巨细胞病毒等。

1. Epstein-Barr(EB)病毒　1986 年美国风湿病学者 Fox 首先在 pSS 患者唇腺上皮细胞中找到了 EB 病毒相关抗原[8]，中国学者杨嘉林等[9,10]用 EB 病毒基因工程单克隆抗体（McAb）和 DNA 探针检测 pSS 患者的活检组织；用 B95-8 和 K4 细胞为抗原检测 pSS 患者血清 EB 病毒相关抗体,发现 pSS 唇腺和肾脏 EB 病毒早期抗原阳性,pSS 唇腺检出了抗 EB 病毒核抗原多肽,以及在唇腺和肾脏检出了 EB 病毒 DNA,在 pSS 患者的血清中找到了抗 EB 病毒壳抗原和 EBNA 的抗体。提示在原发性 pSS 的唇腺和肾脏,EB 病毒处于活跃的复制状态,其在 pSS 的发病中可能起重要作用。这说明:EB 病毒的活跃复制可直接破坏宿主细胞,EB 病毒抗原刺激机体的抗原提呈细胞和(或)淋巴细胞导致的细胞免疫和体液免疫反应,实际上是对带有 EB 病毒抗原的自身细胞的间接杀伤。α-胞衬蛋白(fodrin)是一种构成上皮细胞骨架的成分,在 pSS 的 NFS/sld 小鼠模型中作为自身免疫应答的靶点被首次发现[11],国内也有相关研究证实 α-胞衬蛋白作为主要致病性抗原在 pSS 的发病中发挥了重要作用,其特异性抗体对本病有很高的诊断价值[12-14]。抗 α-胞衬蛋白抗体也是 pSS 中的一个重要抗体。EBV 激活淋巴样细胞,导致 α-胞衬蛋白裂解,同时伴有细胞凋亡和 ZEBRA 蛋白的表达,这正是 EBV 裂解周期激活的一个标志[15]。这种裂解能被半胱天冬酶(caspase)抑制剂所阻断。α-胞衬蛋白也能被细胞毒性淋巴细胞内颗粒中的酶类分解成单一的 155kD 片段[16]。病毒可以通过内在的上皮细胞凋亡和细胞毒性淋巴细胞颗粒的释放诱导与 pSS 有关的自身抗原产生。因此,很可能在遗传和(或)其他因素的促使下,EB 病毒的感染导致 pSS,是 pSS 起始发病的原因之一。

2. 疱疹性口炎病毒(vesicular stomatitis virus,VSV) 该病毒有广泛的宿主范围,具有嗜上皮性,是常见的口腔上皮感染病毒。而抗 SSA/Ro 抗体是 pSS 或系统性红斑狼疮常见的血清抗体之一。人们发现 60 000 SSA 蛋白的某些表位与疱疹性口炎病毒的核端粒蛋白(N 蛋白)有相同的序列[17]。从而提示这些自身抗原可能具有与病原体一样的免疫原性,当机体受到这些病原体侵犯对其产生免疫反应的同时,由于一些自身物质,如 SSA/Ro 抗原具有与这些病原体相似的某些结构而激活机体免疫反应,成为持续性的抗原刺激,引起组织损伤,诱发自身免疫性疾病,该研究也提示抗 SSA/Ro 抗体可能是特定病毒暴露的结果。

3. 逆转录病毒 属于逆转录病毒的人免疫缺陷病毒(human immunodeficiency virus,HIV)感染者可出现口干、腮腺肿大等 pSS 样症状,李鸿斌等[18]对 98 例人类免疫缺陷病毒感染患者的风湿病的临床表现进行调查,发现出现 pSS 样表现的患者为 11 例(11.2%)。大约30% 的 pSS 患者血清中可发现抗人类免疫缺陷病毒壳糖蛋白的 p24 抗体[19]。而这一抗体在正常对照者血清的阳性率仅为 1% ~ 4%。在人 T 淋巴细胞白血病病毒(human T lympho-tropicvirus 1,HTLV-1),另一种逆转录病毒感染者,也出现 pSS 样症状,因此有人认为逆转录感染可能是 pSS 的病因。然而该类患者虽有口、眼干燥,但血清中不具有抗 SSA、SSB 抗体,它们与 HLA-DR3 无关。另外,部分 SLE 患者血清中也出现抗 P24 抗体,故不能说明 HIV 或 HTLV-1 与 pSS 发病的直接关系,因而逆转录病毒与 pSS 发病机制间的关系仍需进一步研究。

二、发病机制

(一)外周血的免疫学改变

pSS 是一种自身免疫性疾病,并可全身多系统受累,因而类似于其他自身免疫性疾病,外周血有特征性免疫学改变,包括多种自身抗体如抗核抗体(ANA)、抗 SSA、抗 SSB 抗体阳性、RF 阳性、高免疫球蛋白、白细胞减少、淋巴细胞亚群异常等。pSS 患者突出表现的高球蛋白血症和多种自身抗体,反映了其 B 淋巴细胞功能高度亢进和 T 淋巴细胞的减低或功能低下。

淋巴细胞总数及 T 淋巴细胞 CD4 和 CD8 亚群的数目、比值在 70% ~80% 的 pSS 患者是正常,但它们的功能可能存在着异常。CD8 中有抑制功能的 T 细胞数目减少,造成 B 细胞大量增殖[20]。CD5 标记的 B 淋巴细胞在 pSS 中增高达 30% ~ 40%(正常人仅为 15% ~ 25%)[21],这种细胞属分化不良或不完全成熟的细胞,它们自发分泌 IgM-RF 和抗单链 DNA 抗体(抗 SS-DNA 抗体)。pSS 患者血清中 B 淋巴细胞活化因子(BAFF)和外周血 B 淋巴细胞/唇腺组织中 BAFF 受体(BAFF—R)的表达均显著增高[22],而 BAFF 水平的增高多见于高球蛋白的 pSS 患者[23]。因此 pSS 外周血中的 T、B 淋巴细胞存在着明显的分化、成熟及功能异常。自然杀伤细胞是一组体积较大的淋巴细胞。在 pSS 外周血中自然杀伤细胞数目可正常或减少,但功能下降[20,24]。

95% 的 pSS 患者均有高球蛋白血症(hyperglobulinemia),血清 γ 球蛋白都有不同程度的增高,大部分呈多克隆状,免疫球蛋白 IgG、IgM、IgA 均可增高,其中以 IgG 增高最多见,IgM 或 IgA 也不少见。少数呈单克隆性增高。pSS 的高球蛋白血症较其他结缔组织病如系统性红斑狼疮和类风湿关节炎更为突出。同时在唇腺的局部组织中 B 淋巴细胞也具有合成大量免疫球蛋白的功能。

(二) 自身免疫性唾液腺炎:免疫病理改变

pSS 特征性病理改变是小涎腺组织间质内可以见到大量淋巴细胞聚集成灶,浸润灶聚集在导管和腺泡周围并逐渐融合,最终取代正常的上皮结构。该病理特点也是 pSS 诊断的重要依据[25-27]。pSS 外分泌腺的破坏也与持续的淋巴细胞浸润密切相关,其中淋巴细胞浸润以 T 细胞为主,T 细胞中又以具有活化标记的 CD45RO 的 T 辅助细胞占优势,其是一种被活化后有辅助记忆功能的 T 细胞。唇腺中大部分的细胞和导管上皮细胞都表达了 HLA-DR 分子,进一步说明在 pSS 唇腺组织内 T、B 细胞和导管上皮细胞均被活化。在 pSS 的眼结膜的小泪腺组织中看到了完全相同的变化。

(三) 浸润淋巴细胞种类

1. T 细胞　pSS 患者外分泌腺浸润的淋巴细胞中 60% ~70% 是 T 细胞,B 细胞约为 20% ~25%,而单核细胞、巨噬细胞及 NK 细胞只占 5%。研究发现,唾液腺中浸润的淋巴细胞以 CD4[+] T 细胞占优势,CD4[+] T 细胞与 CD8[+] T 细胞的比例为 3∶1,外周血中也是 CD4[+] T 细胞占优势。有研究表明,外周血中 80% 成熟 T 细胞表达 TCRαβ 链,而 pSS 患者腺体的 TCR 也主要表达 TCRαβ 链,极少表达 TCRγδ 链[28]。浸润的淋巴细胞是活化的,表达 DR、DQ、CD25、CD9 和 CD10,特异性分布在导管周围淋巴细胞浸润灶的周边部分。还有研究发现浸润 T 细胞高度表达凋亡抑制基因 *Bcl-2*、*Bcl-x*,说明这些激活 T 细胞不易凋亡,而处于一种"半激活"的状态[29]。

2. B 细胞　在 pSS 患者的唾液腺中可发现表达 IgG、IgA 和 IgM 的浆细胞。IgA 是主要的同种型;然而 IgM 阳性细胞的聚集超过 10% 对 pSS 有特异性[30]。IgA 阳性的细胞聚集在表达 DR 的上皮附近[31],提示被激活的腺上皮细胞微环境促进了浆细胞的分化和 IgA 的合成。在 pSS 患者的唾液腺中发现大量 IgA 型抗 SSB 抗体,提示局部的免疫球蛋白合成增加[32]。pSS 患者腺体中有生发中心形成,生发中心与膜辅助蛋白-1、干扰素-γ 和 BAFF 的血清水平明显相关[33]。Mariette 等发现,与健康对照比较 pSS 患者循环 BAFF 水平增高,且在高 γ-球蛋白血症患者血浆 BAFF 增高更明显,并与自身抗体水平相关[34]。BAFF 转基因鼠腮腺病理显示致病的 B 细胞群有 MZ 样特征,重要的是这些组织病理学改变与唾液分泌功能障碍有关。而且研究发现这些转基因鼠出现的 pSS 样病理和多数 BAFF 水平增高的 pSS 患者相类似[35]。pSS 患者唇腺组织中浸润的炎症细胞和导管上皮细胞强烈表达 BAFF 蛋白,但腺泡细胞不表达,部分 B 细胞存在于 BAFF 阳性细胞的附近[36]。提示在 pSS 患者唇腺,T 细胞和巨噬细胞是表达 BAFF 的主要细胞类型,推测 BAFF 可能由自身免疫损伤的 T 细胞表达,并在 pSS 的发病机制中起作用,特别是在激活的自身抗原驱动的自身免疫性 B 细胞的触发下起作用。因此,BAFF 可以成为治疗 pSS 的新靶点。

（四）炎症细胞的迁移和黏附

炎症细胞浸润首先发生在腺体内皮组织。炎症的腺体导管表达血管细胞黏附分子-1（VCAM-1）、细胞间黏附分子（ICAM）、P 选择素和 E 选择素。血管周围的单核细胞表达淋巴细胞功能相关抗原-1（LFA-1）、$\alpha 4$ 和 $\alpha 5$ 整合素及 CD44[37]。在被 CD4+、CD45RO+T 细胞包围的小静脉中可以观察到 ICAM 和 VCAM-1 的明显表达[38]。pSS 典型病理改变为外分泌腺淋巴细胞浸润,而趋化因子及其受体的作用是引起淋巴细胞聚集、诱导慢性炎性反应。研究发现 pSS 患者唾液腺活检导管上皮细胞上趋化因子 CCL3、CCL4、CCL5 和 CXCL8 显著增加[39],趋化因子 CXCL9、CXCL10 和 CXCL11 在 pSS 患者唾液腺中表达上调[40,41]。除此之外,CXCL13、CXCL12 和 CCL21 在 pSS 患者腺泡上皮和导管上皮细胞上均有表达[42],因此,pSS 患者异常表达的趋化因子选择性诱导和调节淋巴样细胞亚群,从而调节淋巴细胞在靶组织血液和次级淋巴样器官之间的（再）循环进而形成异位生发中心并参与其疾病进程。

（五）细胞因子

通过免疫组织化学和原位杂交技术研究发现,在 pSS 患者的小唾液腺组织中存在促炎性细胞因子 IL-1β、TNF-α、IL-21 和 L-6[43-47]。这些细胞因子集中在单个核细胞浸润部位和上皮细胞。正常腺上皮细胞不表达 HLA Ⅱ 类分子,近年来研究表明 pSS 患者下颌下腺上皮细胞高表达 HLA Ⅱ 类分子,虽然腺上皮细胞不是专职抗原提呈细胞,但当受到感染后所产生的 IFN-γ,可以促进 HLA Ⅱ 类分子表达,进而可能向淋巴细胞提呈自身抗原,而激活的淋巴细胞又大量分泌细胞因子诱导更多的腺上皮细胞表达 HLA Ⅱ 类分子,加重和延续自身免疫应答,导致炎症迁延和腺体损伤[48-50]。

（六）腺体损害的机制

1. 凋亡的作用　免疫相关的炎症损伤被认为是 pSS 最主要的发病机制。pSS 患者受累组织中浸润的 Th1 细胞因子促使了炎症朝慢性化发展,而在外周血中 Th2 细胞因子为主导的环境有利于 B 细胞的激活并促进了自身抗体的产生[51]。研究发现,腺体受损和凋亡标记物 Fas/Fas 配体机制有关。患者肿大的腺体内淋巴细胞可表达低水平的 Fas。而在腺体上皮细胞中也存在着 Fas 的表达增加和 DNA 链的断裂[52]。在 pSS 患者中,DNA 链断裂显著见于导管上皮细胞。CXCL-12（SDF-1）在导管上皮细胞有强表达,伴微弱的 CXCL-13 表达,CXCL-12 的受体 CXCR4 表达在导管周围的 T 细胞上。腺体上皮周围的 CD8+ T 细胞表达整合素 $\alpha E \beta 7$,这样可以利用钙黏蛋白 E 结合到上皮细胞。更重要的是,$\alpha E \beta 7$+CD8+ T 细胞邻近的腺体上皮细胞表现出与细胞毒性腺体细胞破坏一致的凋亡改变[53]。

此外,腺体上皮细胞在腺体损伤中起着抗原递呈的重要作用,其细胞膜上表达丰富的 HLA-DR 分子和异常的 SSB 抗原,可启动自身免疫反应。腺体上皮细胞凋亡加速,可能通过 Fas 和 Fas 配体、Bax 或协同刺激分子 CD80 和 CD86（B7.1 和 7.2）介导的不同途径。腺体上皮细胞本身还大量表达细胞黏附分子和细胞因子,从而主动、积极的参与了外分泌腺的损伤[54]。

2. 金属基质蛋白酶作用 研究发现,基质金属蛋白酶(matrix metalloproteinases,MMP)在 pSS 的腺体损伤中具有重要作用。MMP-9 可降解细胞外基质的层粘连蛋白,进而破坏腺体结构的完整性。而 pSS 患者唇腺中 MMP-9 表达显著升高,因此,猜测 MMP-9 可能是唇腺结构破坏的原因之一[55]。并且,随着 pSS 的进展,MMP-9 表达逐渐增强,说明 MMP-9 的分泌越多,参与腺体组织破坏的作用越强,MMP-9 在 pSS 患者唇腺组织病变的全过程发挥作用[56]。

此外,MMP-3 不仅能降解大量的细胞外基质,而且还能激活 MMP-9 等酶原,参与腺体基底膜的异常降解,导致腺上皮再生障碍。pSS 患者唇腺内 MMP-3 显著增多,且与 pSS 的病理分级成正相关[57,58]。

(七) pSS 的自身抗原及抗体

在 pSS 中有很多自身抗体产生,说明这一疾病是有特殊的自身免疫病特性,目前最有意义的抗体主要当属抗 SSA/Ro 抗体,抗 SSB/La 抗体,抗毒蕈碱 M3 受体抗体和抗 α-胞衬蛋白抗体,其中抗 SSA/Ro,SSB/La 抗体是最早发现与 pSS 相关的抗体,已成为诊断 pSS 的标准之一。

1. SSA/Ro 和 SSB/La 抗原抗体的产生 Clark 等人于 1968 年从人脾中成功地分离并部分纯化出一种新的胞浆抗原,可与 SLE 患者 Ro 血清发生独特的抗原-抗体反应,将之命名为 Ro 抗原。Alspaugh 等[59]于 1975 年使用培养人淋巴细胞的提取物检测 pSS 患者的血清时发现其提取物中含有两种新的核抗原,分别将其命名为 SSA(Sjögren's syndrome type A)及 SSB(Sjögren's syndrome type B)抗原。1979 年 Alspaugh 实验室与 Clark 实验室合作证明 Ro 抗原与 SSA 抗原是同一种物质,称其为 SSA/Ro 抗原,同时证明 SSB 抗原与 1974 年发现的胞浆抗原 La 也是同一种物质,称之为 SSB/La 抗原。

2. SSA/Ro 抗原的分布及组成结构 SSA/Ro 抗原广泛分布于人及动物的各种组织,尤其是心、肝、肾、脑等实质性脏器中。其大部分存在于细胞质内(snRNP),另有小部分存在于特殊的核周区及细胞核内(scRNP)[60]。SSA/Ro 抗原在人体中以低含量的核糖核蛋白复合物(RNP)的形式存在,即由一个蛋白成分非共价结合一个 RNA 成分组成。SSA/Ro 抗原的蛋白成分包括 60 000 SSA 蛋白及 52 000 SSA 蛋白两种,RNA 成分则是 hY RNA Y1～Y5 中的一型。

1988 年 Deutscher 等[61]通过 cDNA 克隆的方法确定了 SSA/Ro 抗原是由 538 个氨基酸残基组成的 60 649 的蛋白。Ben-Chetrit 等[62]研究 52 000 SSA 蛋白结构发现其氨基端具有许多潜在的"锌-结合指"结构,其中有富半胱氨酸区,后者常存在于 DNA 结合蛋白中。

3. SSA/Ro 抗原-抗体的结合 抗 SSA/Ro 抗体是一种多克隆抗体. 它与 SSA/Ro RNP 组成结构的多个位点结合。Deutscher 等[61]首先研究出人 60 000 SSA/Ro 蛋白的 DNA 序列及其氨基酸多肽序列,并体外重组成功。将人工重组 SSA/Ro 抗原用于检测抗 SSA/Ro 抗体阳性血清时发现变性的 SSA/Ro 抗原与血清抗体结合能力较差或不结合。1994 年 Huang 等[63]证明抗 SSA/Ro 抗体对 60 000 SSA/Ro 蛋白有 20 个阳性结合位点,其后他们按照阳性结合位点的氨基酸序列人工合成了不同阳性结合位点的寡肽(MAPs),并证明这些寡肽保留了抗原的活性,而且抗 MAPs 的抗体与抗原始 SSA/Ro 抗原的自身抗体所识别的表位相同。

从而表明这些抗 MAPs 的自身抗体是自然发生的自身免疫反应所产生的抗原始 SSA/Ro 抗原自身抗体的一部分,而 MAPs 则是位于 SSA/Ro 抗原原始构型表面的表位,是 SSA/Ro 抗原形态表位的一部分。张奉春等[64]也证明 MAPs 保留了 SSA/Ro 抗原的活性,可与抗 SSA/Ro 抗体发生免疫反应,且不同的患者血清中抗 SSA/Ro 抗体与 SSA/Ro 抗原发生免疫反应的位点不同,这提示抗不同位点的抗体可能与临床不同损伤相关。Scofidd 等[65]证明在 60 000 SSA/Ro 蛋白一级结构远端的一些氨基酸片段虽然在一级结构中并不相邻,序列也不相同,却被相同的抗体结合。而且由表面质粒中介现象得到的数据证明具有这种性质的片段间存在蛋白-蛋白相互作用。提示它们是 60 000 SSA/Ro 蛋白三级构型表位的成分,且在蛋白分子表面互相相邻,而此结构恰是与抗体相结台的位点。实验所应用的 MAPs 寡肽可能形成多种形态,其中一种与原始分子中的形态相同,因此可以与抗体结合。而更长的肽链片段,如变性 SSA/Ro 抗原,因为能量的关系而很少可以形成与原始抗原相同的形态,所以与抗 SSA/Ro 抗体的结合较差。

Dorner 等[66]应用重组 52 000 SSA 蛋白检测不同免疫性疾病患者的血清发现:该蛋白中央区 153~245 氨基酸序列是其主要的免疫原性区,尤其 197~245 氨基酸序列是其抗体最常识别的区域。

4. SSA/Ro 抗原-抗体致病机制的探讨　Scofield 等[67]对一个 SLE 患者血清的连续测定结果显示:其对 SSA/Ro RNP 的自身免疫反应的初始阶段仅对某些个别位点产生有限的寡克隆或单克隆反应,其复杂性与亲和力随时间上升,IgM 型抗 SSA/Ro 抗体略早于 IgG 型抗体出现,并随 IgG 型抗体的滴度及亲和力上升而消失。机体对 SSA/Ro 抗原的这种反应与其对异源性抗原的反应类似。当用鼠 snRNP 免疫小鼠后,其并不产生自身免疫反应;而用人 snRNP 免疫小鼠则可引发自身免疫反应,证明这种自身免疫反应可能是由与自身物质相似的外源性致病因子引发的[68]。用不同表位 60 000 SSA 抗原免疫小鼠测其是否产生了相应的自身抗体,并取其心肝肾等组织器官行病理学及免疫组织化学检查。研究显示各组小鼠均产生了抗多个表位的抗体,尤其是氨基酸序列 482~495 组小鼠除产生抗 482~495 MAP 抗体外,还对氨基酸序列 198~210 组、氨基酸序列 212~219 组、氨基酸序列 449~460 组 MAPs 发生了免疫反应。但其余各组小鼠产生的抗体似无明显规律性。佐剂组小鼠及正常小鼠心、肝、肾脏免疫组织化学均呈阴性;氨基酸序列 482~495 组、氨基酸序列 166~180 组、氨基酸序列 401~411 组小鼠心脏免疫组织化学均呈阴性,肝脏免疫组织化学 80% 呈阳性,部分小鼠肾脏免疫组织化学呈可疑阳性[69]。人们还发现 60 000 SSA 蛋白的某些表位与疱疹性口炎病毒的核端粒蛋白有相同的序列[17]。从而提示这些自身抗原可能具有与病原体一样的免疫原性。当机体受到某些病原体侵犯对其产生免疫反应的同时,由于一些自身物质,如 SSA/Ro 抗原具有与这些病原体相似的某些结构而激活机体免疫反应,将其作为外源性抗原处理。机体的 SSA/Ro 抗原经 MHC 分子处理后,由 B 淋巴细胞呈递给 Th 淋巴细胞。snRNP 具有 B 细胞与 Th 细胞的结构内决定簇,B 细胞与 Th 细胞通过结构内相互作用产生针对多个位点的多克隆抗体[70]。

自身抗体进入细胞后与细胞内的自身抗原结合。由于 SSA/Ro 抗原 60 000 蛋白具有与 TF Ⅲ A 相似的结构,故可能参与了 mRNA 的转录过程。而 60 000 SSA 蛋白与 hY RNP 在转录、转录后或翻译水平对 RNA 的代谢亦有重要作用。抗 SSA/Ro 抗体与 SSA/Ro 抗原结合后,可能通过干扰 snRNA 的转录而使细胞停止于周期的 G_0 期或 G_{1a} 期,导致细胞凋亡[71],从而造成机体损伤,引起一系列临床症状。

5. 中国抗 SSA/Ro 与抗 SSB/Ro 的研究　张乃峥教授领导的团队,在 20 世纪 80 年代初完成了对 SSA/Ro、SSB/La 抗原的提取及抗体检测[72]。张奉春等的研究证明 pSS 患者以抗 52 000 SSA 抗体为主,单独出现抗 60 000 SSA 抗体的概率极小。单独抗 52 000 SSA 抗体阳性可能与 pSS 有关,而不利于继发性 SS(secondary Sjögren's syndrome)的诊断。单独携带抗 60 000 SSA 抗体则以 SLE 为主[73]。SSA 抗体阳性的患者血清检测 60 000 SSA 抗原多肽链中 20 个阳性表位抗原,发现抗 60 000SSA 抗体是一种多克隆抗体,不同患者所具备的抗体与 60 000 SSA 抗原发生免疫反应的表位不同。某些表位抗体的出现提示一定器官表位受损;某些表位抗体的出现则对一定器官具有保护作用。由此提示:可能是不同患者具有抗不同表位的抗体,从而导致出现不同的临床症状[74]。抗 SSA scFv 噬菌体抗体库检测证实此抗体库中存在抗 SSA 抗体,进行亲和力筛选,得到了单克隆抗 SSA scFv 抗体[75]。

对噬菌体抗体库中制备出抗 SSA/Ro 单克隆抗体,并对基因序列进行分析。外源基因的插入重组率为 80%,插入片段为人抗体可变区基因,且该抗体库具有良好的多样性和良好的抗 SSA/Ro 特异性[71]。利用噬菌体抗体库筛选针对 3 个 SSA 抗原表位(P1:480～494,P2:310～323 和 P3:239～241)特异性单克隆单链抗体,免疫组化法(IH)检测不同表位在 pSS 患者唾液腺的表达情况,发现 pSS 活检标本 P1～P3 表位的均有表达,以腺管、泌管上皮细胞胞浆和胞膜着色为主。说明 SSA 抗原表位在唾液腺组织异位表达于上皮细胞的细胞膜,从而可能打破免疫耐受,诱导机体产生致病性抗体[76]。抗 60 000 SSA 抗原第 230～241 表位(E230～241)抗体与 SLE 患者粒细胞减少有关[77]。

三、总结

虽国内外相关 pSS 发病机制不断进展,但由于 pSS 受多因素影响,目前发病机制尚不完全清楚,因此对于 pSS 的研究我们还需努力。

(张奉春)

参 考 文 献

1. Fye KH,Terasaki PI,Moutsopoulos H,et al. Association of Sjögren's syndrome with HLA-B8. Arthritis Rheum,1976,19(5):883-886

2. Hinzova E,Ivanyi D,Sula K,et al. HLA--Dw3 in Sjögren's syndrome. Tissue Antigens,1977,9(1):8-10

3. Arnett FC,Bias WB,Reveille JD. Genetic studies in Sjögren's syndrome and systemic lupus erythematosus. J Autoimmun,1989,2(4):403-413

4. Li Y,Zhang K,Chen H,et al. A genome-wide association study in Han Chinese identifies a susceptibility locus for primary Sjögren's syndrome at 7q11.23. Nat Genet,2013,45(11):1361-1365

5. Vandeweyer G,Van der Aa N,Reyniers E,et al. The contribution of CLIP2 haploinsufficiency to the clinical manifestations of the Williams-Beuren syndrome. Am J Hum Genet,2012,90(6):1071-1078

6. Gill HK,Kumar HC,Dhaliwal JS,et al. Defining p47-phox deficient Chronic Granulomatous Disease in a Malay family. Asian Pac J Allergy Immunol,2012,30(4):313-320

7. Anttonen AK,Siintola E,Tranebjaerg L,et al. Novel SIL1 mutations and exclusion of functional candidate genes in Marinesco-Sjögren syndrome. Eur J Hum Genet,2008,16(8):961-969

8. Fox RI,Pearson G,Vaughan JH. Detection of Epstein-Barr virus-associated antigens and DNA in salivary gland

biopsies from patients with Sjögren's syndrome. J Immunol,1986,137(10):3162-3168

9. 杨嘉林,曾毅. EB 病毒与干燥综合征的病因关系. 中华医学杂志,1991,71(3):131-135

10. 何祖根,曾毅. 原发性干燥综合征合并肾小管酸中毒:EB 病毒的免疫. 中华病理学杂志,1991,20(4):
    268-270

11. Haneji N,Nakamura T,Takio K,et al. Identification of alpha-fodrin as a candidate autoantigen in primary
    Sjögren's syndrome. Science,1997,276(5312):604-607

12. 刘传慧,张依山,王雷鸣,等. 抗 α 胞衬蛋白抗体与干燥综合征的相关性研究. 临床荟萃,2010,25(1):
    55-56

13. 刘传慧,段智霞. 抗 α-胞衬蛋白抗体在干燥综合征诊断中的意义. 中国实用医刊,2008,35(12):36-37

14. 赵岩,费允云,邓学新,等. 抗 α-胞衬蛋白抗体在干燥综合征诊断中的意义及与临床表现的相关性. 中华
    风湿病学杂志,2005,9(5):261-264

15. Inoue H,Tsubota K,Ono M,et al. Possible involvement of EBV-mediated alpha-fodrin cleavage for organ-spe-
    cific autoantigen in Sjögren's syndrome. J Immunol,2001,166(9):5801-5809

16. Nagaraju K,Cox A,Casciola-Rosen L,et al. Novel fragments of the Sjögren's syndrome autoantigens alpha-fo-
    drin and type 3 muscarinic acetylcholine receptor generated during cytotoxic lymphocyte granule-induced cell
    death. Arthritis Rheum,2001,44(10):2376-2386

17. Scofield RH,Harley JB. Autoantigenicity of Ro/SSA antigen is related to a nucleocapsid protein of vesicular
    stomatitis virus. Proc Natl Acad Sci U S A,1991,88(8):3343-3347

18. 李鸿斌,张烜,李太生,等. 人类免疫缺陷病毒感染患者风湿病样表现 98 例临床分析. 中华风湿病学杂
    志,2007,11(3):172-175

19. Tateishi M,Saito I,Yamamoto K,et al. Spontaneous production of Epstein-Barr virus by B lymphoblastoid cell
    lines obtained from patients with Sjögren's syndrome. Possible involvement of a novel strain of Epstein-Barr vi-
    rus in disease pathogenesis. Arthritis Rheum,1993,36(6):827-835

20. Bakhshi A,Miyasaka N,Kavathas P,et al. Lymphocyte subsets in Sjögren's syndrome:a quantitative analysis
    using monoclonal antibodies and the fluorescence-activated cell sorter. J Clin Lab Immunol,1983,10(2):
    63-69

21. Dauphinee M,Tovar Z,Talal N. B cells expressing CD5 are increased in Sjögren's syndrome. Arthritis Rheum,
    1988,31(5):642-647

22. 杨西超,朱平,王彦宏,等. 干燥综合征患者唇腺组织与外周血 B 淋巴细胞活化因子及其受体的表达及
    意义. 中华风湿病学杂志,2010,14(4):240-243

23. Szodoray P,Jellestad S,Alex P,et al. Programmed cell death of peripheral blood B cells determined by laser
    scanning cytometry in Sjögren's syndrome with a special emphasis on BAFF. J Clin Immunol,2004,24(6):
    600-611

24. Miyasaka N,Seaman W,Bakshi A,et al. Natural killing activity in Sjögren's syndrome. An analysis of defective
    mechanisms. Arthritis Rheum,1983,26(8):954-960

25. Smith CA. Labial salivary gland histopathology and autoantibodies in Sjögren's syndrome and other connective
    tissue diseases. Arthritis Rheum,1992,35(3):367

26. Leroy JP,Pennec YL,Jouquan J,et al. Relations of the histopathology of sublingual and labial salivary glands to
    the clinical presentation in primary Sjögren's syndrome. Clin Exp Rheumatol,1989,7(2):171-174

27. Daniels TE. Salivary histopathology in diagnosis of Sjögren's syndrome. Scand J Rheumatol Suppl,1986,61:
    36-43

28. Kroneld U,Halse AK Jonsson R,et al. Differential immunological aberrations in patients with primary and sec-
    ondary Sjögren's syndrome. Scand Immunol,1997,45(6):698-705

29. Parkin B, Chew JB, White VA, et al. Lymphocytic infiltration and enlargement of the lacrimal glands: a new subtype of primary Sjögren's syndrome? Ophthalmology, 2005, 112(11):2040-2047

30. Speight PM, Cruchley A, Williams DM. Quantification of plasma cells in labial salivary glands: increased expression of IgM in Sjögren's syndrome. J Oral Pathol Med, 1990, 19(3):126-130

31. Thrane PS, Sollid LM, Haanes HR, Brandtzaeg P. Clustering of IgA-producing immunocytes related to HLA-DR-positive ducts in normal and inflamed salivary glands. Scand J Immunol, 1992, 35(1):43-51

32. Horsfall AC, Rose LM, Maini RN. Autoantibody synthesis in salivary glands of Sjögren's syndrome patients. J Autoimmun, 1989, 2(4):559-568

33. Szodoray P, Alex P, Jonsson MV, et al. Distinct profiles of Sjögren's syndrome patients with ectopic salivary gland germinal centers revealed by serum cytokines and BAFF. Clin Immunol, 2005, 117(2):168-176

34. Mariette X, Roux S, Zhang J, et al. The level of BLyS (BAFF) correlates with the titre of autoantibodies in human Sjögren's syndrome. Ann Rheum Dis, 2003, 62(2):168-171

35. Groom J, Kalled SL, Cutler AH, et al. Association of BAFF/BLyS overexpression and altered B cell differentiation with Sjögren's syndrome. J Clin Invest, 2002, 109(1):59-68

36. Lavie F, Miceli-Richard C, Quillard J, et al. Expression of BAFF (BLyS) in T cells infiltrating labial salivary glands from patients with Sjögren's syndrome. J Pathol, 2004, 202(4):496-502

37. Aziz KE, McCluskey PJ, Wakefield D. Expression of selectins (CD62 E, L, P) and cellular adhesion molecules in primary Sjögren's syndrome: questions to immunoregulation. Clin Immunol Immunopathol, 1996, 80(1):55-66

38. Saito I, Terauchi K, Shimuta M, et al. Expression of cell adhesion molecules in the salivary and lacrimal glands of Sjögren's syndrome. J Clin Lab Anal, 1993, 7(3):180-187

39. Cuello C, Palladinetti P, Tedla N, et al. Chemokineexpression and leucocyte infiltration in Sjögren's syndrome. Br J Rheumatol, 1998, 37(7): 779-783

40. Ogawa N, Ping L, Zhenjun L, et al. Involvement of the interferon- gamma- induced T cell- attracting chemokines, interferon- gamma- inducible 10- kd protein (CXCL10) and monokine induced by interferon- gamma (CXCL9), in the salivary gland lesions of patients with Sjögren's syndrome. Arthritis Rheum, 2002, 46(10):2730-2741

41. Ogawa N, Kawanami T, Shimoyama K, et al. Expression of interferon- inducible T cell alpha chemoattractant (CXCL11) in the salivary glands of patients with Sjögren's syndrome. Clin Immunol, 2004, 112(3):235- 238

42. Barone F, Bombardieri M, Manzo A, et al. Association of CXCL13 and CCL21 expression with the progressive organization of lymphoid- like structures in Sjögren's syndrome. Arthritis Rheum, 2005, 52(6):1773-1784

43. Oxholm P, Daniels TE, Bendtzen K. Cytokine expression in labial salivary glands from patients with primary Sjögren's syndrome. Autoimmunity, 1992, 12(3):185-191

44. Boumba D, Skopouli FN, Moutsopoulos HM. Cytokine mRNA expression in the labial salivary gland tissues from patients with primary Sjögren's syndrome. Br J Rheumatol, 1995, 34(4):326-333

45. Cauli A, Yanni G, Pitzalis C, et al. Cytokine and adhesion molecule expression in the minor salivary glands of patients with Sjögren's syndrome and chronic sialoadenitis. Ann Rheum Dis, 1995, 54(3):209-215

46. Ohyama Y, Nakamura S, Matsuzaki G, et al. Cytokine messenger RNA expression in the labial salivary glands of patients with Sjögren's syndrome. Arthritis Rheum, 1996, 39(8):1376-1384

47. Sun D, Emmert-Buck MR, Fox PC. Differential cytokine mRNA expression in human labial minor salivary glands in primary Sjögren's syndrome. Autoimmunity, 1998, 28(3):125-137

48. Ruddy S, Harris ED-Jr, Sledye CB. Kelley's textbook of rheumatology. 6th ed. Philadelphia: W. B. Saunders Company, 2001:1028

49. Szodoray P, Gal I, Barath S, et al. Immunological alterations in newly diagnosed primary Sjögren's syndrome characterized by skewed peripheral T-cell subsets and inflammatory cytokines. Scand J Rheumatol, 2008, 37 (3):205-212

50. Sfriso P, Ostuni P, Botsios C, et al. Serum and salivary neopterin and interferon-gamma in primary Sjögren's syndrome. Correlation with clinical, laboratory and histopathologic features. Scand J Rheumatol, 2003, 32(2): 74-78

51. Moriyama M, Tanaka A, Maehara T, et al. T helper subsets in Sjögren's syndrome and IgG4-related dacryoadenitis and sialoadenitis: a critical review. J Autoimmun, 2014, 51:81-88

52. Wu GL, Li TY, Lu WW, et al. Effect of nourishing Yin, strengthening Qi and activating blood decoction on Fas/FasL in salivary glands of NOD mice with Sjögren's syndrome and their mRNA expression. Zhongguo Zhong Yao Za Zhi, 2013, 38(23):4148-4151

53. Pang M, Abe T, Fujihara T, et al. Up-regulation of alphaEbeta7, a novel integrin adhesion molecule, on T cells from systemic lupus erythematosus patients with specific epithelial involvement. Arthritis Rheum, 1998, 41(8): 1456-1463

54. Hansen A, Lipsky PE, Dörner T. B cells in Sjögren's syndrome: indications for disturbed selection and differentiation in ectopic lymphoid tissue. Arthritis Res Ther, 2007, 9(4):218

55. Ram M, Sherer Y, Shoenfeld Y. Matrix metalloproteinase-9 and autoimmune diseases. J Clin Immunol, 2006, 26 (4):299-307

56. Hulkkonen J, Pertovaara M, Antonen J, et al. Matrix metalloproteinase 9 (MMP-9) gene polymorphism and MMP-9 plasma levels in primary Sjögren's syndrome. Rheumatology (Oxford), 2004, 43(12):1476-1479

57. Reina S, Sterin-Borda L, Passafaro D, et al. Anti-M(3) muscarinic cholinergic autoantibodies from patients with primary Sjögren's syndrome trigger production of matrix metalloproteinase-3 (MMP-3) and prostaglandin E (2) (PGE(2)) from the submandibular glands. Arch Oral Biol, 2011, 56(5):413-420

58. Chen WS, Lin KC, Chen CH, et al. Autoantibody and biopsy grading are associated with expression of ICAM-1, MMP-3, and TRAIL in salivary gland mononuclear cells of Chinese patients with Sjögren's syndrome. J Rheumatol, 2009, 36(5):989-996

59. Alspaugh M, Maddison P. Resolution of the identity of certain antigen-antibody systems in systemic lupus erythematosus and Sjögren's syndrome: an interlaboratory collaboration. Arthritis Rheum, 1979, 22(7):796-798

60. Brickman MJ, Cook JM, Balber AE. Low temperature reversibly inhibits transport from tubular endosomes to a perinuclear, acidic compartment in African trypanosomes. J Cell Sci, 1995, 108 (Pt 11):3611-3621

61. Deutscher SL, Harley JB, Keene JD. Molecular analysis of the 60-kDa human Ro ribonucleoprotein. Proc Natl Acad Sci U S A, 1988, 85(24):9479-9483

62. Ben-Chetrit E, Chan EK, Sullivan KF, et al. A 52-kD protein is a novel component of the SS-A/Ro antigenic particle. J Exp Med, 1988, 167(5):1560-1571

63. Huang SC, Yu H, Scofield RH, et al. Human anti-Ro autoantibodies bind peptides accessible to the surface of the native Ro autoantigen. Scand J Immunol, 1995, 41(3):220-228

64. 张奉春, Harley JB, Scofield RH, et al. 60kD 人 SSA 抗原表位免疫反应的特异性. 中华风湿病学杂志, 1998, 2(1):5-9

65. Scofield RH, Zhang FC, Kurien BT, et al. Anti-Ro fine specificity defined by multiple antigenic peptides identifies components of tertiary epitopes. Clin Exp Immunol, 1997, 109(3):480-487

66. Dorner T, Feist E, Wagenmann A, et al. Anti-52 kDa Ro(SSA) autoantibodies in different autoimmune diseases preferentially recognize epitopes on the central region of the antigen. J Rheumatol, 1996, 23(3):462-468

67. Scofield RH, Zhang F, Kurien BT, et al. Development of the anti-Ro autoantibody response in a patient with sys-

temic lupus erythematosus. Arthritis Rheum,1996,39(10):1664-1668

68. Fatenejad S,Mamula MJ,Craft J. Role of intermolecular/intrastructural B- and T-cell determinants in the diversification of autoantibodies to ribonucleoprotein particles. Proc Natl Acad Sci U S A,1993,90(24): 12010-12014

69. 徐东,刘莉,佟胜全,等. 不同表位 60 000SSA 抗原免疫小鼠的反应. 中华风湿病学杂志,2007,11(2): 70-73

70. Simitsek PD,Campbell DG,Lanzavecchia A,et al. Modulation of antigen processing by bound antibodies can boost or suppress class Ⅱ major histocompatibility complex presentation of different T cell determinants. J Exp Med,1995,181(6):1957-1963

71. 李娅杰,彭劲民,张奉春. 特异性抗 SSA/Ro 噬菌体抗体的制备及其基因序列分析. 中华医学杂志,2004, 84(22):1904-1908

72. Cai Y,Kitajima S,Etoh F,et al. Autoantibody reactive with the human general transcription factor TFIIF in sera from patients with autoimmune disorders. Clin Exp Immunol,1997,109(3):488-494

73. 张奉春,刘莉,徐东. 抗 60 000 SSA 和 52 000 SSA 抗体与系统性红斑狼疮和干燥综合征相关性的研究. 中华医学杂志,2007,87(1):7-10

74. 李娅杰,刘莉,张奉春. SSA 抗原及其不同阳性表位的临床意义. 中华内科杂志,2003,42(3):165-168

75. 周炜,张奉春,唐福林,等. 抗 SSA 噬菌体抗体库的构建及鉴定. 中华风湿病学杂志,2003,7(7):394-398

76. 李鸿斌,张奉春,张烜,等. SSA 表位在原发性干燥综合征患者唾液腺中的表达. 中华医学杂志,2010,90 (17):1187-1191

77. 帅宗文,张奉春. 60 000SSA 抗原第 230-241 表位在系统性红斑狼疮中性粒细胞上的表达及意义. 中华风湿病学杂志,2007,11(10):587-591

第十六章 T淋巴细胞异常

干燥综合征(Sjögren's syndrome,SS)中,T、B淋巴细胞和树突状细胞等免疫细胞的发生发展发挥了主要作用。

近年来对SS中T细胞功能的研究逐渐增多。研究表明,SS患者外分泌腺浸润的淋巴细胞中60%~70%是T淋巴细胞,而其中70%以上是CD4$^+$T细胞,且几乎所有浸润的T细胞均表达αβT细胞受体(T cell receptor,TCR)。对TCR表达的研究提示SS患者外分泌腺中T细胞的增殖相对良性。通过对外分泌腺尤其是唇腺中浸润的T淋巴细胞表面表达的人类白细胞抗原Ⅱ(human leukocyte antigen Ⅱ,HLA-Ⅱ)、白介素-2(interleukin-2,IL-2)受体及功能的研究表明这些细胞处于激活状态。组织学上,在SS中淋巴细胞浸润一般会形成淋巴细胞灶(lymphocytic foci,LF),偶尔会产生生发中心样结构。LF的形成表明SS发生发展中辅助性T细胞(helper T,Th)的参与,包括Th1、Th2、Th17等。在遗传易感个体,腺上皮细胞的激活或凋亡可引起自身抗原的暴露,产生T细胞依赖性自身免疫反应,具体细胞和分子学机制可能包括促炎(Th1、Th17等)和抗炎(Treg)途径。本文就各种T细胞在SS中的作用及机制进行描述。

一、不同亚型T细胞在SS中的作用

随着对SS患者腺体和外周血中T细胞研究的增多,不同亚型T细胞在SS中的作用已逐渐得到证实。对Th细胞因子的大量研究表明,SS患者中Th1、Th17细胞因子为主导的微环境促使了炎症朝慢性化发展,而Th2细胞因子为主导的微环境有利于B细胞的激活并促进了自身抗体的产生。滤泡辅助性T细胞(T follicular helper cells,Tfh)通过辅助B细胞产生更多的抗La/SSB抗体促进SS疾病的发展。目前,对调节性T细胞(regulatory T cell,Treg)在SS中的作用的研究结果有许多不一致之处,尚待进一步明确,但Th17/Treg的失衡已被证实参与多种自身免疫病。

1. Th1细胞　辅助性T淋巴细胞通过分泌细胞因子起到免疫调节作用,Th1细胞主要分泌γ-干扰素(interferon γ,IFN-γ)和肿瘤坏死因子(tumor necrosis factor α,TNF-α),通过激活巨噬细胞、自然杀伤细胞(natural killer,NK)和CD8$^+$T细胞参与细胞免疫,IL-12和STAT4是该过程的关键因子,诱导T-bet转录因子表达。而GATA-3转录因子激活Th2细胞,诱导其分泌IL-4、IL-5和IL-13,从而通过活化B淋巴细胞参与体液免疫。除了产生促炎作用外,IFN-γ在唾液腺的器官发育中具有重要的生物学效应。基因敲除IFN-γ或其受体,NOD小鼠腺泡细胞表现出与正常唾液腺相似的增殖和成熟过程,并且 NOD 小鼠几乎不表现 SS 的临床症状[1]。其他 Th1 细胞因子如 IL-18 在 SS 的发展中也发挥了重要的作用,在 SS 唾液腺的 CD68+ 巨噬细胞、导管和腺泡细胞中可以检测到 IL-18。在 NOD 小鼠血清和唾液中 IL-18 显著升高[2],可以推测由活化的巨噬细胞和 T 细胞分泌的 IL-18 刺激炎性细胞因子、趋化因子和黏附分子吸引炎性细胞向腺体转移。

2. Th2 细胞　异常的腺体形态以及由 IFN-γ 诱导形成的黏附分子促使 Th2 细胞的迁移,伴随局部 B 细胞的活化。SS 异常的临床表现多由高度活化的 B 细胞介导,而 Th2 释放的细胞因子在维持 B 细胞的功能中起重要作用。Th2 细胞主要分泌 IL-4、IL-5、IL-10 等,其中 IL-4 是 Th2 的标志性细胞因子。在 NOD 小鼠敲除 IL-4 后,其唾液腺的分泌功能恢复正常,尽管内分泌腺仍然存在病理学异常和白细胞浸润[3]。IL-4 基因敲除小鼠不能产生抗毒蕈碱乙酰胆碱 3 受体(M3R)的 IgG1 同型自身抗体,然而产生 M3R 其他亚型的抗体如 IgG2a、IgG3 和 IgM,表明 IL-4 在 IgG1 的同型转化中起到了关键作用。IL-4 是在 SS 发展中重要的细胞因子,不仅参与了 B 细胞和 T 细胞的增殖分化,而且有效影响了 IgG1 的同型转换。Th1/Th2 细胞的调节对维持机体正常的免疫功能至关重要。

3. Th17 细胞　Th17 细胞是机体中一种新型的 CD4+ 效应 T 细胞,不同于 Th1 型和 Th2 型 T 细胞,它具有独立的分化和发育调节机制。Th17 细胞除了能分泌其特征性细胞因子 IL-17 外,还能分泌 IL-17F、IL-21 和 IL-22。转化生长因子-β(transforming growth factor β,TGF-β)、IL-6、IL-21 等在 Th17 细胞的分化中起关键作用。维甲酸相关孤核受体 γt(retinoid-related orphan nuclear receptor γt,RORγt)是控制 IL-17 分化的关键转录因子。

IL-17 作为 Th17 细胞分泌的因子,具有强烈的致炎作用:①可诱导促炎细胞因子、趋化因子、基质金属蛋白酶和急性期反应蛋白的产生,引起组织破坏;②与 TNF 有协同致炎作用,并可促进一系列黏附分子的表达。有研究表明 T 细胞在外周血中分化不均衡是 SS 发病的一个重要因素,其中 Th17 细胞分泌的 IL-17 水平的升高可能是机体对炎症的一种反应。在对 SS 模型小鼠研究中发现,小鼠唾液腺及血清内检测到 Th17 细胞以及 IL-17[4],表明疾病早期 CD4+ Th1/Th17 信号通路就被激活,诱导产生 IL-17。大约 1/3 的 SS 患者血清中检测到 IL-17,随着病程的延长,IL-17 的水平升高,提示血清 IL-17 水平与病程的进展有关。尤其是类风湿因子(rheumatoid factor,RF)升高和抗核抗体(antinuclear antibody,ANA)阳性的 SS 患者,血清 IL-17 水平更高[5]。炎症细胞浸润的唾液腺内 IL-22、IL-23 和 IL-17 在 mRNA 和蛋白水平上都显著增加,并且 Th17 细胞产生的相关细胞因子 IL-23、TGF-β、IL-6 的水平也会升高,这些细胞因子升高的水平与临床表现成正相关[6]。IL-23 对于 Th17 细胞以及 Th17 细胞产生 IL-17 和其他因子起到重要作用。在 SS 患者和小鼠唾液腺的淋巴细胞和上皮组织都能检测到大量的 IL-23 和 IL-17[7]。IL-17 在 SS 免疫发病中起了重要的作用,它可能为 SS 潜在的治疗靶点。

IL-21 可在 IL-6 缺乏时通过自分泌途径诱导 Th17 细胞的分化,也可通过上调 Blimp-1 激活初始 B 细胞促使其向浆细胞分化。研究证实在 SS 中 IL-21 水平升高,且与血清 IgG 抗体呈正相关[8]。分泌 IL-21 的 Th17 向唾液腺的迁移被认为是由肠道归巢趋化因子受体 CCR9 所介导。IL-21 是在 SS 疾病中发挥重要作用的细胞因子,然而,其组织特异性及对生发中心形成的影响还需要进一步研究。

IL-22 是 Th17 细胞分泌的另一种细胞因子,SS 中 Th17 细胞是其主要的细胞来源,SS 患者血清 IL-22 水平显著升高,且和 SS 的临床指标尤其是低唾液分泌、抗 SSA 抗体、抗 SSB 抗体、高丙种球蛋白血症及类风湿因子显著相关[9]。研究发现,使用利妥昔单抗治疗后,唾液腺中 IL-22⁺细胞数减少,但其机制是由于清除了腺体浸润部位的炎性 B 细胞还是直接作用于腺体尚待进一步研究[10]。

4. Tfh 细胞 Tfh 是近年来发现的一类 CD4、CXCR5 双阳性的 T 细胞亚群,Tfh 细胞的表面标记物有 CXCR5、PD-1、ICOS、IL-21 等。Tfh 细胞辅助 B 细胞产生抗体,在多种自身免疫病的发病机制中发挥重要作用。最新研究发现在 SS 患者外周血和唾液腺中 CD4⁺CXCR5⁺Tfh 细胞增多,B 细胞亚群减少,唾液腺中 Tfh 细胞与抗核抗体滴度呈正相关性,表明 CD4⁺CXCR5⁺Tfh 细胞参与 SS 的发展[11]。我们近期的研究也发现 SS 患者 CD4⁺CXCR5⁺PD-1⁺Tfh 细胞百分比显著升高,并且增多的 Tfh 细胞与抗 La/SSB 抗体水平和 ESSDAI 评分呈正相关。表明 SS 患者 Tfh 细胞可能通过辅助 B 细胞产生更多的抗 La/SSB 抗体促进 SS 疾病的发生发展。

5. Treg 细胞 CD4⁺CD25⁺调节性 T 细胞(regulatory cell,Treg)是一类抑制免疫和炎症的 T 细胞亚群,其介导的免疫调节作用是维持自身免疫耐受的关键。研究表明,Treg 数量或功能缺陷可能导致如类风湿关节炎、系统性红斑狼疮、多发性硬化病等多种自身免疫病的发生。Treg 常用的分子标记有 CD25、FOXP3、CD127,其中 FOXP3 是目前公认的 Treg 细胞的最敏感标志。关于 Treg 在 SS 中的作用,目前的研究结果不一致,但多数认为该细胞参与 SS 的发病。研究发现,SS 唾液腺中 FOXP3⁺细胞数与疾病的严重程度呈负相关性,而在外周血中也有同样发现[12]。在 SS 的炎症反应过程中,Th17 细胞效应增强可能促进 SS 的发展及恶化,而作为维持机体免疫耐受和免疫稳态的 Treg 可能抑制过度亢进的 Th17。Treg 数量及功能下降,产生抑制性细胞因子的含量降低,导致激活的自身反应性 T 淋巴细胞增多,可能是 SS 患者细胞免疫功能失调的原因之一,Th17/Treg 免疫失衡的发生可能促发或加剧疾病的发生发展。但也有研究发现在 SS 患者唾液腺中 FOXP3 表达增多,并且和腺体损伤呈正相关[13]。研究结果不一致的原因可能在于 Treg 细胞表型定义的不一致及在不同时期其功能的多样性。

二、SS 中 T 细胞的作用机制

1. T 细胞活化 SS 的特异性自身抗原 Ro 和 La 在凋亡细胞膜上表达,患者 T 细胞识别 Ro 抗原后增殖。将小鼠用来源于 La 抗原的多肽免疫,可引起广泛的 T 细胞反应和自身免疫病的进展[14]。有研究发现用 Ro 来源的短肽免疫小鼠可引起 SS 样表现,包括唾液腺淋巴细胞浸润、唾液流量减少、抗 Ro 抗体(SSA)增多[15]。表明 SS 中的特异性自身抗原在 T 细胞活化中起关键作用。细胞骨架蛋白 α-胞衬蛋白是 SS 患者唾液腺中的一种特异性自身抗原,凋亡细胞中颗粒酶诱导蛋白水解后产生胞衬蛋白,是细胞损伤后的一种表现。在胸腺切除的 SS 小鼠模型和 SS 患者中应用 α-胞衬蛋白均能引起 T 细胞的反应,诱发疾病。将来源于胞衬蛋白的多肽刺激后的 T 细胞移植到小鼠体内可引起 SS 样病变[16]。此外,一些外因如病毒也可以激活 T 细胞,有研究表明肠道细菌可以激活 Th17 参与 SS 的发生发展[17]。

2. T 细胞归巢 T 细胞在特异性腺体的浸润是 SS 发病的机制之一,T 细胞虽然可以在唾液腺局部增殖,但唾液腺中 T 细胞的浸润大部分还是由循环中的 T 细胞迁移而来,T 细胞亚群归巢到腺体的具体机制仍不明确。有研究表明 T 细胞向唾液腺的迁移是由趋化因子所介导的,IFN-γ 诱导蛋白 IP-10(又称 CXCL10)和 IFN-γ 诱导的单核因子 Mig(又称 CXCL9)是 T 细胞向唾液腺迁移的重要趋化因子,在灶性淋巴细胞浸润中,CD3+淋巴细胞有 IP-10 和 Mig 受体 CXCR3 的表达[18]。IP-10 的拮抗剂可以抑制 CXCR3+ T 细胞的浸润,主要抑制 Th1 细胞进入唾液腺[19]。

3. T 细胞损伤 SS 腺体 T 细胞通过 Fas 配体(Fas ligand,FasL)介导的细胞凋亡,穿孔素或细胞因子直接作用导致腺体损伤。Fas 介导的细胞凋亡在 SS 唾液腺的实质破坏中起重要作用,通过免疫组化染色和逆转录-聚合酶链反应(reverse transcriptae-polymerae chain reaction,RT-PCR)检测唾液腺中 Fas,FasL 和 B 淋巴细胞瘤-2 基因(B-cell lymphoma-2,Bcl-2)的表达,以及通过地高辛标记的核酸探针检测凋亡细胞中 DNA 片段[20],结果发现在 SS 患者唾液腺病灶中的浸润细胞尽管表达 Fas,但由于 Bcl-2 的存在,其凋亡受到抑制,而与之相反的是,腺泡上皮细胞在 Fas/FasL 介导下过度凋亡,造成了腺体结构的破坏和分泌功能的丧失。

在 SS 患者唾液腺中,Fas/FasL 并不是唯一的凋亡途径,细胞毒性淋巴细胞释放的物质如穿孔素和颗粒酶构成了第二种凋亡途径。散在的细胞毒 T 淋巴细胞 CD4 或 CD8 被激活,释放穿孔素和颗粒酶 B,诱导上皮细胞的凋亡[21]。促凋亡的信号(Fas 和 Bax)表达增加,抑制凋亡的信号(Bcl-2)表达减少,使得干燥患者上皮细胞凋亡平衡被打破。通过 TUNEL 染色,发现在 SS 患者活检的唾液腺中凋亡的导管和腺泡上皮细胞较正常对照组明显升高。

4. TCR 介导 SS 中 T 细胞作用 T 细胞受体(TCR)是存在于 T 细胞表面的膜结合异源二聚体糖蛋白,多数由 α 亚基和 β 亚基通过二硫键连接构成,这一类 T 细胞被称为 αβ T 细胞,少数含有 γ 亚基和 δ 亚基被称为 γδ T 细胞。TCR 的构象有助于其识别抗原递呈细胞表面特定的抗原肽 MHC 分子。SS 患者和动物模型中 TCR 的作用和 T 细胞的重排已被广泛证实,研究发现 CD4+α/β T 细胞是存在于泪腺和唇腺的主要免疫细胞,表明在腺体中辅助性 T 细胞较 γδ T 或细胞毒性 CD8+T 细胞发挥更重要的作用。SS 患者活检的唇腺中超过 70% CD4+ T 细胞是 αβ T 细胞,外周血中 αβ TCRs 更多。当检测 α/β T 细胞 TCR 时,发现 α 亚基可变区(Vα)有异质性限制,Vα17.1、Vα2 和 Vα11.1 主要存在于唾液腺,但在外周血中未发现[22],TCR 可变区域的改变可能参与 SS 疾病发展。β 链也存在类似的异质性,在 SS 患者唇腺中主要表达 *Vβ2* 和 *Vβ13* 基因,而在同一个患者及健康人外周血淋巴细胞中均未发现 Vβ 转录子,表明 *Vβ2* 和 *Vβ13* 基因是 SS 唇腺中所特有的。CD4+T 细胞和 CD8+T 细胞的 TCR αβ 链在其抗原识别、激活和增殖过程中起重要作用,其结构的高度复杂性对于完整的免疫系统包括自身免疫不可或缺。*TCR* 基因重排使得 T 细胞能够识别特异性抗原,虽未发现特异性 TCR V 家族基因,但 SS 患者外分泌腺中浸润的 T 细胞上 *TCR Vα* 和 *Vβ* 基因仍然具有局部特异性,提示浸润的 T 细胞只能识别相对有限的自身抗原表位。

三、小结

先天性免疫和适应性免疫反应可以保护机体免受大量潜在的致病微生物侵袭,但抑制自身抗原的免疫反应同样重要。遗传易感个体持续的病毒感染,导致 I 型干扰素的产生,腺体上皮细胞的活化或凋亡暴露自身抗原并递呈给 T 细胞。共刺激分子、黏附分子、趋化因子、细胞因子促使 T 细胞的募集和激活,进一步活化 B 细胞在生发中心产生抗体,损伤 SS 患者唾液腺和泪腺的结构和功能。上皮促凋亡和修复信号的失衡可引起上皮和腺体破坏,是SS中腺体异常的重要致病因素。随着对T细胞在SS发病中的作用和机制的深入研究,有可能揭示SS新的治疗靶点。

(孙凌云)

参 考 文 献

1. Cha S,Brayer J,Gao J,et al. A dual role for interferon-gamma in the pathogenesis of Sjögren's syndrome-like autoimmune exocrinopathy in the nonobese diabetic mouse. Scand J Immunol,2004,60(6):552-565

2. Delaleu N,Immervoll H,Cornelius J,et al. Biomarker profiles in serum and saliva of experimental Sjögren's syndrome:associations with specific autoimmune manifestations. Arthritis Res Ther,2008,10(1):R22

3. Gao J,Killedar S,Cornelius JG,et al. Sjögren's syndrome in the NOD mouse model is an interleukin-4 time-dependent,antibody isotype-specific autoimmune disease. J Autoimmun,2006,26(2):90-103

4. Sumida T,Iizuka M,Asashima H,et al. Pathogenic role of anti-muscarinic acetylcholine receptor immune response in Sjögren's syndrome. Presse Med,2012,41(9 Pt 2):e461-e466

5. Miletic M,Stojanovic R,Pajic O,et al. Serum interleukin-17 & nitric oxide levels in patients with primary Sjögren's syndrome. Indian J Med Res,2012,135(4):513-519

6. Ciccia F,Guggino G,Rizzo A,et al. Potential involvement of IL-22 and IL-22-producing cells in the inflamed salivary glands of patients with Sjögren's syndrome. Ann Rheum Dis,2012,71(2):295-301

7. Kang EH,Lee YJ,Hyon JY,et al. Salivary cytokine profiles in primary Sjögren's syndrome differ from those in non-Sjögren sicca in terms of TNF-α levels and Th-1/Th-2 ratios. Clin Exp Rheumatol,2011,29(6):970-976

8. Kang KY,Kim HO,Kwok SK,et al. Impact of interleukin-21 in the pathogenesis of primary Sjögren's syndrome:increased serum levels of interleukin-21 and its expression in the labial salivary glands. Arthritis Res Ther,2011,13(5):R179

9. Lavoie TN,Stewart CM,Berg KM,et al. Expression of interleukin-22 in Sjögren's syndrome:significant correlation with disease parameters. Scand J Immunol,2011,74(4):377-382

10. Ciccia F,Giardina A,Rizzo A,et al. Rituximab modulates the expression of IL-22 in the salivary glands of patients with primary Sjögren's syndrome. Ann Rheum Dis,2013,72(5):782-783

11. Jin L,Yu D,Li X,et al. CD4$^+$CXCR5$^+$ follicular helper T cells in salivary gland promote B cells maturation in patients with primary Sjögren's syndrome. Int J Clin Exp Pathol,2014,7(5):1988-1996

12. Christodoulou MI,Kapsogeorgou EK,Moutsopoulos NM,et al. Foxp3$^+$ Tregulatory cells in Sjögren's syndrome:correlation with the grade of the autoimmune lesion and certain adverse prognostic factors. Am J Pathol,2008,173(5):1389-1396

13. Sarigul M,Yazisiz V,Bassorgun CI,et al. The numbers of Foxp3+ Treg cells are positively correlated with higher grade of infiltration at the salivary glands in primary Sjögren's syndrome. Lupus,2010,19(2):138-145

14. Farris AD,Brown L,Reynolds P,et al. Induction of autoimmunity by multivalent immunodominant and subdominant T cell determinants of La (SS-B). J Immunol,1999,162(5):3079-3087

15. Scofield RH,Asfa S,Obeso D,et al. Immunization with short peptides from the 60-kDa Ro antigen recapitulates the serological and pathological findings as well as the salivary gland dysfunction of Sjögren's syndrome. J Immunol,2005,175(12):8409-8414

16. Nagaraju K,Cox A,Casciola-Rosen L,et al. Novel fragments of the Sjögren's syndrome autoantigens alpha-fodrin and type 3 muscarinic acetylcholine receptor generated during cytotoxic lymphocyte granule-induced cell death. Arthritis Rheum,2001,44(10):2376-2386

17. Littman DR,Pamer EG. Role of the commensal microbiota in normal and pathogenic host immune responses. Cell Host Microbe,2011,10(4):311-323

18. Ogawa N,Ping L,Zhenjun L,et al. Involvement of the interferon-gamma-induced cell-attracting chemokines,interferon-gamma-inducible 10-kd protein (CXCL10) and monokine induced by interferon-gamma (CXCL9),in the salivary gland lesions of patients with Sjögren's syndrome. Arthritis Rheum,2002,46(10):2730-2741

19. Hasegawa H,Inoue A,Kohno M,et al. Antagonist of interferon-inducible protein 10/CXCL10 ameliorates the progression of autoimmune sialadenitis in MRL/lpr mice. Arthritis Rheum,2006,54(4):1174-1183

20. Kong L,Ogawa N,Nakabayashi T,et al. Fas and Fas ligand expression in the salivary glands of patients with primary Sjögren's syndrome. Arthritis Rheum,1997,40(1):87-97

21. Polihronis M,Tapinos NI,Theocharis SE,et al. Modes of epithelial cell death and repair in Sjögren's syndrome (SS). Clin Exp Immunol,1998,114(3):485-490

22. Sumida T,Kita Y,Yonaha F,et al. T cell receptor V alpha repertoire of infiltrating T cells in labial salivary glands from patients with Sjögren's syndrome. Journal Rheumatol,1994,21(9):1655-1661

第十七章 B淋巴细胞和免疫球蛋白异常

一、B 细胞简介

B 淋巴细胞(B lymphocyte),简称 B 细胞,是免疫系统中产生抗体的细胞。骨髓是 B 细胞分化、成熟的场所。B 细胞在骨髓中由造血干细胞经淋巴干细胞分化为祖 B 细胞、前 B 细胞,最后成为成熟 B 细胞。B 细胞的发育过程伴随抗原识别受体的生成与表达以及对自身反应性 B 细胞的清除。成熟、静息的 B 细胞通过血液循环迁移并定居于淋巴结和脾脏等外周免疫器官,在抗原刺激和辅助性 T 细胞的作用下活化、增殖形成生发中心。生发中心中存活下来的 B 细胞或进一步分化为分泌抗体的浆细胞(plasma cell),或成为长寿的记忆细胞离开生发中心,返回骨髓。

二、B 细胞的发育

B 细胞发育分四个阶段:

1. 祖 B 细胞(Pro-B)阶段 祖 B 细胞由骨髓中 CD34$^+$的淋巴祖细胞发育而成,此阶段的重要生物过程为合成末端转移酶和重组蛋白酶;编码 B 细胞受体(B cell receptor,BCR)轻链和重链基因 V(D)J 的重排,形成具有多样性能特异性识别抗原的 BCR;细胞内免疫球蛋白(Ig)基因的重排;以及表达 CD45 和主要组织相容性抗原(major histocompatibility complex,MHC)-Ⅱ类抗原。

2. 前 B 细胞(Pre-B)阶段 前 B 细胞阶段的主要生物学特征是细胞开始表达膜型 Ig μ链(mH)和替代轻链(surrogate light chain,SL)。前 B 细胞受体包含 mH 链、替代轻链、VpreB 和信号转导膜型 Igα/Igβ 异质二聚体。

3. 不成熟 B 细胞(immature B cell)阶段在晚期前 B 细胞阶段,细胞表达的 κ 或 λ 链取代了替代轻链,与膜型 Igμ 链一起表达在细胞膜上,成为膜型 IgM(sIgM),sIgM 和 Igα/Igβ 共同组成 BCR,此时的 B 细胞称为不成熟 B 细胞。

4. 成熟 B 细胞(mature B cells)或静息 B 细胞(resting B cells) 膜表面表达 sIgM 和 sIgD 分子的 B 细胞为成熟 B 细胞。同一个 B 细胞表面的 sIgM 和 sIgD 分子具有同样的抗原识别位点。

B 细胞发育成熟过程中完成了抗体多样性和克隆选择过程。抗体的多样性赋予 B 细胞库识别环境中几乎所有抗原的潜力。而克隆选择使得绝大多数具有自身反应性的 B 细胞被清除,获得自身免疫耐受。而对自身抗原耐受且能够识别外来抗原的细胞可发生活化和增殖,分化为效应细胞。

三、正常 B 细胞的表面标志、分类和功能

（一）B 细胞的膜表面标志分类

B 细胞的膜表面标志可大致分为如下几类：

1. BCR 复合物　由识别和结合抗原的细胞膜免疫球蛋白 sIgD 和 sIgM,以及传递抗原刺激信号的 Igα(CD79a)/Igβ(CD79b)链共同组成。

2. BCR 辅助受体　CD19 是 B 细胞中出现最早并且永久表达的膜分子之一,与 CD21(CR2)以及 CD81 非共价相连。

3. 补体受体(CR)和 Fc 受体(FcR)　包括补体受体 CR1(CD35)、CR2(CD21)以及 FcγRII(CD32)、FcμR(IgM 受体)和 FcαR(IgA 受体)等,活化 B 细胞还表达 IgE 受体 FcεRII(CD23)。

4. 细胞因子受体　B 细胞表面有细胞因子 IL-1、IL-2、IL-4、IL-5、IL-6 和 IFNγ 的受体,受这些细胞因子的调控。

5. 抗原呈递与共刺激分子

1）MHC-Ⅱ类分子:B 细胞通过表面的 MHC-Ⅱ类分子呈递抗原肽。

2）CD40:构成性地表达于成熟的 B 细胞,与 Th 细胞表面的 CD40 配体结合,为 B 细胞活化以及抗体的类别转换提供必不可少的信号。

3）CD27:可与 Th 细胞表面的 CD70 结合,B 细胞活化的辅刺激分子。

4）CD86 和 CD80:CD80 和 CD86 表达在活化 B 细胞表面,在抗原呈递过程中与 T 细胞表面的 CD28 结合,起辅刺激信号作用。

5）CD45:不同亚型的 CD45(CD45RA、CD45RB、CD45RO)也是 B 细胞永久表达的膜分子之一,与 BCR 的信号转导有关。

6. 黏附分子　B 细胞表面黏附分子包括细胞间黏附分子-1(intercellular cell adhesion molecule-1,ICAM-1),即 CD54 和 LFA-1(CD11a/CD18)等,在 B 细胞与其他细胞间接触或作用中起作用。

7. 丝裂原受体　B 细胞表面表达多种能结合丝裂原的膜分子,如脂多糖受体,与配体结合后可诱导静息 B 细胞活化。

8. 其他表面分子

1）CD20:表达于除浆细胞外的发育分化各阶段的 B 细胞。CD20 分子可能通过调节跨膜钙离子流动直接对 B 细胞起作用,在 B 细胞增殖和分化中起重要的调节作用。

2）CD22:CD22 特异表达于 B 细胞。B 细胞活化过程中,其表面 CD22 分子的表达增加。随着 B 细胞成熟,CD22 分子表达增加,但浆细胞不表达 CD22。CD22 介导 B 细胞与单核细胞、T 细胞间以及 B 细胞之间的作用。

3）B 细胞活化因子(B-cell activating factor,BAFF)受体:与配体 BAFF 结合后促进 B 细胞成熟、维持 B 细胞存活和诱导自身免疫反应。

（二）B 细胞的分类

依照 CD5 的表达与否,B 细胞分为 B-1 和 B-2 两个亚群。B-1 细胞表面表达 CD5,主要存在于腹膜腔、胸膜腔和肠道固有层,参与固有免疫,是天然 IgM 抗体的主要来源。B-2 细胞

即通常所指的 B 细胞,主要参与适应性免疫,产生 IgG,体细胞的高频突变较 B-1 细胞突出。

根据 B 细胞的功能,又可分为:成熟 B 细胞、记忆 B 细胞和调节性 B 细胞。

(三) 正常 B 淋巴细胞的功能

B 细胞有三种主要功能:产生抗体、提呈抗原及参与免疫调节。

1. 产生抗体 B 淋巴细胞受抗原刺激后增殖分化为浆细胞,合成和分泌抗体,即免疫球蛋白(immunoglobulin,Ig),发挥体液免疫的功能。

1) 免疫球蛋白的结构:免疫球蛋白的基本结构单位由四条多肽组成:两条轻(L)链和两条重(H)链。轻链有两个功能域,分别对应轻链的可变区(V_L)和恒定区(C_L);重链有四或五个功能域,其中可变区(V_H)只有一个功能域,恒定区(C_H)包含三或四个功能域(IgG、IgA 和 IgD 为三个,IgM 和 IgE 有四个)。Ig 的三级结构为 Y 型构象,包含两个抗原结合位点片段(Fab 段)和一个 Fc 段。Fab 段具有与抗原结合的位点,Fc 段主要决定免疫球蛋白的类别,并介导不同的免疫效应功能。人类存在两类轻链,分别为 kappa 和 lambda,五种重链,分别为 mu、delta、gamma、alpha 和 epsilon。这五类重链区分出了五种免疫球蛋白:IgM、IgD、IgG、IgA 和 IgE。

2) 免疫球蛋白的类型:不同免疫球蛋白亚类的特点如下:①免疫球蛋白 G:IgG 是成人血清中含量最多的免疫球蛋白,占 75%,其浓度为 5 ~ 15g/L。IgG 有 4 个亚类,在血清中浓度分别为:IgG1 是 3 ~ 10g/L,IgG2 是 1 ~ 3.5g/L,IgG3 为 0.3 ~ 1g/L,IgG4 为 0.2 ~ 0.5g/L;②免疫球蛋白 M:IgM 结合在 B 淋巴细胞膜上时为单分子结构的,血液循环中为五节聚化物($(H2L2)5$。血清中的 IgM 浓度为 0.5 ~ 4g/L,由于其体积大,大多数 IgM 都在循环系统;③免疫球蛋白 A:血清中 IgA 的浓度为 0.5 ~ 3.5g/L。循环中的 IgA 主要是单分子结构,分泌型 IgA 大多是二聚体。IgA 在黏膜表面(肠腔、咽部和鼻窦、气道)较多,参与黏膜相关的免疫反应;④免疫球蛋白 D 和免疫球蛋白 E:IgD 在血清中的浓度较低,主要表达于成熟 B 细胞的表面,在 B 淋巴细胞活化中起关键作用。人类血清中 IgE 浓度最低,在寄生虫和过敏等疾病状态下可明显升高。

3) 抗体的主要作用机制包括以下几方面:①中和作用:抗体与特定的抗原结合后产生沉淀,促进吞噬细胞吞噬;②调理作用:抗体通过其 Fab 段与细菌等颗粒性抗原结合,Fc 段与吞噬细胞、中性粒细胞表面的 Fc 受体结合,促进吞噬;③激活补体:抗原抗体复合物通过经典途径激活补体,最终产物在微生物膜上"打孔",使微生物裂解;④抗体依赖性细胞介导的细胞毒作用(antibody dependent cell mediated cytotoxicity,ADCC):IgG 类抗体的 Fab 段与靶细胞表面抗原结合,其 Fc 段可与 NK 细胞、巨噬细胞、中性粒细胞等表面的 Fc 受体结合,介导效应细胞杀伤携带特异性抗原的靶细胞。

2. 抗原提呈 活化 B 细胞可借其表面的 BCR 结合可溶性抗原,通过内化和加工后,以抗原体肽-MHC 分子复合物形式提呈给 T 细胞。

3. 免疫调节 B 细胞通过产生细胞因子参与免疫调节。此外,调节性 B 细胞,人类的表面标志为 CD19+CD24+CD38hi,也可通过产生 IL-10 等作用机制抑制效应 T 细胞的活化。

四、B 细胞在干燥综合征(SS)中的表达和作用

(一) B 细胞在 SS 中的作用

B 细胞在 SS 发病中起着重要作用。自身反应性的 B 细胞过度活化是原发性干燥综合

征(pSS)发病的重要免疫病理基础,自身反应性 B 细胞活化后患者体内出现高球蛋白血症和多种自身抗体,如抗 SSA 抗体、抗 SSB 抗体、类风湿因子等。此外,受累器官中大量 T 和 B 淋巴细胞浸润,甚至形成异位生发中心,导致局部炎症和损伤。此外,对 B 细胞克隆的研究也可能揭示疾病的发生和发展机制,如:pSS 患者外周血中存在扩展的 B 细胞克隆,且部分克隆不能够被抗 CD20 单抗所清除,这些持续存在的克隆可能并非抗原诱导,而是经历慢性阴性选择的过程[1]。

(二) 不同 B 细胞亚类在 SS 中的表达

在 pSS 患者,外周血中 B 细胞不同亚类的表达与正常人群不同。初治 pSS 患者外周血 CD19⁺ B 细胞比例较正常对照升高,CD27⁻ 记忆性 B 细胞减少,而 CD27⁻ 纯真 B 细胞升高[2]。此外,初治的 pSS 患者外周血中 CD19⁺CD24⁺CD38hi 调节性 B 细胞(Breg)占 CD19⁺B 细胞比例也显著高于正常对照,但该细胞的免疫调节功能有缺陷,表现为抑制效应性 T 细胞分泌炎性因子功能减低。同时 Breg 细胞占 CD19⁺ B 细胞比例与血沉和血清 IgG 水平正相关[3]。

(三) pSS 患者 BAFF 及受体的表达

BAFF 受体为肿瘤坏死因子超家族成员,表达于 B 细胞表面,与 T 细胞等分泌的配体 BAFF 结合后可促进 B 细胞成熟、维持 B 细胞存活和诱导自身免疫反应。过度表达 BAFF 可使自身反应性的 B 细胞避免被清除,从而诱导系统性红斑狼疮或 SS 等自身免疫病。BAFF 在 SS 发病中起着重要的作用,针对 BAFF 在自身免疫病中的作用机制以及相关生物靶向治疗也是近年来的研究热点。多项研究均证实,pSS 患者外周血中 BAFF 升高,且受累组织,如唇腺、肾脏中 BAFF 表达也上调[4-6]。在 pSS 患者的唇腺组织中,BAFF 表达于浸润的淋巴细胞及导管上皮细胞,而腺泡与对照组几乎无表达。有灶性浸润的 SS 患者唾液腺中 BAFF 阳性细胞数高于无灶性浸润的患者。上述研究证实,BAFF 参与 pSS 循环和局部炎症的损伤过程[7]。

(四) Fcγ 受体Ⅱb(FcγRⅡb)的表达与作用

FcγRⅡb 是 B 细胞表面抑制型受体,能反馈性抑制 B 细胞受体(BCR)识别抗原产生的活化信号,在防止 B 细胞过度激活、维持体液免疫耐受中起重要作用。FcγRⅡb 基因多态性和表达异常与自身免疫病的发病密切相关。研究发现活动期 pSS 患者外周血 CD19⁺CD27⁺ 记忆性 B 细胞 FcγRⅡb 的平均荧光强度低于非活动期组及健康对照组,且与 pSS 疾病活动指数呈负相关,并与抗 SSA 抗体呈负相关。提示 FcγRⅡb 表达异常可能在 pSS 免疫发病机制中起重要作用[8]。

(五) B 细胞的相关生物靶向治疗

由于 B 细胞在 pSS 发病中的重要作用,近年来国际上开展了许多针对 pSS 患者 B 细胞的生物靶向治疗,如抗 CD20 单抗、抗 CD22 单抗、BAFF 抑制剂等,上述治疗通过清除 B 细胞或抑制 B 细胞的活性等作用机制治疗 pSS 患者,取得了较好的效果。如,抗 CD20 单抗治疗后患者唾液流率升高,唇腺淋巴细胞浸润减少,部分生发中心消失,因炎症反应而增生的腺泡间质减轻[9-11]。这些生物靶向药物将来可能成为 pSS 的重要选择。

五、SS 患者免疫球蛋白的相关研究

多克隆的高球蛋白血症(hyperglobulinemia)是 SS 的主要临床表现之一。在 SS 患者,最常升高的是 IgG,也可伴有 IgA 或 IgM 升高,但 IgD 和 IgE 在 SS 患者中大多正常。

（一）国内研究

1. SS 患者免疫球蛋白升高的发生率　国内各医院报道 SS 患者血清免疫球蛋白升高率 59.4%～81.3%，且呈多克隆性。而住院患者中 Ig 的阳性率分别为 IgG 61.2%，IgA 22.8%，IgM 16.6%[12]。韦三华等[13]分析 pSS 和继发 SS（sSS）患者，pSS 组血清 Ig 升高的有 65 例，占 85.53%，以 IgG 升高为主（55.26%）；sSS 组 Ig 升高 35 例，占 74.47%，以 IgG 和 IgM 升高为主。

2. SS 患者免疫球蛋白升高与临床的相关性　许多研究均证实高免疫球蛋白与 SS 临床的预后相关。如严淑敏等[14]进行多因素分析显示，高 IgM 血症是 pSS 预后不良的危险因素之一。王秦等[15]发现免疫球蛋白升高的患者紫癜、肾小管酸中毒的发生率高，多种自身抗体阳性率亦增高。在任红等[16]对合并肾脏损害的 pSS 分析发现，130 例患者中有 95 人（73.06%）出现高 IgG 血症。高 IgG 组远端肾小管性酸中毒发生率显著高于正常 IgG 组，高 IgG 组以肾小管性蛋白尿为主，而正常 IgG 组以肾小球性蛋白尿为主。然而高 IgG 组和正常 IgG 组的患者在性别、年龄、起病时间以及口干、眼干等临床症状的发生率无统计学差异。但高 IgG 组患者高血压发生率显著低于正常 IgG 组，推测其机制可能与正常 IgG 组主要以小球病变为主，高血压发生率较高，而高 IgG 组导致的肾脏损害以小管病变为主，高血压发生率较低有关。

王慧等[17]收集 108 例 pSS 患者，其中 48 例血清 IgA 水平升高，占 44.4%。且 IgA 升高组的 ESR 升高发生率和类风湿因子阳性率均显著高于 IgA 正常组。比较两组脏器损害情况，IgA 升高组患者肺间质纤维化发生率显著高于 IgA 正常组；而其原发性胆汁性肝硬化和自身免疫性肝炎发生率也高于 IgA 正常组，但无统计学差异。认为血清 IgA 水平在 pSS 的发生、发展中起着重要作用，并可能成为疾病活动性和严重性的参考指标。

（二）国外研究

法国的一项纳入 445 名 pSS 的研究显示[18]，高球蛋白血症发生率为 51%。在合并高球蛋白血症的 SS 中更容易出现高球血症紫癜、多系统受累和疾病活动。另外，多因素分析显示高球蛋白血症与肺脏受累、类风湿因子升高和多种自身抗体阳性有关。

土耳其 SS 患者的高球蛋白血症的发生率为 11%，并认为高球血症可作为预警，协助 SS 的早期识别和诊断[19]。Yazisiz 等[20]研究也认为，高球蛋白血症和 SS 继发肺部间质性改变相关。欧洲的一项大型多中心研究显示，淋巴瘤的发生与长期高 γ 球蛋白血症相关[21]。

Shioji 等[22]通过对 SS 患者肾脏病理的研究发现，同样是伴有高 IgG 血症的 SS 患者，其肾组织中淋巴细胞浸润的程度可以完全不同，提示高 IgG 血症与肾组织损伤程度之间并不存在直接关联。Bendaoud 等[23]认为 IgA 型循环免疫复合物可能参与了 pSS 患者的组织损伤。另有一些研究提示，血清 IgA 型类风湿因子升高提示病情严重。有报道 IgA 型自身抗体在 pSS 患者发病过程中起着关键的作用，并可能参与脏器损伤[24]。有研究认为，IgA 可能在活化的 B 淋巴细胞与缺陷的 T 淋巴细胞之间起桥梁作用，而在 pSS 发病过程中起着重要作用[25]。

综上，大于 50% 的 SS 患者在病程中均会出现多株峰型球蛋白增高。三种主要免疫球蛋白皆可增高，以 IgG 为主，伴 IgA 和 IgM 增高。单独 IgA、IgM 增高较为少见，程度也较轻。SS 患者血清 IgG 的水平与口腔病变、唾液腺肿大、肺病变、口眼干燥指标、自身抗体以及急性期反应物的相关性十分明显，可将血 IgG 水平作为判断 SS 活动性的指标。

六、单克隆免疫球蛋白病

单克隆免疫球蛋白病是指浆细胞克隆性增生产生同源性单克隆蛋白。非恶性疾病伴单克隆免疫球蛋白病称为意义未明的单克隆免疫球蛋白病(monoclonal gammopathy of undetermined significance, MGUS)。尽管早期可能没有临床症状,但由于部分 MGUS 可能发展为血液淋巴系统肿瘤,主要是多发性骨髓瘤、淋巴瘤、淀粉样变等,需要密切随诊。

(一)单克隆免疫球蛋白病与 pSS

1983 年,Moutsopoulos[26] 通过高分辨凝胶电泳结合免疫固定和特异性吸附实验,发现 pSS 患者血清中游离单克隆 λ 轻链的发生率为 67%(14/21),高于其他自身免疫病如系统性红斑狼疮(27%)、类风湿关节炎(14%)和系统性硬化(0)。12 例有腺体外受累的 pSS 患者全部出现了单克隆条带,而 9 例单纯腺体受累者仅有 2 例(22%)出现,140 例年龄与性别匹配的健康对照中仅 7 例(5%)出现。在其后的随访中[27],共 17 例 pSS 患者出现单克隆蛋白,主要为游离 κ 或 λ 轻链,其中 8 例(47%)血清阳性,13 例(70%)尿液阳性。有腺体外受累者比单纯腺体受累者更易出现单克隆蛋白。而另有报道[28],3 例 pSS 伴尿液单克隆游离轻链阳性患者在随诊过程中均发生腮腺和(或)肺的 B 细胞淋巴瘤,提示游离轻链可能是淋巴瘤的早期诊断线索。Youinou[29] 应用高分辨免疫电泳技术结合免疫固定法,发现 20 例 pSS 患者中有 10 例(50%)血清单克隆免疫球蛋白阳性,主要见于有腺体外受累者。此发生率为正常对照的 10 倍。Sibilia[30] 通过免疫固定法发现 150 例 pSS 患者中单克隆免疫球蛋白的发生率为 25%(37 例),并与疾病的一些免疫特征相关,如 RF 和抗 SSA,但未发现与临床表现、病程和激素或免疫抑制剂使用存在相关。而另一项 331 例意大利 pSS 患者的研究却仅发现 2 例 MGUS[31]。

近期,Brito-Zerón[32] 研究了 237 例 SS,其中包括 200 例 pSS 和 37 例丙型肝炎病毒(HCV)感染合并 SS。研究者在琼脂糖凝胶中加入特异性 IgG、IgM、IgA 以及 κ 和 λ 链抗血清,应用免疫固定电泳法,发现 200 例 pSS 中有 35 例(18%)出现单克隆免疫球蛋白,并且大部分(77%)有腺体外受累。其中 20 例为 IgG 单克隆条带(13 例 κ,7 例 λ),10 例 IgM(5 例 κ,5 例 λ),2 例 IgA(均为 κ),3 例游离轻链(2 例 λ,1 例 κ)。伴单克隆免疫球蛋白者更多有肺受累、血沉>50mm/h 以及冷球蛋白血症(cryoglobulinemia)。对 6 例单克隆免疫球蛋白合并冷球蛋白血症患者中的 3 例进行冷凝蛋白分析,发现其血清中均有相同的 IgMκ 条带。但除与冷球蛋白血症外,未发现单克隆免疫球蛋白与 pSS 的主要免疫标记物如 RF、ANA、抗 SSA 和抗 SSB 之间存在相关。

(二)单克隆免疫球蛋白病与 HCV 合并 SS

Brito-Zerón[32] 的研究还发现,37 例丙型肝炎病毒(HCV)感染合并 SS 患者单克隆免疫球蛋白病的发生率为 43%(共 16 例,包括 10 例 IgMκ,5 例 IgGλ 和 1 例游离 λ 轻链),高于 pSS(18%),其中单克隆免疫球蛋白合并冷球蛋白血症者有 13 例。与 pSS 相比,HCV 合并 SS 更易出现单克隆免疫球蛋白(主要为 IgMκ)和冷球蛋白血症,也更易发生血液系统恶性肿瘤。分别有 2 例 pSS 和 4 例 HCV 合并 SS 发生血液系统恶性肿瘤。2 例 pSS 中,1 例为黏膜相关淋巴组织(mucosa-associated lymphoid tissue, MALT)结外边缘区 B 细胞淋巴瘤,累及腮腺、胃和骨髓,另 1 例为 T 细胞大颗粒淋巴细胞白血病。4 例 HCV 合并 SS 中,1 例为淋巴浆细胞性淋巴瘤,2 例为 MALT 淋巴瘤,另 1 例为原发性巨球蛋白血症。

因此,SS出现单克隆免疫球蛋白不仅提示活化的多克隆B淋巴细胞活化已转化为B淋巴细胞单克隆增生,并预示体内可能存在B淋巴细胞肿瘤[27]。由于pSS患者的血清与冷凝蛋白存在相同的单克隆成分,所以单克隆免疫球蛋白阳性提示同时合并冷球蛋白血症。而对于HCV感染合并SS,血清单克隆免疫球蛋白阳性更加提示存在冷球蛋白血症或淋巴瘤,而不仅仅是潜在的HCV感染[32]。基于这些发现,建议在SS伴或不伴HCV慢性感染患者的随诊过程中,规律行血清免疫固定试验,以早期发现单克隆B淋巴细胞和易发生血液淋巴系统恶性肿瘤的患者。

七、高IgG血症与SS并发肿瘤的相关性

IgG明显升高与异位生发中心的B淋巴细胞增殖活化相关,这些异位生发中心可能是导致SS恶变为淋巴瘤的病理机制之一[33]。

张文等[12]的分析显示合并恶性肿瘤者的单克隆免疫球蛋白发生率明显高于无肿瘤者,但高球蛋白血症的发生率却明显低于无肿瘤组。而出现单克隆免疫球蛋白(M蛋白)的合并恶性肿瘤的SS中,多为IgG型M蛋白,其次偶有IgA型和IgM型M蛋白。目前认为单克隆免疫球蛋白是发生淋巴瘤的预测因子之一。

SS患者在出现淋巴瘤之前可有巨球蛋白血症和单克隆高免疫球蛋白血症,尤其存在多克隆免疫球蛋白向单克隆免疫球蛋白转换,导致总免疫球蛋白水平降低。发生淋巴瘤后,高球蛋白水平可下降至正常或偏低,自身抗体消失。实验室检查中的单克隆高免疫球蛋白血症、巨球蛋白血症、混合性冷球蛋白血症、IgM降低、β2微球蛋白升高、类风湿因子转阴也暗示潜在的淋巴瘤的可能。

总之,B细胞在SS发病中起重要作用,自身反应性B细胞的活化导致患者高球蛋白血症和多种自身抗体的产生,进一步导致受累器官的损伤。B细胞相关的生物靶向治疗可能成为SS治疗的方向之一。

（张文　吴婵媛）

参 考 文 献

1. Hershberg U,Meng W,Zhang B,et al. Persistence and selection of an expanded B cell clone in the setting of rituximab therapy for Sjögren's syndrome. Arthritis Res Ther,2014,16(1):R51

2. Jin L,Yu D,Li X,et al. CD4[+]CXCR5[+] follicular helper T cells in salivary gland promote B cells maturation in patients with primary Sjögren's syndrome. Int J Clin Exp Pathol,2014,7(5):1988-1996

3. Lin W,Jin L,Chen H,et al. B cell subsets and dysfunction of regulatory B cells in IgG4-related diseases and primary Sjögren's syndrome:the similarities and the differences. Arthritis Res Ther,2014,16(3):R118

4. 王琳,张文,李梦涛,等.原发性干燥综合征患者及其一级亲属外周血记忆性B细胞、B细胞活化因子及与临床指标的相关性.协和医学杂志,2010,1(2):132-134

5. 杨西超、朱平、王彦宏,等.干燥综合征患者唇腺组织与外周血BAFF及其受体的表达及意义.中华风湿病学杂志,2010,4(14):240-243

6. 任红,王伟铭,陈晓农,等.原发性干燥综合征患者肾组织中人B细胞激活因子的表达.肾脏病与透析肾移植杂志,2010,19(5):421-429

7. 孟洁、俞大亮、厉小梅,等.干燥综合征中白细胞介素-17与B细胞活化因子对B细胞功能异常的协同作用.中华风湿病学杂志,2013,17(6):369-372

8. 周士亮,车楠,陆智敏,等.原发性干燥综合征患者外周血 B 细胞 Fc γR 11 b 的表达及临床意义.中华风湿病学杂志,2012,16(5):292-295

9. Pijpe J,Meijer JM,Bootsma H,et al. Clinical and histologic evidence of salivary gland restoration supports the efficacy of rituximab treatment in Sjögren's syndrome. Arthritis Rheum,2009,60(11):3251-3256

10. Carubbi F,Alunno A,Cipriani P,et al. Rituximab in primary Sjögren's syndrome: a ten-year journey. Lupus,2014,23(13):1337-1349

11. Cornec D,Saraux A,Devauchelle-Pensec V,et al. The future of B cell-targeted therapies in Sjögren's syndrome. Immunotherapy,2013,5(6):639-646

12. Zhang W,Feng S,Yan S,et al. Incidence of malignancy in primary Sjögren's syndrome in a Chinese cohort. Rheumatology (Oxford),2010,49(3): 571-577

13. 韦三华,刘昕阳,张婧,等.123 例干燥综合征患者自身抗体及免疫球蛋白和补体检测分析.国际检验医学杂志,2010,31(7): 648-650

14. 颜淑敏,张文,李梦涛,等.原发性干燥综合征 573 例临床分析.中华风湿学杂志,2010,14(4): 223-227

15. 王秦,刘秀梅.原发性干燥综合征患者血清免疫球蛋白水平分析.山西医药杂志,2007,36(8): 745

16. 任红,王伟铭,陈晓农,等.原发性干燥综合征肾脏损害与高丙种球蛋白血症的相关性分析.中华风湿病学杂志,2008,12(11): 735-738

17. 王慧,何菁,王永福,等.原发性干燥综合征患者血清 IgA 水平测定及其临床意义.中华全科医师杂志,2008,7: 384-386

18. Yazisiz V,Avci AB,Erbasan F,et al. Diagnostic performance of minor salivary gland biopsy,serological and clinical data in Sjögren's syndrome: a retrospective analysis. Rheumatol Int,2009,29(4): 403-409

19. Martel C,Gondran G,Launay D,et al. Active immunological profile is associated with systemic Sjögren's syndrome. J Clin Immunol,2011,31(5): 840-847

20. Yazisiz V,Arslan G,Ozbudak IH,et al. Lung involvement in patients with primary Sjögren's syndrome: what are the predictors?. Rheumatol Int,2009,30(10): 1317-1324

21. Voulgarelis M,Dafni UG,Isenberg DA,et al. Malignant lymphoma in primary Sjögren's syndrome: a multicenter,retrospective, clinical study by the European Concerted Action on Sjögren's Syndrome. Arthritis Rheum,1999,42(8): 1765-1772

22. Shioji R,Furuyama T,Onodera S, et al. Sjögren's syndrome and renal tubular acidosis. Am J Med,1970,48(4): 456-463

23. Bendaoud B,Pennec YL,Lelong A,et al. IgA-containing immune complexes in the circulation of patients with primary Sjögren's syndrome. J Autoimmun,1991,4(1): 177-184

24. Atkinson JC,Fox PC,Travis WD,et al. IgA rheumatoid factor and IgA containing immune complexes in primary Sjögren's syndrome. J Rheumatol,1989,16(9): 1205-1210

25. Levy Y, Dueymes M, Pennec YL, et al. IgA in Sjögren's syndrome. Clin Exp Rheumatol, 1994, 12 (5): 543-551

26. Moutsopoulos HM,Steinberg AD,Fauci AS,et al. High incidence of free monoclonal lambda light chains in the sera of patients with Sjögren's syndrome. J Immunol,1983,130(6): 2663-2665

27. Moutsopoulos HM,Costello R,Drosos AA,et al. Demonstration and identification of monoclonal proteins in the urine of patients with Sjögren's syndrome. Ann Rheum Dis,1985,44(2): 109-112

28. Walters MT,Stevenson FK,Herbert A,et al. Urinary monoclonal free light chains in primary Sjögren's syndrome: an aid to the diagnosis of malignant lymphoma. Ann Rheum Dis,1986,45(3): 210-219

29. Youinou P,Papadopoulos NM,Katsikis P, et al. Monoclonal immunoglobulins in the serum of patients with primary Sjögren's syndrome. Clin Exp Rheumatol,1988,6(3): 247-252

30. Sibilia J, C-S J. Prevalence of monoclonal gammopathy and myeloma in a cohort of primary Sjögren's syndrome. Arthritis Rheum,1999,42（Suppl 9）：S140

31. Valesini G,Priori R,Bavoillot D, et al. Differential risk of non-Hodgkin's lymphoma in Italian patients with primary Sjögren's syndrome. J Rheumatol,1997,24(12)：2376-2380

32. Brito-Zeron P,Ramos-Casals M,Nardi N,et al. Circulating monoclonal immunoglobulins in Sjögren syndrome：prevalence and clinical significance in 237 patients. Medicine（Baltimore）,2005,84(2)：90-97

33. Amft N,Curnow SJ,Scheel-Toellner D,et al. Ectopic expression of the B cell-attracting chemokine BCA-1（CXCL13）on endothelial cells and within lymphoid follicles contributes to the establishment of germinal center-like structures in Sjögren's syndrome. Arthritis Rheum,2001,44(11)：2633-2641

第十八章　家族聚集现象

　　干燥综合征确切的病因和发病机制尚不明确,其核心因素是 T 淋巴细胞和 B 淋巴细胞调节异常所致的固有免疫反应相关,是遗传因素与环境因素相互作用的结果。多项流行病学调查显示干燥综合征具有明显的家族聚集倾向(familial clustering),该病患者的亲属易发生自身免疫性疾病。其中一级亲属中确定和可能患有干燥综合征的占 4.4%[1]。早在 1937 年就有研究探讨干燥综合征家族聚集现象[2]。1971 年,Mason AM 等[3] 报道 1 位 57 岁女性干燥综合征患者,同时合并肾小管酸中毒,高免疫球蛋白血症性紫癜以及肺间质纤维化。研究者对其 19 位亲属进行筛查发现,其中 1 位同胞患有干燥综合征,另有 4 位亲属出现血清免疫学异常,包括 2 位亲属出现抗核抗体阳性。1973 年,Koivukangas T 等[4] 亦报道了一对干燥综合征合并贲门失弛缓的同胞姐妹分别在 4 岁和 8 岁时出现干燥综合征症状。1976 年Lichtenfeld JL 等[5] 报道一个干燥综合征合并原发腮腺淋巴瘤患者,其 4 位同胞中有 2 位明确诊断干燥综合征,另有 1 位存在相关实验室检查异常,并因此首次提出了“家族性干燥综合征”的概念。随后,这一“家族聚集现象”和“家族性干燥综合征”的概念开始逐渐引起大家重视。1983 年 Boling EP 等[6] 报道一对姐妹同时出现干燥综合征和自身免疫性溶血性贫血病例报道,并对患者及其家族的 19 位亲属进行筛查及基因学检测,结果发现该对姐妹的人类白细胞抗原基因 *HLA-DR3* 阳性。2000 年,北京协和医院一项研究中分析 150 例干燥综合征患者群体,其中 2 例为同胞姊妹,另 1 例其女儿患有系统性红斑狼疮[7]。迄今为止,干燥综合征最好的系谱分析研究是 Reveille JD 等人进行的关于 6 大家系涉及 117 名亲属的研究,每个家族中存在至少 1 名原发 SS 患者,分离分析研究结果证实这些家系在自身免疫疾病方面符合孟德尔显性遗传效应[8]。

　　由于病例的缺乏,目前尚无关于干燥综合征的同卵或者异卵双生子大规模遗传学分析,仅有少数病例报告。1997 年,Scofield RH 等[9] 报道一对同卵双生子同时患有干燥综合征,两人同时出现抗 Ro/SS-A 抗体高滴度阳性,其靶抗原均为 60kD Ro/SS-A。2000 年,Bolstad AI 等[10] 报道欧洲一对同卵双生姐妹及其母亲均患有干燥综合征,该双生子具有相同的临床表现,同等的唇腺病理学评分,以及几乎一致的血清学数据。2005 年,Houghton KM 等描述一对异卵双生青年姐妹同患干燥综合征。新近又出现数个相似病例报道,结果均提示同卵双生干燥综合征患者具有几乎一致的临床表现,包括口干、眼干以及相同的血清学数据(IgG、IgM、IgA、C3,C4,抗核抗体、抗 Ro/SS-A 和抗 La/SS-B,类风湿因子),同时,对于 60kD SS-A 抗原表现出一致的免疫特异性,并且唇腺活检病理中评分均一致[11,12]。仅有上述数例关于干燥综合征双生子的病例报告很难得出准确可靠的双生子同病率,遂有研究根据干燥综合征与系统性红斑狼疮以及类风湿关节炎之间的相关性估计分析,干燥综合征的双生子同病率介于类风湿关节炎(15%)和系统性红斑狼疮(25%)之间,其女性同胞或者异卵双生子患病率为2%~4%,估计女性同胞的一致率(λs)在8~20之间[13]。

干燥综合征与系统性红斑狼疮、类风湿关节炎、系统性硬化病、多发性硬化等其他自身免疫性疾病之间亦存在明显家族聚集现象[14,15]。多项关于干燥综合征的家系研究报道大约30%~35%的先证者亲属合并其他自身免疫性疾病[5,16,17]。2006年,Anaya JM等分析101个患有干燥综合征家系以及124个对照家系,结果发现38%的家系中至少一位一级亲属患有自身免疫性疾病,最常见的疾病包括自身免疫性甲状腺疾病(14%),系统性红斑狼疮(5%~10%)[7,18],和类风湿关节炎(14%)[19]。另有研究报道干燥综合征患者亲属容易合并多发性硬化和系统性硬化病[5]。2005年,来自拉丁美洲狼疮研究组 the Grupo Latino Americano de Estudio del Lupus Eritematoso(GLADEL)队列研究结果显示,1177例系统性红斑狼疮患者中166例(14.1%)患者亲属患有自身免疫性疾病,其中有1例为干燥综合征[20]。有研究甚至提出大胆假设,自身免疫性疾病的MHC易感基因的候选基因位点聚集现象可能提示临床不同表型的自身免疫性疾病可能是由同一组易感基因集合决定。

无论是通过对于干燥综合征系谱分析,还是关于同卵/异卵双生子的病例报道,都能够充分显示干燥综合征具有较明显的家族聚集现象,且干燥综合征与其他自身免疫性疾病之间亦存在类似现象。随着实验室技术的不断革新以及高通量基因分型测序技术的引进,分子遗传学进一步揭示了干燥综合征家族聚集现象背后的具体原因。

人类白细胞抗原(HLA)(大部分为Ⅱ类基因)是包括干燥综合征在内的自身免疫性疾病遗传易感性的主要因素,其中与干燥综合征最相关的主要为HLA-DR和HLA-DQ。最早在1976年,Robert L等首次报道位于6号染色体上的6p21.3位点的HLA与干燥综合征发病明确相关。他们发现欧洲干燥综合征患者中HLA-DR3和HLA-B8抗原频率较正常人明显升高,HLA-DR4频率则降低。1986年,Harley JB等研究发现在HLA-DQ位点上如果为DQ1和DQ2杂合子,容易产生高滴度的抗SS-A和抗SS-B抗体[21]。1998年,CugEnbull等发现HLA-DRB1 03:01(DR3)和15:01(DR2)杂合型与干燥综合征自身抗体(类风湿因子、抗Ro/SS-A抗体和抗La/SS-B抗体等)的产生明显相关。2011年,Cruz-Tapias P等进行一项关于HLA与干燥综合征遗传易感性的荟萃分析研究,纳入23项研究,总计1166例患者和6470例对照,结果发现DQA1*05:01,DQB1*02:01和DRB1*03:01为干燥综合征的危险因素,而DQA1*02:01,DQA1*03:01和DQB1*05:01为保护因素[22]。

另外,在不同种族的人群中,干燥综合征与HLA的相关存在不同。在欧洲人群研究中证实与原发SS相关的HLA包括DRB1*03:01(DR3),DRB1*15:01(DR2),DQA1*01:03,DQA1*05:01,DQB1*02:01和DQB1*06:01。位于DRB1*03:01(DR3)和DRB1*15:01(DR2)的疾病相关多态性约占HLA遗传作用的90%[23]。在希腊人为HLA-DR2和HLA-DR5[24],在犹太人为HLA-DR11,在日本人为HLA-DRw53,而在中国人则为HLA-DRB1[25]。但目前尚未发现一个与所有人种均相关的HLA位点基因。

新近研究证实,HLA位点在干燥综合征的自身抗体反应方面起到主要作用。干燥综合征患者中,高滴度的抗Ro/SS-A和抗La/SS-B抗体与HLA-DQA1和HLA-DQB1等位点的异质性相关。

目前,有多项研究报道 HLA 位点以外的非人类白细胞抗原相关基因亦可增加干燥综合征的发病风险,但这些研究群体多为病例对照研究,并且病例数往往少于 200 例,尚未出现较大样本量研究。具体基因包括各种细胞因子基因多态性、TGF-β1、STAT4、ApoE、CCR5、Fas、GSTM1、HA-1 等等。例如,有研究显示 IL-10 启动子的多态性与干燥综合征相关,IL-10 的分泌可能性影响 T 辅助细胞的平衡,导致细胞免疫损伤,引起外分泌腺破坏。位于 2 号染色体上的 2q32.3 位点的信号传导子及转录激活子 4(STAT4)是诱导 Th1 细胞定向分化的主要因子,有研究证实其多态性与干燥综合征发病相关[26]。法国 Richard 等研究报告位于 7 号染色体上的 7q32 位点的 IFN 调节因子 5(IRF5)与干燥综合征的遗传易感性相关,Miceli-Richard 等研究进一步证实 IRF5 的启动子 CGGGG 插入/删除的基因多态性是干燥综合征的强危险因素。2013 年,北京协和医院开展了世界上首个针对干燥综合征的全基因组关联研究,通过对 1845 例病例和 3777 例健康对照样本的分析,鉴别出新的干燥综合征易感基因位于 7q11.23 位点的 GTF2I 和 GTF2IRD1。

虽然遗传因素在干燥综合征发病中起到重要作用,但是即使遗传背景完全相同的同卵双生子同时患病概率也非常低,这提示了环境因素的致病作用。有多项研究提示柯萨奇病毒(B4 和 A13)、EB 病毒、HIV 病毒以及幽门螺杆菌感染可能与干燥综合征的发病相关。但目前尚无研究定量估计共同环境因素、教养传递因素等在干燥综合征家族聚集性中的作用程度。

总之,由于干燥综合征起病隐匿,并且是遗传、环境等多种因素相互作用所致,使得探究其发病机制困难重重,尽管目前已有研究表明干燥综合征存在家族聚集性,并且分子遗传学亦证实干燥综合征存在遗传易感性,但是,对于干燥综合征的遗传流行病学的了解尚不足,仍需要较大样本量的大规模多中心研究来进一步证实。

(曾小峰　赵久良)

参 考 文 献

1. 颜淑敏,曾小峰. 干燥综合征诊治进展. 实用医院临床杂志,2007,4(3):6-8

2. Lisch K. Über hereditäres Vorkommen des mit Keratoconjunctivitis sicca verbundenen Sjögren schen Symptomen komplexes. Arch Augenheilkd,1937,110:357-364

3. Mason AM,Golding PL. Multiple immunological abnormalities in a family. J Clin Pathol,1971,24(8):732-735

4. Koivukangas T,Simila S,Heikkinen E,et al. Sjögren's syndrome and achalasia of the cardia in two siblings. Pediatrics,1973,51(5):943-945

5. Lichtenfeld JL,Kirschner RH,Wiernik PH. Familial Sjögren's syndrome with associated primary salivary gland lymphoma. Am J Med,1976,60(2):286-292

6. Reveille JD,Wilson RW,Provost TT,et al. Primary Sjögren's syndrome and other autoimmune diseases in families. Prevalence and immunogenetic studies in six kindreds. Ann Intern Med,1984,101(6):748-756

7. 唐福林. 干燥综合征的发病机制. 中华风湿病学杂志,2000,4(1):50-53

8. Reveille JD,Wilson RW,Provost TT,et al. Primary Sjögren's syndrome and other autoimmune diseases in families. Prevalence and immunogenetic studies in six kindreds. Ann Intern Med,1984,101(6):748-756

9. Scofield RH,Kurien BT,Reichlin M. Immunologically restricted and inhibitory anti-Ro/SSA in monozygotic twins. Lupus,1997,6(4):395-398

10. Bolstad AI,Haga HJ,Wassmuth R,et al. Monozygotic twins with primary Sjögren's syndrome. J Rheumatol,

2000,27(9):2264-2266

11. Bolstad AI,Jonsson R. Genetic aspects of Sjögren's syndrome. Arthritis Res,2002,4(6):353-359

12. Longhi BS,Appenzeller S,Centeville M,et al. Primary Sjögren's syndrome in children:is a family approach indicated? Clinics(Sao Paulo),2011,66(11):1991-1993

13. Cobb BL,Lessard CJ,Harley JB,et al. Genes and Sjögren's syndrome. Rheum Dis Clin North Am,2008,34 (4):847-868

14. Becker KG, Simon RM, Bailey-Wilson JE, et al. Clustering of non-major histocompatibility complex susceptibility candidate loci in human autoimmune diseases. Proc Natl Acad Sci U S A,1998,95(17): 9979-9984

15. Cardenas-Roldan J,Rojas-Villarraga A,Anaya JM. How do autoimmune diseases cluster in families? A systematic review and meta-analysis. BMC Med,2013,11:73

16. Tanaka A,Igarashi M,Kakinuma M,et al. The occurrence of various collagen diseases in one family:a sister with ISSc,PBC,APS,and SS and a brother with systemic lupus erythematosus. J Dermatol,2001,28(10): 547-553

17. Reveille JD ,Arnett FC. The immunogenetics of Sjögren's syndrome. Rheum Dis Clin North Am,1992,18(3): 539-550

18. Reveille JD. The molecular genetics of systemic lupus erythematosus and Sjögren's syndrome. Curr Opin Rheumatol,1992,4(5):644-656

19. Anaya JM,Tobon GJ,Vega P,et al. Autoimmune disease aggregation in families with primary Sjögren's syndrome. J Rheumatol,2006,33(11):2227-2234

20. Alarcon-Segovia D,Alarcon-Riquelme ME,Cardiel MH,et al. Familial aggregation of systemic lupus erythematosus,rheumatoid arthritis,and other autoimmune diseases in 1177 lupus patients from the GLADEL cohort. Arthritis Rheum,2005,52(4):1138-1147

21. Harley JB,Reichlin M,Arnett FC,et al. Gene interaction at HLA-DQ enhances autoantibody production in primary Sjögren's syndrome. Science,1986,232(4754):1145-1147

22. Cruz-Tapias P,Rojas-Villarraga A,Maier-Moore S,et al. HLA and Sjögren's syndrome susceptibility. A meta-analysis of worldwide studies. Autoimmun Rev,2012,11(4):281-287

23. Bolstad AI,Wassmuth R,Haga HJ,et al. HLA markers and clinical characteristics in Caucasians with primary Sjögren's syndrome. J Rheumatol,2001,28(7):1554-1562

24. Papasteriades CA, Skopouli FN, Drosos AA, et al. HLA-alloantigen associations in Greek patients with Sjögren'ssyndrome. J Autoimmun,1988,1(1):85-90

25. Kang HI,Fei HM,Saito I,et al. Comparison of HLA class II genes in Caucasoid,Chinese,and Japanese patients with primary Sjögren's syndrome. J Immunol,1993,150(8 Pt 1):3615-3623

26. Nordmark G,Kristjansdottir G,Theander E,et al. Additive effects of the major risk alleles of IRF5 and STAT4 in primary Sjögren's syndrome. Genes Immun,2009,10(1):68-76

第十九章 干燥综合征的动物模型

为了更好的研究 SS 的发病机制和探索理想的治疗方法，人们一直试图建立 SS 的动物模型。近年来，通过动物模型探索其发病机制及治疗措施，为 SS 的研究提供了有力的方法。SS 动物模型主要分为原发性和继发性 SS 的动物模型（表 19-0-1）[1]。

表 19-0-1　原发性和继发性 SS 的动物模型[1]

SS 类型	小鼠模型	继发于其他自身免疫性疾病
原发性	Aec1 Aec2	—
	NOD. B10-H2^b	—
	NFS/sld	—
	IQI/Jic	—
	CAII immunization	—
	PI3K K. O.	—
	ID3 K. O.	—
	Ar K. O.	—
	Ro immunization	—
	Aly/aly	—
继发性	NOD	自身免疫性糖尿病
	NOD. H2^{h4}	自身免疫性甲状腺炎
	MRL/lpr	类风湿关节炎，系统性红斑狼疮（SLE）
	GVHR	系统性红斑狼疮
	BAFF Tg	系统性红斑狼疮
	IL-12 Tg	系统性红斑狼疮
	IL-14αTg	系统性红斑狼疮
	MCMV	系统性红斑狼疮

续表

SS 类型	小鼠模型	继发于其他自身免疫性疾病
	HTLV-1 tax Tg	类风湿关节炎
	TGF-β1 K. O.	系统性红斑狼疮
	IL-6 Tg　IL-10 Tg	原发性胆汁性肝硬化,SLE/神经病变
	TSP-1 K. O.	炎性肠病

注:K. O. :Knockout,基因敲除;Tg:transgenic,转基因

一、诱导型的 SS 动物模型

研究发现,通过接种病毒、注射抗原或组织匀浆等方法可诱导出免疫性涎腺炎,这类动物模型被称为佐剂型动物模型,是诱导型的 SS 动物模型,其在腺体的局部模拟了人类 SS 的表现,即在动物的外分泌腺体出现淋巴细胞浸润。

有多种方法能够在不同的动物上诱导出类似于 SS 表现的唾液腺炎。采用同种或不同种鼠类的颌下腺匀浆或颌下腺的蛋白提纯物,与等量的弗氏完全佐剂混合作为抗原,也可以进一步添加免疫佐剂,如克雷伯杆菌内毒素、百日咳杆菌、百日咳毒素等,诱导 Lewis 大鼠、SMA 小鼠、C57BL 小鼠等产生实验诱导的自身免疫性涎腺炎。常见的诱导型 SS 动物模型具体特征见表 19-0-2[2]。

此外,以碳酸酐酶Ⅱ(CA-Ⅱ)作为抗原,可诱导 PL/j 小鼠发生颌下腺及肾脏病变,类似于 SS 并发肾小管酸中毒的临床表现;巨细胞病毒(MCMV)可诱发 NZM2328 小鼠产生类似 SS 的唾液分泌量减低和慢性颌下腺炎。

表 19-0-2　不同研究诱导 SS 动物模型的特点[2]

年份	供体鼠	免疫鼠	抗原	佐剂	结果	产生的抗体
1984 年	Wistar 大鼠	LEW 大鼠	Wistar 大鼠颌下腺和舌下腺匀浆	CFA 加百日咳杆菌	2 周后涎腺和泪腺淋巴细胞浸润,腺泡和腺管正常结构破坏	抗涎腺和泪腺导管上皮抗体
1985 年[5]	CRJ: CD-1 小鼠	出生 3 天切除胸腺	CRJ:CD-1 小鼠颌下腺匀浆	CFA	出现免疫性颌下腺炎	抗颌下腺导管上皮抗体
1986 年[6]	CRJ:CD-1 小鼠	CRJ:CD-1 小鼠	感染了流行性腮腺炎病毒小鼠颌下腺细胞	无	出现免疫性颌下腺炎	抗颌下腺导管上皮抗体
1991 年[7]	LEW 或 WF 大鼠	LEW 大鼠	LEW 或 WF 雄大鼠颌下腺匀浆	CFA 加百日咳杆菌	2 周后颌下腺单个核细胞浸润,腺体正常结果破坏	抗颌下腺导管上皮抗体

续表

年份	供体鼠	免疫鼠	抗原	佐剂	结果	产生的抗体
1993 年[8]	无	C57BL/6 小鼠	LP-BM5 鼠白血病病毒	无	颌下腺及泪腺导管周围淋巴细胞浸润，肝肾肺胰腺淋巴细胞浸润	未测
2001 年[9]	SMA 小鼠	SMA 小鼠	SMA 小鼠颌下腺匀浆上清液	KO₃LPS	出现免疫性颌下腺炎	未测

二、自发型 SS 动物模型

由于诱导型 SS 动物模型仅能从局部模拟人类 SS 发病情况，许多研究关注于寻找和人类 SS 相近的自发型动物模型。以下是几类研究较多的自发型 SS 鼠模型，具体特征见表 19-0-3。

1. NOD 小鼠　NOD 小鼠是一种具有自发胰岛素依赖型糖尿病倾向的小鼠。NOD 小鼠不仅胰腺内有大量淋巴细胞浸润，而且在外分泌腺出现淋巴细胞浸润，血清学出现 anti-Ro/SSA、anti-La/SSB 等自身抗体。随着 NOD 小鼠颌下腺淋巴细胞浸润和发展，白细胞介素（IL）-1β、IL-2、IL-6、IL-7、IL-10、IL-12、干扰素（IFN）-γ 和肿瘤坏死因子（TNF）-α 的 mRNA 表达逐渐增多，这和在人类 SS 中的观察是一致的。因此认为 NOD 小鼠是研究 SS 较合适的动物模型。

经 Aec 重组的 C57BL/6.NOD-Aec1R1Aec2 模型显示出雄性鼠具有完全的 SS 病变，涎腺炎迅速发展，而雌性鼠则缺少角膜炎的特征（图 19-0-1）[3]。NOD.B10-H2b 出现类似 SS 样表现的外分泌腺炎症细胞浸润，但不发生糖尿病，是良好的 SS 动物模型。

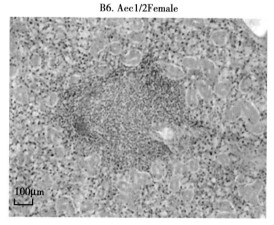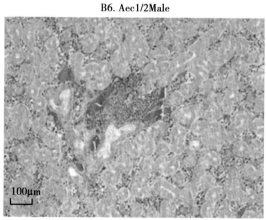

B6. Aec1/2Female　　　　　　　　　　　　**B6. Aec1/2Male**

100μm　　　　　　　　　　　　　　　　　　100μm

图 19-0-1　B6. AEC1/2 的唇腺组织淋巴细胞浸润[3]

2. MRL 小鼠　1982 年开始有关 MRL 小鼠模型的报道，MRL/lpr 小鼠除了出现涎腺炎和泪腺炎外还有红斑狼疮和关节炎的表现，这些表现和人类继发性 SS 表现类似，因此 MRL/

lpr 小鼠可作为研究继发性 SS 的较合适的动物模型。

3. 出生 3 天切除胸腺的 NFS/sld 小鼠(3d-Tx NFS/sld) 3d-Tx NFS/sld 从 4 周后自发出现颌下腺、腮腺、泪腺严重的炎症损伤,1994 年将其作为 SS 模型。

4. NZB 和 NZW 的杂交雌性小鼠(NZB/WF1) 自发出现腮腺和泪腺的淋巴细胞浸润及高 γ 球蛋白血症、自身抗体和免疫复合物介导的肾小球肾炎。

5. IQI/Jic 小鼠和 ALY/aly 小鼠 IQI/Jic 小鼠源于 ICR 小鼠,涎腺炎可发生于颌下腺、腮腺和泪腺,雄鼠仅有轻微炎症反应,<6 个月雌性鼠的颌下腺仅有轻度炎症损伤,9 个月后可发生重度细胞浸润及腺泡组织结构的破坏。

ALY/aly 小鼠源于 C57BL/6J 鼠系的一种自发性常染色体隐性突变,从 14 周龄开始 ALY/aly 小鼠的多个器官包括涎腺和泪腺在内均可发现淋巴细胞浸润,但未检测到自身抗体。有时 ALY/aly 小鼠的肺和肾脏也可见到单个核细胞浸润,因为 SS 本身也可出现肺炎和间质性肾炎,所以它被认为是原发 SS 一个较好的动物模型。

表 19-0-3 自发型 SS 鼠模型的特点

研究对象	性别分布	出现涎腺炎时间	颌下腺浸润淋巴细胞组成	其他器官受累	产生的自身抗体	腺体分泌功能
NOD 小鼠	涎腺炎 雌>雄	8~15 周	CD4⁺T 细胞> CD8⁺T 细胞>B 细胞	胰、肺、甲状腺、肾、大肠、肌肉神经系统	抗胰岛 β 细胞抗体 抗 52 000 SSA 抗体 抗 120 000 的 α-fodrin 抗体抗 β-肾上腺素能受体抗体 抗 M3 受体抗体	丧失
MRL/lpr 小鼠	涎腺炎 雌 = 雄; 泪腺炎 雌>雄	2 个月	CD4⁺ T 细胞> CD8⁺ T 细胞,B 细胞	肾、关节、血管	抗 dsDNA 抗体抗 ss-DNA 抗体抗 gp70 抗体 RF 抗 SSB 抗体抗 52 000 的 SSA 抗体 抗 60 000 的 SSA 抗体抗 SSB 抗体	未知
NZB/WF1 小鼠	雌>雄	4 个月	主要为 CD4⁺ T 细胞	肾、血管	不确定	未知
3d-TxNFS/ sld 小鼠	雌>雄	4 周	主要为 CD4⁺ T 细胞	不确定	抗 120 000 的 α-fodrin 抗体	丧失
IQI/Jic 小鼠	雌>雄	6~9 个月	小浸润灶主要为 CD4⁺T 细胞,大浸润灶主要为 CD8⁺T 细胞	不确定	抗核抗体	未知
ALY/aly 小鼠	雌 = 雄	14 周	主要为 CD4⁺ T 细胞	不确定	未检测到	未知

三、转基因 SS 动物模型

近年来研究转基因 SS 动物模型,发现它们可以自发出现类似 SS 的表现,具体特征见表 19-0-4。

表 19-0-4　SS 转基因小鼠模型的特征

	HTLV-1	BAFF	IL-6	IL-10	IL-12	IL-14α
抗 Ro/SSA 抗 La/SSB	—	无	—	无	是	是
抗 DNA(ANAs)	—	有	—		是	—
抗 α-fodrin	—		—			—
抗 β-肾上腺素能受体	—		—			—
抗 3 型毒蕈碱样胆碱能受体						
炎性细胞浸润	是	是	是	是	是	是
一发生时间(周)	24	52	2	8	<16	48
泪腺炎	是	—		是	是	—
涎腺炎	是	是		是	是	是
分泌功能减退	—	是		是	Var	Var
一发生时间(周)	—	52		8	16	12
一靶器官	—	S		S,L	S,L	S
产生促炎性细胞因子	—		是	是	是	是

1. IL-12 转基因 SJL 小鼠　利用转基因技术,使 SJL 高表达 IL-12 异二聚体,研究发现此 SS 模型小鼠累及肺脏,肺部病变始于大约 4 月龄,特点是支气管周围淋巴细胞浸润,肺泡细胞增生,肺间质及肺泡内巨噬细胞增多。该模型小鼠的肺部病变与 SS 患者肺部病变相似,适合做研究 SS 合并肺纤维化的模型。

2. IL-14α 转基因模型　C57BL/6 背景的 IL-14α 转基因小鼠高表达 IL-14α,6 月龄开始逐渐出现与 SS 极其相似的临床表现及病理特征(图 19-0-2)[4];12 月龄时出现间质性肺炎;晚期大多数小鼠会出现淋巴瘤。该模型从多方面模拟了 SS 的临床及病理表现,病理演变过程也与 SS 相一致。

3. IL-6 转基因小鼠和 IL-10 转基因小鼠　IL-6 转基因小鼠血清中 IL-6 水平和 AMA 滴度升高,出现涎腺功能异常,伴有肝功能、胰腺功能异常和脾大。IL-10 转基因小鼠涎腺组织中可见炎性细胞浸润和 IL-10 水平升高,伴随其分泌功能下降。

4. BAFF 转基因小鼠　SLE 和 SS 血清的 BAFF 水平均有上升。BAFF 转基因小鼠逐渐出现继发性 SS 的表现,它可出现严重的高球蛋白血症,但抗 SSA/SSB 抗体阴性。

5. HTLV-1 转基因小鼠　HTLV-1 转基因小鼠出现导管内皮细胞迅速增殖,导致涎腺组织结构破坏;它与人类 SS 的不同在于人类 SS 的涎腺淋巴细胞浸润出现在导管细胞增殖之前。

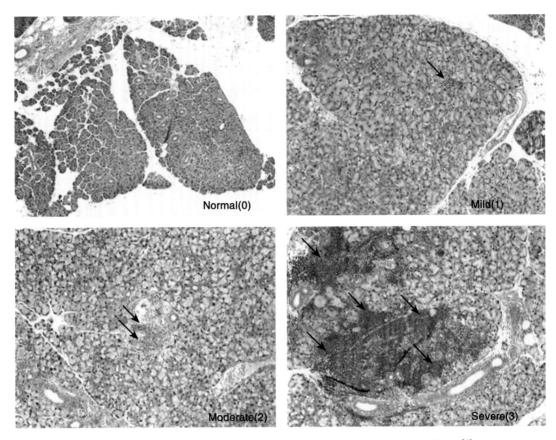

图 19-0-2　IL-14α 转基因小鼠唇腺正常、轻度、中度和重度炎症（HE 染色）[4]

四、基因敲除小鼠模型（表 19-0-5）[1]

1. 血小板反应蛋白（TSP-1）缺陷小鼠模型　TSP-1 是无活性转化生长因子-β 的主要激活剂。TSP-1 缺陷的小鼠会出现慢性角结膜病变,病理特点为泪腺淋巴细胞浸润,腺体破坏,导致腺体功能下降,出现干眼症。该模型与 SS 临床表现非常相似。

2. 肌动蛋白 1 基因敲除（Act1-/-）小鼠　研究发现,Act1-/-可以自发产生 SS 样病变,包括口干症和干眼症,外分泌腺出现淋巴细胞浸润,同时出现狼疮样病变,因此 Act1-/-小鼠可作为继发性 SS 模型。

3. 细胞分化抑制因子 3 基因敲除（Id3-/-）小鼠　Id3-/-的自身免疫反应局限于外分泌腺,且血清学具备抗 SSA 和抗 SSB 抗体,曾被认为是最好的 SS 模型。T 细胞的 Id3 功能缺陷导致 T 细胞在胸腺内的生成受到影响,以至于产生过多的自身免疫性 T 细胞,从而导致 SS 样病变。

4. PI13K 敲除小鼠　PI13K 敲除小鼠出现类似 SS 的表现,唾液腺淋巴细胞浸润,腺泡细胞萎缩和破坏。除涎腺之外,淋巴细胞也浸润肺脏、肝脏和小肠,肾脏无炎症,类似原发性 SS。

5. TGF-β1 敲除小鼠　研究发现转化生长因子（TGF）-β1 的纯合突变可导致小鼠心、

肺、胰、泪腺和涎腺迅速发展的炎症细胞浸润,类似人类 SS 表现,但其 3 周后即因多器官功能衰竭而死亡。泪腺和唾液腺的淋巴细胞浸润位于导管周围,以 CD4$^+$T 细胞最为显著,并导致结构破坏。

6. Ar 敲除小鼠　Ar 基因控制雌激素的产生活化。表现为脾大、淋巴结大,肺脏和肝脏无明显的淋巴细胞浸润,肾脏大量淋巴细胞浸润,出现轻微蛋白尿,肾功能异常。

表 19-0-5　SS 基因敲除、免疫、感染小鼠模型的特征[1]

	敲除(KO)小鼠模型					CMV 感染	免疫小鼠模型	
	Id3	PI3K	TGF-β1	TSP-1	Ar		CAII	Ro
抗 Ro/SSA 抗 La/SSB	是	是	无	是	—	是	—	是
抗 DNA(ANAs)	—	—	是	—	无			
抗 α-fodrin	—	—	—	—	是			
抗 β 肾上腺素能受体	—							
抗 3 型毒蕈碱样胆碱能受体	—							
炎性细胞浸润	是	是	是	是	是	是	是	是
一发生时间(周)	24	52	2	8	<16	48	—	16
泪腺炎	是	—	—	是	是	—	是	—
涎腺炎	是	是	—	是	是	是	是	是
分泌功能减退	—	是	—	是	Var	Var	—	是
一发生时间(周)	—	52	—	8	16	12	—	16
一靶器官	—	S	—	S,L	S,L	S	—	S
产生促炎性细胞因子	—	—	是	是	是	是	—	—

除上述模型以外,研究发现移植了亲代脾细胞后未经照射的杂交鼠系在出现慢性移植物抗宿主病(GVHD)的同时可出现涎腺炎,类似 SS 的表现也可发生在接受骨髓移植后 GVHD 的患者身上,但鼠的移植物嵌合体只能作为伴随 GVHD 出现的类似 SS 表现的一种动物模型。

综上所述,SS 动物模型为研究 SS 的发病机制提供了强有力的工具,尤其是转基因技术的应用,但由于 SS 的复杂性,动物模型很难在临床、病理、免疫特征三个方面完全类似于人类 SS,每一种 SS 模型只是从某些侧面模拟了 SS 患者的总体表现,目前尚缺乏一种非常理想的 SS 模型作为研究工具。因此,研究出更加适合临床研究的 SS 动物模型非常重要。

(费允云)

参 考 文 献

1. Lavoie TN, Lee BH, Nguyen CQ. Current concepts: Mouse models of Sjögren's syndrome. J Biomed Biotechnol, 2011, 2011: 549107

2. 陈海英,栗占国.干燥综合征动物模型的研究与应用现状.中华风湿病学杂志,2004,8(8):493-496

3. Meng WZ,Li YM,Xue E,et al. B-cell tolerance defects in the B6. Aec1/2 mouse model of Sjögren's syndrome. J Clin Immunol,2012,32(3):551-564

4. Xuan J,Shen L,Malyavantham K,et al. Temporal histological changes in lacrimal and major salivary glands in mouse model's of Sjögren's syndrome. BMC Oral Health,2013,13:51

5. Yoshiyo H,Mitsunobu S,Katsuiku H. Induction of experimental allergic sialodenitis in mice. Am J Pathol,1985,118(3):476-483

6. Yoshiyo H,Yoshiaki Y,Hideo Y,et al. Development of allergic sialodenitis in mice immunized with mumps virus-infected submandibular salivary gland. Am J Pathol,1986,123(2):271-279

7. Greiner DL,Angelillo M,Wayne AL,et al. Experimental autoallergic sialodenitis in the LEW rat. Ⅲ Role of CD4[+] T cells in EAS induction. Cell Immunol,1991,135(2):354-359

8. Suzuki K,Makino M,Okada Y,et al. Exocrinopathy resembling Sjögren's syndrome induced by a murine retro-virus. Lab Invest,1993,69(4):430-435

9. Mya Mu,Dipshikha C,Kazuko T,et al. Production of experimental autoimmune sialodenitis in mice immunized with homologous salivary gland extract and klebsiella O₃ lipopoly-saccharide. J Autoimmunity,2001,16(1):29-36

治疗篇

第二十章 干燥综合征的治疗

第一节 概 述

干燥综合征(SS)表现异质性很强,治疗前需要对疾病活动程度、受累器官及严重程度进行系统性评估。下面主要从口眼干燥症的系统治疗、非特异症状的治疗、腺体外器官系统受累的治疗以及生物制剂的应用四个方面进行介绍。

一、口眼干燥症的治疗

1. 局部治疗 对于症状不重的口眼干燥表现,首选局部非药物治疗。如有口干则多饮水,避免摄入可能加重口干症状的咖啡、酒及其他可引起干燥副作用的药物,戒烟,并可通过咀嚼无糖口香糖等机械方式促进唾液分泌。注意保持口腔卫生,勤刷牙[1,2]。有眼干表现则应避免长时间阅读和使用电脑,在干燥环境下工作时可考虑使用加湿器。推荐使用含透明质酸、羟丙基甲基纤维素的低张性人工泪液,每天 3 ~ 4 次或至少间隔 1 小时以上按需使用[1,2]。对于症状较重的眼干症患者,推荐使用 0.05% 环孢素 A 每日 2 次滴眼[1]。严重、难治性干燥性角结膜炎患者可能需要短期局部应用 NSAIDs 或糖皮质激素,但应交给眼科大夫处理。局部应用非甾体抗炎药 NSAIDs 对干眼症状的改善尚有争议,而使用时间超过 2 ~ 4 周则可能引起较为严重的副作用[1,3]。眼部局部使用糖皮质激素对干眼症主观症状和客观检查指标均有显著改善,但使用超过 2 周也可能出现较严重的副作用,有报道使用 3 个月可出现眼压升高,超过 6 个月则可能出现白内障[4]。

2. 系统治疗 对于中重度的口眼干燥症患者,如果局部治疗效果不够理想,并且患者的唾液腺和泪腺尚且具有一定储备功能,可以考虑使用促进腺体分泌的系统性药物治疗,主要包括 M 胆碱能受体激动剂和溶黏蛋白剂。推荐的用药是匹罗卡品 5mg,每 6 小时 1 次或西维美林 30mg,每 8 小时 1 次[5,6]。匹罗卡品是非选择性 M 受体激动剂,一项包含 256 名患者的大样本随机双盲对照试验证实匹罗卡品可改善眼干及口干症状、促进腺体分泌,但易较高比例出现大汗、尿频、潮热等副作用[5];西维美林对 M3 受体有高亲和力,也有一些较大规模的随机双盲对照试验证实西维美林具有同样的效果,副作用相对少于匹罗卡品,以出汗和胃肠道不适为主,出现比例仍较高[6]。如患者不耐受上述胆碱能受体激动剂,则推荐使用溶黏蛋白剂 N-乙酰半胱氨酸,但目前相关研究较少,仅有一项含 26 人的双盲交叉给药试验证实 N-乙酰半胱氨酸 200mg 每日 3 次给药可改善干燥症状和干眼相关检查指标。目前国内尚无匹罗卡品和西维美林的口服片剂,故在国内尚无法应用。

二、非特异性症状的治疗

与大多数自身免疫病一样,SS 也具有一些非特异性系统症状的表现,如发热、乏力、关节肌痛、淋巴结肿大等,患者一般血沉增快、血清 CRP 及 γ 球蛋白升高,多为系统性炎症反应所致,可影响患者生活质量[7]。对非特异症状主要选择的治疗是 NSAIDs 类药物和羟氯喹,偶尔需要短时间使用低剂量糖皮质激素(如 5 ~ 10mg/d)。

越来越多的研究表明羟氯喹可以改善 SS 患者的临床症状、改善腺体功能、缓解全身炎症反应。1988 年 Fox 等人研究了 10 名口服羟氯喹 200mg/d 治疗 1 年的 SS 患者,与未接受羟氯喹治疗的患者对照组进行比较,治疗组患者血清 IgG、IgA 明显降低,IgM 轻度下降;IgA 型类风湿因子明显降低、IgM 型类风湿因子轻度降低;抗 SSB 抗体滴度降低;ESR 降低、Hb 升高;此外利用治疗组患者的外周淋巴细胞在体外培养时用 T 细胞依赖性有丝分裂素刺激后产生类风湿因子的能力明显下降;以上结果提示羟氯喹可调节 SS 患者淋巴细胞增殖[8]。随后荷兰 Kruize 等人对 19 名 SS 患者进行的一项双盲对照交叉临床试验显示,对比安慰剂,患者在服用羟氯喹 400mg/d 治疗 1 年后血清 IgG 及 IgM 明显降低,ESR 有下降趋势,但临床症状体征未见显著改善,泪腺及唾液腺功能试验没有好转[9]。1996 年 Fox 等人对 50 名 SS 患者进行一项回顾性非对照研究,在服用羟氯喹 6 ~ 7mg/(kg·d)治疗 1 ~ 2 年后与治疗前基线状态进行比较,医师对患者、患者自己的整体状态(非特异症状及局部症状)评估方面 62% 患者认为有改善,分别有 55%、57% 的患者眼痛、眼干表现改善,57%、60% 患者口痛、口干症状改善;客观评价腺体功能方面,50% 患者 Schirmer 试验改善,82% 患者唾液流率增加;另外,53% 患者 ESR 降低,61% 患者 IgG 水平下降;并且近期毒副作用不明显[10]。Tishler 等人对 14 名 pSS 患者进行一项前瞻性非对照临床研究显示,在口服羟氯喹 200mg/d 治疗 1 年后部分患者临床症状有所好转,且同之前所有试验一致的是患者 ESR、血清 γ 球蛋白、CRP 等炎症指标均显著改善,另外唾液及血清 IL-6、唾液透明质酸浓度显著下降,该下降与腮腺肿胀改善平行,而唾液及血清未检测到 IL-2 受体水平改变[11]。德国 Rihl 等观察 14 名 pSS 患者使用羟氯喹治疗后腺体功能(如 Schirmer 试验等)改善,且抗 α 胞衬蛋白抗体(anti-α-fodrin antibody)阳性患者改善更为显著[12]。近期有两项临床研究关注了羟氯喹治疗对泪液、唾液中 B 淋巴细胞活化因子(B cell activating factor,BAFF)水平的影响。Yavuz 等人的一项前瞻性研究中 32 名 SS 患者接受羟氯喹治疗至少 2 年后停药,以停药为基线,观察停药 3 个月后眼部相关症状及各项指标变化,提示停药后眼沙砾感、烧灼感明显恶化,泪膜破碎时间、角膜染色评分均明显恶化,泪液 BAFF 水平显著升高[13]。Mumcu 等人随后观察 10 名 SS 患者,与健康对照相比其血清及唾液 BAFF 均明显升高,而使用羟氯喹治疗 3 ~ 6 个月后与自身基线水平相比下降明显,同时患者非刺激性唾液流率升高[14]。

国内史群等人对 40 例 pSS 患者进行为期 12 个月的羟氯喹治疗的前瞻性研究也同样显示,患者以 400mg/d 的剂量服用羟氯喹 3 个月后口眼干燥、关节痛等主观症状便开始出现不同程度改善,血沉、血清 IgG、IgM 亦明显下降[15]。

羟氯喹治疗 SS 的机制还未明确,可能是该药通过抑制巨噬细胞或其他抗原呈递细胞对抗原的处理和呈递作用,间接作用于 pSS 患者的 CD4+T 细胞和 B 细胞,抑制淋巴细胞免疫活性以及对腺体的浸润[16]。另有研究认为 SS 患者腺体功能低下与腺体内胆碱酯酶活性过高有关,而体外试验显示羟氯喹可抑制胆碱酯酶活性从而增强腺体功能[17]。

安全性方面,在上述所有研究中均未报告羟氯喹相关眼病发生,因此安全性较好。据估计可能为羟氯喹相关视网膜病变的发生率约为 0.4%,因此仍推荐使用羟氯喹治疗者剂量尽量不超过 400mg/d 或 6.5mg/(kg·d),目前国内常用剂量为 200mg 每日 2 次口服。治疗期间每 6~12 个月进行一次眼科检查[15]。

三、腺体外系统受累的治疗

SS 的腺体外受累常用的治疗方式是糖皮质激素结合免疫抑制剂的治疗,治疗效果的研究非常缺乏,多数为小规模的非对照试验,且对于糖皮质激素在 SS 的应用已有的研究也仅观察了其对于干燥症状的改善,而没有系统性受累治疗效果的指标,所以这一部分治疗方案大多以经验性为主,主要的治疗原则应根据受累器官不同、严重程度不同进行选择。

1. 皮肤　SS 相关皮肤损害主要包括皮肤干燥、雷诺现象以及血管炎。对于皮肤干燥的患者主要采用的方式是乳液保湿,如果伴有皮肤瘙痒可选择外用药物抗瘙痒。约有 30% 的 SS 患者可能出现雷诺现象,其症状一般比系统性硬化病相关雷诺现象要轻,相对更不容易出现指端溃疡。大部分症状较轻的患者应做好肢体远端的保暖,同时保湿防止裂口,避免摄入可能影响血管舒缩功能的食物及药物如咖啡、烟草等。症状较重的患者需要药物治疗,首选钙离子拮抗剂。

SS 相关的血管炎可累及各个器官如皮肤、神经系统、肾、胃肠道等等,提示疾病较重、预后较差。其中皮肤血管炎以冷球蛋白血症性血管炎最为常见,其次为荨麻疹性血管炎,大部分为小血管炎[18]。活检证实存在血管炎,应予糖皮质激素及口服环磷酰胺(50~150mg/d)治疗。

2. 关节肌肉　关节痛是 SS 患者最常见的主诉,除非特异性关节痛之外约 50% 患者可出现关节炎表现,比较常见的是对称性小关节肿胀、晨僵、压痛,约 40% 出现滑膜炎,仅 10% 为与类风湿关节炎类似的侵蚀性关节炎[18]。治疗方面可选择 NSAIDs 类药物对症处理,联合 DMARDs 治疗。注意 SS 患者因唾液减少、胃食管反流本身较多,更易出现 NSAIDs 相关胃肠道副作用。DMARDs 方面首选羟氯喹,如效果不佳或证实为侵蚀性关节炎可参考类风湿关节炎的治疗选择甲氨蝶呤或来氟米特,推荐甲氨蝶呤口服 7.5mg/w 起始、如剂量需超过 15mg/w 可考虑肌注以减轻胃肠道副作用,来氟米特推荐 20mg/d 起始。首选单药治疗,如效果不佳可考虑羟氯喹联合甲氨蝶呤或甲氨蝶呤联合来氟米特治疗[19]。

3. 呼吸系统　SS 的呼吸系统受累主要表现为气道干燥和肺间质病变。气道干燥可通过湿化、促分泌药物及愈创木酚甘油醚 1200mg 每日 2 次对症处理。而 SS 相关的肺间质病变的病理类型以非特异性肺间质病变 NSIP 和寻常型肺间质病变 UIP 为主,前者即过去认为的淋巴细胞浸润性间质病变,影像学上常见磨玻璃影;后者在影像学上主要表现为网格影和蜂窝肺。肺间质病变需要用中等剂量激素联合免疫抑制剂治疗,可以选择的免疫抑制剂包括环磷酰胺、霉酚酸酯、环孢 A 以及硫唑嘌呤[18,19]。更详细的方案可参见相关章节。

4. 泌尿系统　SS 肾脏受累包括间质性肾炎和肾小球肾炎。SS 引起的间质性肾炎相对比较常见,一般患者可有轻度蛋白尿、血肌酐轻度升高、多尿,可因肾小管功能障碍继发肾小管酸中毒(包括Ⅰ型和Ⅱ型)、Fanconi 综合征、肾性尿崩、低钾血症等。治疗包括对症处理电解质酸碱平衡紊乱(详见相关章节),以及针对原发病的激素加免疫抑制剂治疗。一般轻中度肾小管酸中毒以对症处理为主,如果效果不佳或出现肾功能损坏时应考虑加用糖皮质激素[0.5～1mg/(kg·d)],减量过程可加用硫唑嘌呤或霉酚酸酯防止复发[18,19]。详见相关章节。

直接由 SS 引起的肾小球肾炎非常少见,要先除外并发系统性红斑狼疮、淀粉样变、冷球血症的可能。病理以膜增生性肾小球肾炎和膜性肾病较为常见。治疗方式尚不确切,主要参照 SLE 肾病的治疗可选择激素加环磷酰胺或霉酚酸酯、硫唑嘌呤的治疗,如果为冷球血症并发的肾小球肾炎还可选择血浆置换的方式。

5. 消化系统　SS 相关胃肠道表现如食道功能障碍引起的吞咽困难、胃肠道动力下降引起的腹胀以及胃食管反流等症状,主要对症处理,例如使用抑酸药和胃肠动力药。

原发性胆汁性肝硬化 PBC 的患者中很多人有口眼干燥的表现以及血清 ANA(+),其中部分患者满足 SS 的诊断,因此两种疾病常合并出现。PBC 的治疗主要包括对症处理和针对原发病的治疗。原发病方面,目前首选的治疗是熊去氧胆酸 UDCA,它可改善生化指标、延缓肝脏组织学进展[20];其他药物如秋水仙碱、甲氨蝶呤等单药治疗均未见比熊去氧胆酸有优势[21,22],但在治疗难治性 PBC 时可与熊去氧胆酸联合使用[23]。PBC 可引起一些合并症,如胆汁酸降低引起脂肪泻,故应限制脂肪摄入,改中链甘油三酯 MCTs;应注意监测脂溶性维生素如维生素 A、D、E、K 水平,如有减少应及时补充。

SS 合并自身免疫性肝炎时应予激素联合硫唑嘌呤治疗。

6. 血液系统　SS 可引起自身免疫性血细胞减少,治疗方式类似 SLE 相关血液系统受累,如程度较重可予静脉丙种球蛋白 IVIg,或激素联合免疫抑制剂如硫唑嘌呤、环孢素 A、环磷酰胺或达那唑治疗,此外对于难治性血小板减少还可选择生物制剂利妥昔单抗。国内陈华等人前瞻性观察了 13 例自身免疫疾病(11 例 SLE、2 例 SS)合并重症难治性血小板减少症(PLT<10×10⁹/L,或 PLT<30×10⁹/L 合并出血倾向;且甲强龙冲击治疗、免疫球蛋白(IVIg)治疗、大剂量激素联合免疫抑制剂治疗无效)患者对小剂量利妥昔单抗(抗 CD20 单抗)100mg,每周 1 次静脉注射,共 4 次的治疗效果,并进行长达近 3 年的随访,发现小剂量利妥昔单抗起效很快,首次应用 4 周时便有近半数患者达完全缓解或部分缓解,在 12 周、24 周分别有53%、69% 的病例达完全或部分缓解,与小剂量利妥昔单抗治疗 ITP 效果相似,且首次应用者如在第 12 周取得完全缓解则多能维持长期缓解[24]。

7. 神经系统　SS 患者可出现多种神经系统受累表现,据报道约 10%～20% 患者可出现周围神经病表现,以感觉运动性或感觉性多发周围神经病较常见,运动神经受累常提示血管炎或多发性单神经炎;而中枢神经系统受累则可有各种表现,包括认知功能障碍、精神症状、脑缺血、偏头痛、脊髓炎、癫痫等。对于感觉性周围神经病可选择加巴喷丁、普瑞巴林或 pentagabalin 等治疗,三环类抗抑郁药对该症状有效但因其抗胆碱能副作用可能导致干燥症状加重而限制其在 SS 患者当中的使用。新型抗抑郁药度洛西汀(duloxetine)或米那普仑(milnacipran)可能有效。治疗效果欠佳时应考虑 IVIg 治疗[0.4g/(kg·d),5 天]。如出现脊髓病变或考虑为神经系统血管炎时应大剂量糖皮质激素口服或静脉冲击联合环磷酰胺静脉冲击或口服治疗,激素减量过程中可加用硫唑嘌呤、来氟米特、甲氨蝶呤等免疫抑制剂。另外有报道认为部分生物制剂可改善神经系统受累症状[25,26]。更详细的治疗方案请参阅相关章节。

8. SS 合并妊娠　绝大部分女性 SS 患者在疾病稳定期妊娠不会显著增加流产率及胎儿死亡率,但抗磷脂抗体(+)患者妊娠期处理同抗磷脂抗体综合征患者,可能需要抗凝处理。另外,抗 SSA 抗体(+)患者需要监测胎儿心率、警惕胎儿发生先天性心脏传导阻滞,推荐使用地塞米松预防。具体详见相关章节。

四、生物制剂在干燥综合征中的应用

目前生物制剂在自身免疫疾病当中的应用是研究的热点,部分生物制剂在系统性红斑狼疮、类风湿关节炎等疾病中的应用已比较广泛,相比之下在 SS 中的研究相对较少、应用也不是特别广泛。这部分将从发病机制的角度对 SS 可能的生物治疗靶点进行介绍,并介绍目前生物制剂用于治疗 SS 的研究现状。

SS 的发病机制尚未十分明确,结合已有的研究结果可推测出如下的大致过程。首先是环境因素例如病毒感染等发生于基因易感性个体,导致自我免疫耐受的破坏,这个过程可能有分子模拟、内源性抗原暴露等机制参与。个体自我免疫耐受破坏后将自身蛋白作为抗原呈递,激活固有免疫,促单核-巨噬系统产生 IFN-α,而 IFN-α 的持续产生还与免疫复合物形成激活 Fc 受体和 Toll 样受体有关。IFN-α 继而促进单核细胞、树突状细胞、T 细胞、B 细胞以及受累器官如唾液腺的上皮细胞产生 B 细胞活化因子 BAFF,BAFF 的产生还受到 IFN-γ 的调控。BAFF 联合另一种分子 APRIL 共同作用于单核细胞、树突状细胞及 T 细胞、B 细胞上的 BR3、TACI、BCMA 三种受体,促进 B 细胞活化、分泌抗体。另外受累器官的 T 细胞活化后也可分泌 T 细胞相关细胞因子,如 Th1 反应细胞因子 IL-2、IFN-γ、TNF-α 等,尤其是参与 B 细胞活化的 Th2 反应细胞因子 IL-6、IL-10 等。腺体受到自身抗体和细胞因子的影响而引起功能障碍[27]。根据上述机制,目前主要治疗靶点有:抑制 B 细胞数量和功能,抑制 BAFF/APRIL。

1. 以 B 细胞为靶点　B 细胞在 SS 发病机制中占据核心地位,患者血清 RF(+)、自身抗体(+)、高 IgG 血症与 B 细胞过度活化有关,而受累器官多可见 B 细胞为主的浸润,且一部分 SS 可发生 B 细胞淋巴瘤。

(1) Rituximab:在 SS 研究最多的一种生物制剂就是以 B 细胞为靶点的人鼠嵌合抗 CD20 单抗利妥昔单抗 rituximab,其中包含两项随机双盲对照试验。试验证实利妥昔单抗可缓解乏力、口眼干燥症状、唾液流率、眼部实验室检查指标、血清炎症指标如 ESR、CRP 等,甚至对腺外系统性表现如关节炎、肾脏受累、血管炎等表现有一定改善[28,29]。国内陈华等人观察了小剂量利妥昔单抗对 13 例 SLE 及 SS 合并重症难治性血小板减少症患者的治疗效果，显示小剂量利妥昔单抗起效快，在 12 周、24 周分别有 53%、69% 的病例达完全或部分缓解，与小剂量利妥昔单抗治疗 ITP 效果相似，且疗效较为持久。但其副作用如血清病、感染等出现比例相对较高，约 10% 患者在 3 ~ 7 天时可能出现血清病样表现，而同样利妥昔单抗应用于类风湿关节炎和淋巴瘤患者中比例不会这么高，推测可能与 SS 患者血清中 IgG 水平较高有关[24]。

（2）Epratuzumab：是一种抗 B 细胞表面分子 CD22 的单克隆抗体，它引起患者外周血 B 细胞下降比利妥昔单抗的作用要轻微，以免疫调节作用为主，目前用于 SS 治疗只有一项含 16 名患者的非对照试验，该试验结果提示患者主观干燥症状、乏力及 Schirmer 试验有所改善，而炎症指标改善不明显，还需要进一步的安慰剂对照试验研究[30]。

2. 以 BAFF/APRIL 为靶点　Belimumab 是一种抗 BAFF 的单克隆抗体，应用于 SLE 的治疗已经进入 III 期临床试验。应用于 SS 方面，目前欧洲有一项包含 30 名患者的非对照试验显示，该单抗治疗后疾病活动度下降，患者主观感受干燥症、乏力、关节痛等症状明显好转，但唾液流率和 Schirmer 试验未见明显改善[31]。初期试验结果较好，尤其在改善全身炎症方面可能具有一定效果，可继续后续扩大样本量、增加对照的研究试验。

Atacicept 是一种 TACI-Fc 融合蛋白，用于阻断 BAFF/APRIL 下游信号通路，在 SLE 治疗中正在进行 II 期试验[32]。在 SS 中暂无相关研究。

由于目前发现用利妥昔单抗 rituximab 治疗自身免疫疾病后患者常出现血清 BAFF 升高，因此推测以 BAFF/APRIL 为靶点的治疗还可用于利妥昔单抗治疗后的自身免疫病[33]。

3. 其他细胞因子　TNF-α 为靶点的生物制剂，如目前市面上的 TNF 抑制剂，无论鼠源嵌合型或人源性均未见有肯定疗效[34-37]。

（史群　赵岩）

参 考 文 献

1. Ramos-Casals M, Brito-Zerón P, Sisó-Almirall A, et al. Topical and systemic medications for the treatment of primary Sjögren's syndrome. Nature Reviews Rheumatology, 2012, 8(7): 399-411

2. Tincani A, Andreoli L, Cavazzana I, et al. Novel aspects of Sjögren's syndrome in 2012. BMC medicine, 2013, 11 (1): 93

3. Guidera AC, Luchs JI, Udell IJ. Keratitis, ulceration, and perforation associated with topical nonsteroidal anti-inflammatory drugs. Ophthalmology, 2001, 108(5): 936-944

4. Marsh P, Pflugfelder SC. Topical nonpreserved methylprednisolone therapy for keratoconjunctivitis sicca in Sjögren syndrome. Ophthalmology, 1999, 106(4): 811-816

5. Papas AS, Sherrer YS, Charney M, et al. Successful treatment of dry mouth and dry eye Symptoms in Sjögren's syndrome patients with oral pilocarpine: A randomized, placebo-controlled, dose-adjustment study. J Clin Rheumatol, 2004, 10(4): 169-177

6. Leung KC, McMillan AS, Wong MC, et al. The efficacy of cevimeline hydrochloride in the treatment of xerostomia in Sjögren's syndrome in southern Chinese patients: a randomised double-blind, placebo-controlled crossover study. Clinical rheumatology, 2008, 27(4): 429-436

7. Fox RI, Fox CM. Therapy of Dermatologic, Renal, Cardiovascular, Pulmonary, Gynecologic, Gastro-enterologic,

Urologic and Fibromyalgia Manifestations Including Special Considerations at the Time of Surgery//Fox RI,Fox Cm. Sjögren's Syndrome. New York:Springer,2012:317-336

8. Fox RI,Chan E,Benton L,et al. Treatment of primary Sjögren's syndrome with hydroxychloroquine. Am J Med, 1988,85(4):62-67

9. Kruize AA,Hene RJ,Kallenberg CG,et al. Hydroxychloroquine treatment for primary Sjögren's syndrome:a two year double blind crossover trial. Ann Rheum Dis,1993,52(5):360-364

10. Fox RI,Dixon R,Guarrasi V,et al. Treatment of primary Sjögren's syndrome with hydroxychloroquine:a retrospective,open-label study. Lupus,1996,5 suppl 1:S31-S36

11. Tishler M,Yaron I,Shirazi I,et al. Hydroxychloroquine treatment for primary Sjögren's syndrome:its effect on salivary and serum inflammatory markers. Ann Rheum Dis,1999,58(4):253-256

12. Rihl M,Ulbricht K,Schmidt RE,et al. Treatment of sicca symptoms with hydroxychloroquine in patients with Sjögren's syndrome. Rheumatol,2009,48(7):796-799

13. Yavuz S,Asfuroğlu E,Bicakcigil M,et al. Hydroxychloroquine improves dry eye symptoms of patients with primary Sjögren's syndrome. Rheumatol Int,2011,31(8):1045-1049

14. Mumcu G,Bicakcigil M,Yilmaz N,et al. Salivary and serum B-cell activating factor(BAFF)levels after hydroxychloroquine treatment in primary Sjögren's syndrome. Oral Health Prev Dent,2013,11(3):229-234

15. 史群,赵岩,李玲,等.羟氯喹治疗原发性干燥综合征前瞻性临床研究初探.中华风湿病学杂志,2008,12 (4):258-260

16. Fox RI,Kang HI. Mechanism of action of antimalarial drugs:inhibition of antigen processing and presentation. Lupus,1993,2(1 suppl):S9-S12

17. Dawson LJ,Caulfield VL,Stanbury JB,et al. Hydroxychloroquine therapy in patients with primary Sjögren's syndrome may improve salivary gland hypofunction by inhibition of glandular cholinesterase. Rheumatol,2005, 44(4):449-455

18. Fox RI. Extraglandular manifestations of Sjögren's Syndrome(SS):dermatologic,arthritic,endocrine, pulmonary,cardiovascular,gastroenterology,renal,urology,and gynecologic manifestations//Fox RI,Fox CM. Sjögren's Syndrome. New York:Springer,2012:285-316

19. Tzioufas AG,Moutsopoulos HM. Current Treatment of Extraglandular Manifestations with Disease-Modifying and Immunosuppressive Agents// Fox RI,Fox CM. Sjögren's Syndrome. New York:Springer,2012:337-344

20. Rudic JS,Poropat G,Krstic MN,et al. Ursodeoxycholic acid for primary biliary cirrhosis. Cochrane Database Syst Rev,2012,12:CD000551

21. Gong Y,Gluud C. Colchicine for primary biliary cirrhosis. Cochrane Database Syst Rev,2004,(2):CD002148

22. Giljaca V,Poropat G,Stimac D,et al. Methotrexate for primary biliary cirrhosis. Cochrane Database Syst Rev, 2010,(5):CD004835

23. Leung J,Bonis PA,Kaplan MM. Colchicine or methotrexate,with ursodiol,are effective after 20 years in a subset of patients with primary biliary cirrhosis. Clin Gastroenterol Hepatol,2011,9(9):776-780

24. 陈华,苏金梅,王迁,等.小剂量利妥昔单抗治疗系统性红斑狼疮或干燥综合征合并血小板减少症:长期 随访研究.中华临床免疫和变态反应杂志,2013,7(2):139-145

25. Fox RI,Birnbaum J. The neurological manifestations of sjogren's syndrome:diagnosis and treatment//Fox RI, Fox CM. Sjögren's Syndrome. New York:Springer,2012:337-344

26. Rist S,Sellam J,Hachulla E,et al. Experience of intravenous immunoglobulin therapy in neuropathy associated with primary Sjögren's syndrome:a national multicentric retrospective study. Arthritis Care Res(Hoboken), 2011,63(9):1339-1344

27. Gottenberg JE,Mariette X. Looking into the Future—Emerging Therapies Based on Pathogenesis//Fox RI,Fox

CM. Sjögren's Syndrome. New York:Springer,2012:469-481

28. Meijer JM,Meiners PM,Vissink A,et al. Effectiveness of rituximab treatment in primary Sjögren's syndrome:A randomized,double-blind,placebo-controlled trial. Arthritis Rheum,2010,62(4):960-968

29. Dass S,Bowman SJ,Vital EM,et al. Reduction of fatigue in Sjögren syndrome with rituximab:results of a ran-domised,double-blind,placebo-controlled pilot study. Ann Rheum Dis,2008,67(11):1541-1544

30. Steinfeld SD,Tant L,Burmester GR,et al. Epratuzumab(humanized anti-CD22 antibody)in primary Sjögren's syndrome:an open-label phase Ⅰ/Ⅱ study. Arthritis Res Ther,2006,8(4):R129

31. Mariette X,Seror R,Quartuccio L,et al. Efficacy and safety of belimumab in primary Sjögren's syndrome:re-sults of the BELISS open-label phase Ⅱ study. Ann Rheum Dis,2015,74(3):526-531

32. Pena-Rossi C,Nasonov E,Stanislav M,et al. An exploratory dose-escalating study investigating the safety,toler-ability,pharmacokinetics and pharmacodynamics of intravenous atacicept in patients with systemic lupus erythe-matosus. Lupus,2009,18(6):547-555

33. Cohen PL,Traisak P. Biological Treatment for Sjögren's Syndrome//Fox RI,Fox Cm. Sjögren's Syndrome. New York:Springer,2012:459-468

34. Steinfeld SD,Demols P,Salmon I,et al. Infliximab in patients with primary Sjögren's syndrome:a pilot study. Arthritis Rheum,2001,44(10):2371-2375

35. Mariette X,Ravaud P,Steinfeld S,et al. Inefficacy of infliximab in primary Sjögren's syndrome:results of the randomized,controlled Trial of Remicade in Primary Sjögren's Syndrome(TRIPSS). Arthritis Rheum,2004,50(4):1270-1276

36. Sankar V,Brennan MT,Kok MR,et al. Etanercept in Sjögren's syndrome:A twelve-week randomized,double-blind,placebo-controlled pilot clinical trial. Arthritis Rheum,2004,50(7):2240-2245

37. Zandbelt MM,de Wilde P,van Damme P,et al. Etanercept in the treatment of patients with primary Sjögren's syndrome:a pilot study. J Rheumatol,2004,31(1):96-101

第二节　干燥综合征的局部治疗

一、口腔局部治疗

（一）口干的治疗

促进口腔内唾液的分泌可以减轻口干的症状。通常使用的药物包括匹罗卡品、西维美林和乌拉胆碱,这些药物都可以通过刺激唾液的分泌来减轻口干的症状,同时还可以减少龋齿的发生。建议间断使用这些药物,因为这不仅可以减少药物的花费,同时还可以减少药物的不良反应,但疗效并不会降低。临床研究发现,这三种药物刺激唾液分泌作用是相当的,但每个患者个体对每种药物的治疗反应可能不尽相同,因此可以在一种药物效果不好时换用另外一种。由于患者对药物的反应不一,因此应按照患者的治疗反应来调整剂量。这类药物的最常见不良反应是尿频和多汗,通过调整药物剂量可以减少不良反应。此外,一些人工唾液也可以起到缓解口干的作用。

（二）防止龋齿形成[1]

由于原发干燥综合征患者的唾液分泌减少,患者出现龋齿的机会增加,因此预防龋齿的形成是原发干燥综合征患者口腔治疗中的重要部分。除一般的保持口腔清洁措施外,如饭后、睡前刷牙、漱口,还需使用含氟的牙膏并同时使用含氟的漱口水,这可以减少龋齿的形成;限制饮食中糖的摄入也可以减少龋齿的形成。有研究显示,良好的口腔卫生、使用含氟的牙膏及漱口水,同时配合限制饮食中糖的含量,可以显著减少龋齿的形成。

(三) 口腔念珠菌感染[2]

口腔念珠菌感染是原发干燥综合征患者最常见的口腔感染,对于轻症感染,可以使用克霉唑 10mg 口服,每日 5 次,治疗 7 ~ 14 天,或局部使用 1 万单位/毫升的制霉素悬液或含片,每日 4 次,共 7 ~ 14 天。对于中、重度口腔念珠菌感染,可以采用口服氟康唑 100 ~ 200mg/d,共 7 ~ 14 天。

二、眼部治疗

(一) 眼干的治疗

绝大多数患有干燥综合征的患者都会出现眼睛干涩、磨砂的感觉,一些患者还会出现视物模糊、眼睛发红(结膜充血),影响到患者读书、使用计算机等。干眼的局部治疗包括:

1. 增加所处环境的湿度,减少泪液的挥发,可以改善眼干的症状。

2. 补充泪液　可以采用人工泪液来补充眼泪的产生不足。通常有 2 种人工泪液,对于每天需要使用人工泪液 4 次以下的患者,可以使用含有防腐剂的人工泪液,但对于几乎没有泪液产生、每天需要点 4 次以上人工泪液才能不感觉眼干的患者,应该使用不含防腐剂的人工泪液,因为一些防腐剂本身会对眼部产生刺激作用,尤其是在眼部有炎症的患者,刺激作用会更明显。含有人工泪液成分的软膏较粘稠,容易造成视物模糊,影响视觉的清晰度,因此不建议白天使用,一般应在睡眠前使用,软膏可以保持夜间眼部的湿润,也可以促进角膜的修复。

3. 局部使用糖皮质激素　有研究显示,原发干燥综合征患者的眼部表面有明显的炎症,从这些患者的泪液分泌物中也能检测到一些炎症细胞因子,因此在一些患者,尤其是有明显眼部炎症的患者可以滴含有糖皮质激素的眼药水或眼部局部注射糖皮质激素。局部使用糖皮质激素不仅可以减轻眼部的炎症,还能增加眼部表面的润滑度,但由于糖皮质激素的不良反应,因此仅限于眼干症状非常严重的患者,且仅短期使用。

4. 局部使用环孢素　研究证实[3],原发干燥综合征患者的眼部存在 T 细胞的异常活化,因此对于一些严重的眼干患者,可以使用 0.05% 的环孢素眼药水,少数患者在 3 ~ 4 周内会感到眼干有改善,但绝大多数患者是在 3 ~ 4 个月内出现症状改善,国外报道约有 72.1% 的患者在使用后会出现 Schirmer 检查改善。但对于有疱疹性角膜炎病史的患者应慎用,因为一些患者会在使用环孢素滴眼液后出现疱疹性角膜炎复发。

5. 自体血清泪液替代　对于一些眼干症状明显的患者,还可以采用抽取患者自身的血液,离心后留取血清作为人工泪液滴眼的治疗方法,这种"血清泪液"对眼部的润滑作用好,比人工泪液的作用时间长。由于是来自患者自身的血清,因此耐受性较好。

6. 泪道阻塞术　对于一些严重的眼干患者,可以采取堵塞泪道的手术,减少泪液的引流,增加眼部的泪液含量,缓解眼干的症状。由于 85% 以上的泪液是经下泪道引流的,因此通常采用下泪道阻塞术。

7. 佩戴润滑性巩膜接触镜　这是一种比通常的角膜接触镜要大的一种眼部接触镜,患者将人工润滑液倒入接触镜内,然后佩戴,以保持眼部的润滑。这种接触镜目前只在美国有售,而且佩戴时的难度较大,因此目前没有得到广泛使用。但对于一些眼干症状明显的患者可以作为一种选择。

(二)睑缘炎的治疗

泪液的组成成分中有来自睑板腺分泌的脂肪成分,脂肪成分的存在可以减少泪液的挥发。睑缘炎在原发干燥综合征患者较常见,会造成这些患者的睑板腺功能障碍,脂肪的分泌减少,泪液的挥发加快,造成眼干。可以采用热敷来减轻睑缘炎的症状,女性患者应避免画眼线,不使用睫毛膏,避免使用角膜接触镜。可以全身使用米诺环素或多烯环素[4],减少睑缘附着的链球菌和葡萄球菌的数量,从而减轻睑缘的炎症。有研究证实,减少睑缘的菌群可以减少脂肪溶解酶的数量,从而增加睑板腺的脂肪分泌,减轻眼干的症状。

(三)治疗其他伴发疾病

包括甲状腺疾病、糖尿病、眼部的其他炎症性疾病,减少角膜接触镜的使用。患有干燥综合征的患者最好不要进行 LASIK 矫正手术,因为手术本身会造成角膜周围的神经末梢损伤,减少人体对角膜表面的感觉,使眨眼反射减少,造成眼干。

（田新平）

参 考 文 献

1. Chainani-Wu N,Gorsky M,Mayer P,et al,Assessment of the use of sialogogues in the clinical management of patients with xerostomia. Spec Care Dentist,2006,26(4):164-170

2. Pappas PG,Kauffman CA,Andes D,et al. Clinical practice guidelines for the management of candidiasis:2009 update by the Infectious Diseases Society of America. Clin Infect Dis,2009,48(5):503-535

3. Perry HD,Solomon R,Donnenfeld ED,et al. Evaluation of topical cyclosporine for the treatment of dry eye disease. Arch Ophthalmol,2008,126(8):1046-1050

4. Shine WE,McCulley JP,Pandya AG. Minocycline effect on meibomain gland lipids in meibomainitis patients. Exp Eye Res,2003,76(4):417-420

第三节　干燥综合征的皮肤表现的治疗

一、一般治疗

包括适当休息,寻找和去除可能的致病原因,避免刺激,如有感染灶时进行相应治疗。

二、系统治疗

如皮损较严重或伴有其他系统受累时须给予糖皮质激素治疗,强的松每日 30～40mg 一般可较好地控制症状,待病情缓解后逐渐减量,也可选用雷公藤多苷、甲氨蝶呤、硫唑嘌呤、秋水仙碱等免疫抑制剂辅助治疗皮肤血管炎,严重病例可加用环磷酰胺或环孢素 A。

三、局部治疗

皮肤干燥可使用含甘油的润肤剂,雷诺病则强调肢端保暖,皮肤血管炎皮疹较轻、无显著系统受累时可以考虑局部使用糖皮质激素乳膏或他克莫司软膏。

四、中药治疗

中医主张辨证施治,例如结节红斑可以配合活血化瘀中药(如复方丹参片);紫癜以凉血止血为主,气血不足者以益气摄血为主(可用归脾丸或十灰丸)。

(李　菁)

第四节　干燥综合征肺脏和肺动脉高压的治疗

肺部病变作为 pSS 患者的系统损伤,应予糖皮质激素、免疫抑制剂等积极治疗。但 pSS 的病情进展相对缓慢,其肺部病变同样具有相似特点,因而治疗的积极程度与系统性红斑狼疮、皮肌炎肺部病变有所不同。

一、免疫抑制治疗

(一) 糖皮质激素及传统的免疫抑制剂

糖皮质激素对 pSS 肺部病变中的 LIP、OP、NSIP 及淋巴细胞性支气管炎/细支气管炎作用相对肯定,根据病情决定激素的用量,泼尼松 30～60mg/d 不等。同时也可联合用免疫抑制剂,常用的药物有:硫唑嘌呤、环磷酰胺等。

(二) 生物制剂

B 淋巴细胞靶向治疗,主要是抗 CD20 单克隆抗体—利妥昔单抗(rituximab),对 pSS 肺部病变治疗的有效性报道多为个案,更多证据和治疗前景值得期待。

(三) 其他

丙种球蛋白、血浆置换、干细胞移植的疗效有待进一步观察。

二、辅助治疗

包括预防气道病变、抗氧化治疗以及应用疫苗预防感染。

三、特殊类型肺部病变的治疗

(一) 肺动脉高压的治疗

1. 针对 pSS 的治疗　目前个案报道及小样本病例系列提示,针对 pSS 基础病的治疗有改善和稳定 pSS 相关肺动脉高压(PAH)的作用,但尚无充足证据。因此临床上免疫抑制的治疗方案多借鉴系统性红斑狼疮相关 PAH 的经验。

(1) pSS 活动且 PAH 病情严重的患者:需要积极治疗,可予大剂量糖皮质激素(对于病程短进展迅速者,甚至可考虑糖皮质激素冲击治疗),免疫抑制剂可考虑环磷酰胺(CTX)、霉酚酸酯(MMF)等作用较强的药物。

(2) pSS 缓解且 PAH 病情稳定的患者:仅需维持治疗,即小剂量糖皮质激素,免疫抑制剂选择可长期应用的 MMF、硫唑嘌呤(AZA)、甲氨蝶呤(MTX)或羟氯喹(HCQ)等。

（3）pSS 活动而 PAH 相对稳定的患者：应兼顾 pSS 其他受累系统的病情，由风湿科医师决定，需要适度治疗，即中到大剂量糖皮质激素，免疫抑制剂可考虑 CTX、MMF 或 AZA 等作用较强的药物。

（4）pSS 缓解而 PAH 病情严重的患者：这是临床最为困难的选择，通常在维持缓解治疗的基础上加强针对 PAH 的治疗（如 PAH 靶向联合治疗）。

2. 针对肺动脉高压的治疗　一般治疗包括吸氧、利尿、抗凝、强心，这是针对所有 PAH 患者的基础治疗。肺血管扩张治疗包括：

（1）钙通道阻滞剂（CCBs）：只有急性血管反应试验（AVC）阳性的特发性肺动脉高压患者才可能从 CCBs 治疗中获益，而 AVC 阳性的 pSS-PAH 患者接受 CCBs 治疗获益情况不明确。此类患者可尝试先应用 CCBs 治疗并每 3 个月密切随访，一部分患者可能获得病情改善、且持续 6~12 个月有效才能长期应用 CCBs；而对疗效不佳的患者应逐渐减量至停用。

（2）靶向治疗：作为 PAH 治疗的最新进展，极大改善了此类患者的预后，包括内皮素受体拮抗剂（ERAs）、前列环素类似物（PGs）、5 型磷酸二酯酶抑制剂（PDE-5i）和鸟苷酸环化酶激动剂，除作用于肺血管平滑肌细胞抑制收缩外，亦有拮抗平滑肌细胞增殖的作用，可单独或联合治疗 CTD-PAH 患者。目前在我国有 PAH 注册适应证的药物虽然只有波生坦、安立生坦、伊洛前列素和曲前列尼尔，但 PDE-5i 治疗 PAH 已在国内广泛使用，疗效可靠、价格相对低廉且不良反应少，因此规范使用此类药物也是此共识必须推荐的重要治疗。其他治疗包括：肺移植术（目前倾向于经充分联合 PAH 靶向药物治疗仍反应不佳患者应尽早考虑此手术）和球囊扩张房间隔造口术（作为 PAH 患者的姑息性治疗手段或肺移植前的过渡性治疗措施）。

（二）肺间质病变的治疗

肺间质病变（ILD）的治疗目前仍是风湿科和呼吸科的难点，针对 pSS 的免疫抑制作用的证据更是缺乏。但 pSS-ILD 的病理分型最常见的是非特异性间质性肺炎、淋巴细胞性间质性肺炎和机化性肺炎，往往对免疫抑制治疗有效，因而在临床上 pSS 一旦出现 ILD 时，即使无明确的病理证据，仍应积极地使用糖皮质激素和免疫抑制剂。

1. 糖皮质激素　总体上对寻常型间质性肺炎疗效甚微，而非特异性间质性肺炎则对激素治疗反应较好。其治疗剂量应个体化，以治疗反应和患者耐受性为依据，只有在病情改善或稳定时才考虑持续应用。大剂量甲泼尼松龙冲击治疗尚未证实比口服激素疗效更好。

2. 免疫抑制剂　CTX 仍为主要应用的药物，依据是系统性硬化病（SSc）相关 ILD 的证据和经验，美国多中心随机双盲安慰剂对照的临床研究表明，应用 CTX 治疗 SSc-ILD 12 个月时较安慰剂显著延缓肺功能恶化，而且在第 24 个月时这种差别依然存在。目前多主张小剂量 CTX 每日或隔日 1 次使用。其他药物还包括 AZA、环孢霉素、MTX、HCQ 等，但多为病例报道，临床证据并不肯定。

3. 抗纤维化药物　国际上针对特发性肺纤维化（IPF）的研究有较快进展，相关药物对 pSS-ILD 的治疗有一定启示，主要包括：

（1）吡非尼酮（pirfenidone）：通过抑制 TGF-β、血小板衍化生长因子和成纤维细胞生长因子的表达起到抗肺纤维化的作用,兼有抗炎、抗氧化作用。近年 IPF 的诊疗指南中,吡非尼酮的地位不断上升。现有的国际临床试验如 CAPACITY 和 ASCEND 研究,均发现吡非尼酮在稳定肺功能,延长无进展生存期等方面有显著疗效,而药物的副作用可被患者接受。

（2）尼达尼布(nintedanib):这是一种血管内皮生长因子、成纤维细胞生长因子及血小板源性生长因子受体酪氨酸激酶抑制剂。针对 IPF 的 INPULSIS 研究表明,尼达尼布能够减慢 IPF 患者肺功能的下降,可以延缓疾病的进展,仅腹泻是其常见的不良反应。

4. 抗氧化药物　N-乙酰半胱氨酸(NAC),能通过抗氧化、抑制炎症反应和影响胶原合成等方面起到抗纤维化的作用。曾有前瞻性随机双盲对照的临床试验表明,大剂量 NAC 口服治疗 IPF 具有明确效果,能够显著改善患者的肺功能,且患者耐受情况良好。但近期发表的 PANTHER 研究探讨三联药物方案(泼尼松、AZA、NAC)、单用 NAC 及安慰剂对照对 IPF 治疗作用,结果显示对轻至中度肺功能水平的 IPF 患者而言,使用 NAC 并无明显获益。因此,NAC 确切的治疗作用还需进一步研究来确证。

（李梦涛　邵池）

参 考 文 献

1. Tashkin DP,Elashoff R,Clements PJ,et al. Cyclophosphamide versus placebo in scleroderma lung disease. N End J Med,2006,354(25):2655-2666

2. Kokosi M,Riemer EC,Highland KB. Pulmonary involvement in Sjögren syndrome. Clin Chest Med,2010,31 (3):489-500

3. 李娅、李小峰、黄慈波、等. 原发性干燥综合征患者继发间质性肺病的临床特点. 中华风湿病学杂志,2013,17(10):667-671

4. 颜淑敏、赵岩、曾小峰、等. 原发性干燥综合征患者肺部病变的临床分析. 中华结核和呼吸杂志,2008,31 (7):513-516

5. Yazisiz V,Arslan G,Ozbudak IH,et al. Lung involvement in patients with primary Sjögren's syndrome:what are the predictors? Ann Rheum Dis,2002,61(6):554-558

6. Shi JH,Liu HR,Xu ZJ,et al. Pulmonary manifestations of Sjögren's syndrome. Respiration,2009,78(4): 377-386

7. 李雪梅、王迁、费允云、等. 原发性干燥综合征合并肺动脉高压临床特征. 中华全科医师杂志,2014,13 (9):770-773

8. Seror R,Ravaud P,Bowman SJ,et al. EULAR Sjögren's syndrome disease activity index:development of a consensus systemic disease activity index for primary Sjögren's syndrome. Ann Rheum Dis,2010,69(6): 1103-1109

9. Tashkin DP,Elashoff R,Clements PJ,et al. CycloPhosphamide versus placebo in scleroderma lung disease. N End J Med,2006,354(25):2655-2666

10. 颜淑敏、张文、李梦涛、等. 原发性干燥综合征 573 例临床分析. 中华风湿病学杂志,2010,l4(4):223-227

第五节　干燥综合征肝损伤的治疗

pSS 肝脏受累在临床中非常普遍,不仅临床表现可能不同,发生机制也不相同,目前考虑分几种情况:①由于使用大量免疫抑制剂等多种对肝脏有损伤的药物造成的药物性肝炎;②合并酒精和肝炎病毒感染等其他引起肝损的疾病;③pSS 自身免疫损伤所致的肝损伤;④合并自身免疫性肝病如 PBC 的特异性肝损伤。显然这几种肝损伤无论在发病机制、临床表现以及治疗和预后上都有所不同,对于药物、酒精引起的肝损伤,主要需要去除相关药物和酒精因素,并积极保肝治疗;而对于合并 PBC 等自身免疫性肝病,研究表明目前对于改善 PBC 预后唯一有效的药物是熊去氧胆酸(ursodeoxycholic acid, UDCA),剂量 $13 \sim 15mg/kg$,而对 UDCA 有应答的患者则预后良好。但目前尚缺乏 PBC 合并 SS 使用 UDCA 的临床研究;而 pSS 自身免疫损伤导致的肝损伤,国内研究提示多数患者尤其是早期患者对激素及免疫抑制剂敏感,治疗后临床表现、肝功能检查均有不同程度的改善,且少有患者死于 pSS 引起的肝损伤,提示 pSS 肝脏损害患者预后较好,但目前随访仍在进行中。而对于晚期肝硬化失代偿期的 SS 肝损伤患者,治疗则与其他疾病肝硬化患者相同,主要以对症处理各种并发症为主。严重肝功能衰竭患者,只有肝移植才能拯救患者的生命。

综上所述,pSS 肝损伤的机制研究目前已经越来越得到重视,对于早期治疗和改善预后都有着很重要的作用,应当引起广大风湿病学者更多的关注,应该在该领域投入更多的精力来进一步研究,从而继续提高我们的认识水平和处理能力。

(张奉春　杨云娇)

参 考 文 献

Zhang LN,Shi TY,Shi XH,et al. Early biochemical response to ursodeoxycholic acid and long-term prognosis of primary biliary cirrhosis:results of a 14-year cohort study. Hepatology,2013,58(1):264-272

第六节　干燥综合征肾损伤的治疗

一、针对病理治疗

(一) 间质性肾炎的治疗

对于明显活动的反复发作的间质性肾炎应给予糖皮质激素治疗,对于肾小管酸中毒、肾性尿崩,早期给予糖皮质激素治疗,有利于稳定肾功能,改善远期预后,起始剂量可给予泼尼松 $1mg/(kg \cdot d)$,根据临床反应逐渐减量,对于肾间质淋巴细胞浸润明显、激素依赖者主张在激素基础上加用硫唑嘌呤、霉酚酸酯等联合治疗,间质性肾炎进展到终末期肾病者较为少见。

(二) 肾小球肾炎的治疗

合并肾小球肾炎时应结合临床判断、病情严重度、组织学特征及合并症等积极给予糖皮质激素、免疫抑制药物包括环磷酰胺、环孢素、硫唑嘌呤治疗。尤其合并肾病综合征的患者应联合使用大剂量糖皮质激素及免疫抑制剂,病情进展迅速者可给予激素冲击治疗,必要时进行 B 细胞清除治疗。轻度肾功能损害,早期积极治疗,可一定程度挽救肾功能,终末期肾功能衰竭时,可行透析替代治疗。

（三）间质性膀胱炎的治疗

间质性膀胱炎并非由感染直接导致,抗生素治疗对其膀胱刺激症状往往无效。鉴于自身免疫在发病机制中的作用,激素和免疫抑制剂可作为首选治疗,免疫抑制药物中特别是环孢素、他克莫司等报道可有较好疗效[1,2]。

二、对症治疗

（一）纠正酸中毒

纠正酸中毒需补充碱剂,但须注意单纯补充碱剂可能导致低钾血症的加重甚至引发心律失常的危险。Ⅰ型 RTA 首选枸橼酸合剂(枸橼酸 140g,枸橼酸钠 98g,加水至 1L,50～100ml/d 分次口服),尿钙以枸橼酸钙形式排出,其溶解度高,有利于减少肾结石和肾钙化风险。肾功能不全时尿中枸橼酸排泄减少,宜用碳酸氢钠。Ⅱ型 RTA 可应用大剂量碳酸氢钠,重症可联合应用小剂量氢氯噻嗪。

（二）纠正低钾血症

常用枸橼酸钾,枸橼酸钾较氯化钾更适于肾小管酸中毒患者的补钾治疗,在补钾同时还能减轻酸中毒,减少尿钙排泄,增加尿枸橼酸排泄以减少肾钙化和尿路结石风险,防止肾钙化/结石的加重。

为防止加重高氯血症,不主张长期使用氯化钾。如服用应定期监测血氯水平,但对于低血钾性软瘫或伴有心律失常的严重低血钾(<2.5mmol/L)应静脉补充氯化钾,但须遵照以下原则:禁止静脉推注。可加入生理盐水或等渗葡萄糖静脉输液或微量泵泵入,注意尿量,见尿补钾,先快后慢。静脉补钾浓度一般不超过 3‰,如钾液浓度>3‰时应尽可能经中心静脉泵入氯化钾,泵入速度可至 3g/h。一般认为每输入 100mmol 的钾可使血钾升高 0.3mmol/L。补钾速度一般不应超过 0.75g/h。对于呼吸肌麻痹和严重心律失常的危重患者静脉补钾浓度可达 4.5‰～6‰,泵入速度不超过 1.5g/h,24 小时补钾量不超过 15g。

（三）范科尼综合征的治疗

低磷血症者可补充中性磷制剂 1～3g/d。氨基酸尿、肾糖尿可无需特殊处理。

（四）骨病的治疗

酸中毒导致活性维生素 D 缺乏、钙磷代谢异常引起骨矿化障碍,表现为骨软化症,必要时给予二磷酸盐,并在严密监测尿钙情况下适当补充钙剂和维生素 D,但需警惕肾结石/肾钙化加重。合并低磷血症者应补充磷制剂防止骨软化症。

（五）间质性膀胱炎的治疗

1. 一般性治疗

（1）饮食调节,戒除烟酒咖啡、浓茶,避免含钾丰富的食物,避免辛辣食物刺激。

（2）舒缓压力,精神/行为治疗,如进行盆底肌训练,定时排尿,逐步延迟排尿等。

（3）处理合并症如阴道炎、泌尿系感染,及其他潜在疾病如肠易激综合征、纤维肌痛综合征、抑郁症等。

2. 针对性治疗　戊聚硫钠(pentosan polysulfate sodium)是美国 FDA 批准用于治疗间质

性膀胱炎的口服制剂,有利于尿道上皮修复,缓解膀胱疼痛不适症状。其他可试用的治疗包括抗组胺药、α受体阻滞剂、抗抑郁药(阿米替林)、解痉药、镇静(如苯二氮　类)、肌松剂或麻醉药物(如非那吡啶)等,膀胱水囊扩张可短期改善尿频等症状,但疗效往往难以持久。如果存在明显的尿路梗阻,需要置管引流,必要时外科干预。

(赵丽丹)

参 考 文 献

1. Ueda Y, Tomoe H, Takahashi H, et al. Interstitial cystitis associated with primary Sjögren's syndrome successfully treated with a combination of tacrolimus and corticosteroid:A case report and literature review. Mod Rheumatol,2014,Apr 11 [Epub ahead of print]

2. Emmungil H,Kalfa M,Zihni FY,et al. Interstitial cystitis:a rare manifestation of primary Sjögren's syndrome, successfully treated with low dose cyclosporine. Rheumatol Int,2012,32(5):1215-1218

第七节　干燥综合征血液系统损伤的治疗

对于 SS 血三系减少的处理,主要根据病情轻重从全身免疫损害入手治疗[1]。溶血性贫血、严重血小板减少等需要给予中、大剂量糖皮质激素和环磷酰胺、环孢素 A 等免疫抑制剂治疗。严重脏器活动性患者,应给予激素冲击治疗[2]。

CD20 单抗是治疗 SS 具有前景的药物,但目前尚缺乏多中心、随机、双盲、安慰剂对照研究。一项小剂量 CD20 单抗治疗 SLE 及 SS 合并难治性血小板减少的长期随访研究[3,4]表明,用药后第 24 周,完全缓解和部分缓解能达到近 70%(分别为 46% 和 23%),随访 156 周后总体反应率仍能达到 31%,并且起效快,安全性好。SS 合并血栓性血小板减少性紫癜(TTP)非常罕见,文献报道不足 10 例。治疗应给予大剂量激素及血浆置换[5],也有应用 CD20 单抗治疗成功的病例报道[6]。

SS 合并血三系减少同时需要给予辅助治疗。针对严重白细胞减少或粒细胞缺乏、严重血小板减少,可给予集落刺激因子、口服升白细胞和升血小板药物,注意避免感染和外伤出血。严重贫血和血小板减少可输注洗涤红细胞和血小板。

(沈　敏)

参 考 文 献

1. 汤建平. 干燥综合征的血液系统损害与治疗对策. 中华临床医师杂志(电子版),2013,7(7):2768-2770

2. 赵岩,张奉春. 原发性干燥综合征的治疗. 中华全科医师杂志,2006,5(4):203-205

3. Chen H,Zheng W,Su J,et al. Low-dose rituximab therapy for refractory thrombocytopenia in patients with systemic lupus erythematosus-a prospective pilot study. Rheumatology(Oxford),2011,50(9):1640-1644

4. 陈华,苏金梅,王迁,等. 小剂量利妥昔单抗治疗系统性红斑狼疮或干燥综合征合并血小板减少症:长期随访研究. 中华临床免疫和变态反应杂志,2013,7(2):139-145

5. Yamashita H,Takahashi Y,Kaneko H,et al. Thrombotic thrombocytopenia purpura with an autoantibody to AD-AMTS13 complicating Sjögren's syndrome:two cases and a literature review. Mod Rheumatol,2013,23(2):365-373

6. Toumeh A,Josh N,Narwal R,et al. Refractory thrombotic thrombocytopenia purpura associated with primary Sjögren syndrome treated with rituximab:a case report. Am J Ther,2014,21(2):e56-e60

第八节　干燥综合征合并米库利兹综合征的治疗

以往对 MD 的腺体肿胀多采取受累腺体切除,然而其他腺体又复发肿大,多次手术创伤性大,更使腺体分泌功能丧失或受损。故目前多采用药物治疗。

1. 糖皮质激素　剂量为 $0.6 \sim 0.8mg/(kg \cdot d)$ 或 $30 \sim 40mg/d$,2 个月后能改善患者的唾液流率及高球蛋白血症及血清 IgG4 下降,但停药后有复发,故建议用 $5 \sim 10mg/d$ 的维持量并用免疫抑制剂。Ebbo[1]报道糖皮质激素疗效达 90%。

2. 免疫抑制剂　林玮[2]建议 MD 合并有重要器官受累,如胰腺、胆管、肺、肾等除糖皮质外当并用环磷酰胺(CTX)或硫唑嘌呤,否则可并用甲氨蝶呤(MTX)、雷公藤。治疗过程需要根据病情调整药物,故宜随诊。本病预后良好,至今未见恶变报道。

（董　怡）

参 考 文 献

1. Ebbo M. Daniel L,Pavic M,et al. IgG4-related systemic disease:features and treatment response in a French cohort:results of a multicenter registry. Medicine(Baltimore),2012,91(1):49-56
2. 林玮,陈华,吴庆军,等. IgG4 相关性米库利兹病临床研究. 中华医学杂志,2013,93(13):973-975

第九节　干燥综合征合并骨质疏松、骨软化症的治疗

一、干燥综合征合并骨质疏松的治疗

参见第十一章第一节干燥综合征和继发性骨质疏松症中相应的治疗内容。

二、干燥综合征合并骨软化症的治疗

参见第十一章第二节干燥综合征和骨软化症中相应的治疗内容。

（蒋　颖）

第十节　干燥综合征合并纤维肌痛综合征的治疗

干燥症状本身可以带来生活质量下降,而干燥症状以外的原因,包括疲劳、疼痛、抑郁等病情较活动对 SS 患者生活质量的影响更大。这说明,改善干燥症状固然需要重视,但疲劳、疼痛、抑郁的治疗对于改善 pSS 患者的生活质量至关重要。

Bax 等发现 79% 的 pSS 患者疲劳症状可以用抑郁解释,而提示免疫炎症的实验室指标如免疫球蛋白、C 反应蛋白等与疲劳无关[1]。一项针对 SS 患者疲劳状况的为期 5 年的前瞻性研究结果,发现患者的疲劳不随时间而改变,临床和实验室指标都不能预测患者疲劳的变

化趋势[2]。Ibn 等采用 MAF 调查摩洛哥 57 名 pSS 患者的疲劳情况,也发现唇腺活检组织学分级、免疫功能状态和系统受累严重程度与疲劳和生活质量得分无关,患者的社会经济和受教育水平越低则疲劳越重,而服用抗抑郁药的患者疲劳程度较轻[3]。尽管许多抗抑郁药有口干的副作用,但抗抑郁治疗通过改善抑郁和疲劳症状,可以改善 SS 患者的生活质量,因此应该重视 SS 患者的抗抑郁治疗。

对于疼痛,尤其是合并纤维肌痛(FM)的患者,止痛是治疗的核心。单用非甾体抗炎药对 FM 的疼痛疗效不佳,通常与中枢镇痛药物合用。随机、双盲临床试验显示,阿片类中枢镇痛药物,一些抗抑郁药物如三环类抗抑郁药物阿米替林、多虑平和安那芬尼,5 羟色胺再摄取抑制剂如氟西汀、舍曲林和西酞普兰等可以缓解 FM 患者的疼痛,同时对疲乏及睡眠障碍都有很好的疗效。5-羟色胺和去甲肾上腺素双重递质摄取抑制剂文拉法辛安慰剂对照临床试验证实,可以明显改善 FM 患者的疼痛、疲乏和情绪障碍,改善睡眠。镇静催眠药物,如佐匹克隆及肌松剂也可以用来治疗 FM,调整睡眠,缓解疲乏,从而缓解疼痛。适当的锻炼能通过增加肾上腺的活性,促进 5-羟色胺和多巴胺的释放从而改善患者的情绪、减轻精神压力和肌肉疼痛。同时,有近 30% 的 FM 患者有明显的抑郁表现,抗抑郁药物治疗对减轻疼痛具有重要意义。

此外,尽管如前所述 pSS 患者生活质量与免疫炎症无明确关系,但有研究显示服用甲氨蝶呤的 pSS 患者 SF-36 评分较高[3],CD20 单抗治疗 pSS 也可以改善患者的生活质量[4],说明原发病的治疗不容忽视。在我国,近年来中医药对改善 SS 患者生活质量作用的研究也受到重视。对 SS 患者生活质量影响因素及干预措施的进一步研究,将为患者改善生活质量提供更多的帮助。

(曾学军 沙悦)

参 考 文 献

1. Bax HI, Vriesendorp TM, Kallenberg CG, et al. Fatigue and immune activity in Sjögren syndrome. Ann Rheum Dis, 2002, 61(3):284

2. Haldorsen K, Bjelland I, Bolstad AI, et al. A five-year prospective study of fatigue in primary Sjögren's syndrome. Arthritis Res Ther, 2011, 13(5):R167

3. Ibn Yacoub Y, Rostom S, Laatiris A, et al. Primary Sjögren's syndrome in Moroccan patients: characteristics, fatigue and quality of life. Rheumatol Int, 2012, 32(9):2637-2643

4. Devauchelle-Pensec V, Morvan J, Rat AC, et al. Effects of rituximab therapy on quality of life in patients with primary Sjögren's syndrome. Clin Exp Rheumatol, 2011, 29(1):6-12

展望篇

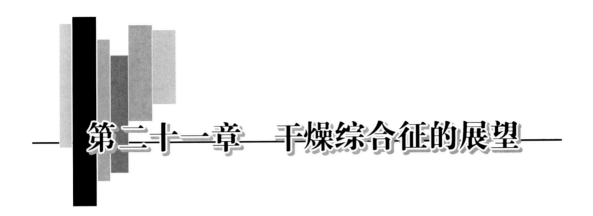

第二十一章 干燥综合征的展望

本书已经较全面、详细的对干燥综合征的病因、病理机制、诊断、治疗和国内外的研究进展作了阐述,展示了近年来国内外在干燥综合征基础和临床方面取得的丰硕成果。但是学术研究永无止境,在本书的结尾,我们有必要再一次着重在干燥综合征的临床和基础研究方面进行展望。

一、建立干燥综合征的注册研究平台

在"十一五"国家科技项目支撑下的干燥综合征诊断方法和诊断标准的研究课题已经为干燥综合征的注册研究平台构建了好的开始。中国是世界人口大国,在将来的研究工作中,我们希望能够搭建可持续发展的干燥综合征注册研究平台,建立起世界领先的干燥综合征患者随访队列,从而能够提供更多的关于中国干燥综合征患者的临床特点和流行病学资料,同时能够更好的开展各种多中心、前瞻性的临床研究。此外,生物学样本的保存也能为今后国内外开展干燥综合征的基础研究提供宝贵的资源。

二、多中心随访队列的建立

在干燥综合征患者注册研究平台建立的基础上,建立起国内多中心的干燥综合征患者随访队列。期待通过对干燥综合征患者的长期(五年以上)随访,能够进一步了解中国干燥综合征患者的自然病程,例如:干燥综合征患者相应的靶器官损伤更容易在什么时候出现;哪些干燥综合征患者容易发展至淋巴瘤,其相应的危险因素是什么? 对干燥综合征患者进行药物干预治疗,例如口服羟氯喹后患者的干燥综合征疾病损伤评分(Sjögren's syndrome disease damage index, SSDDI) 的变化情况;如何判断干燥综合征患者的预后及危险因素;以及关于一些新药在干燥综合征患者中的诊治效果。一个大规模随访队列的建立并非朝夕之间即能成功之事,需要各个中心的研究人员们通力协作,方能取得好的结果。

三、干燥综合征的临床研究

干燥综合征虽然病情相对缓和,但考虑到该病发病率高,患者可出现在各年龄段,因此关于干燥综合征的临床研究仍有很重要的意义。对某种疾病而言,临床医师最关注的就是两个方面:诊断和治疗。下文中我们将就这两个方面的工作进一步进行阐述。

（一）干燥综合征的诊断

作为系统性自身免疫病,干燥综合征患者体内可检测出多种自身抗体。其中,最常见的抗体包括:抗核抗体、抗 SSA 抗体、抗 SSB 抗体、类风湿因子等。其中抗 SSA 抗体和抗 SSB 抗体对干燥综合征的诊断具有较高的特异性,而类风湿因子可能和疾病活动度相关。此外,在干燥综合征患者体内还可检测到抗 α-胞衬蛋白抗体、抗毒蕈碱受体 3 抗体及抗碳酸酐酶 Ⅱ抗体,以及近年来发现的抗二磷酸腺苷核糖聚合酶抗体,抗细胞核有丝分裂器抗体和抗核仁形成区 90kD 蛋白抗体等[1],然而这些抗体在干燥综合征中的具体意义还亟待进一步研究。

近年来,研究人员逐渐开始尝试了解唾液腺超声在诊断干燥综合征中的意义。有研究认为唾液腺超声在诊断干燥综合征中的敏感性为 60% 左右,而特异性在 90% 以上,如果将其与 2002 年美欧共识小组(AECG)或者 2012 年美国风湿病学会(ACR)的分类标准相联合,则诊断的准确性要更高。鉴于超声检查的方便、安全和无创性,在临床工作中使用唾液腺超声检查来诊断和评估干燥综合征将有较好的前景。

（二）分类标准对比

目前临床中应用最多的干燥综合征分类标准仍然是 2002 年美欧共识小组(AECG)所提出的分类标准。2012 年美国风湿病学会(ACR)提出了以血清学指标、角膜荧光染色、唇腺活检三项检查组成的简化的分类标准[2]。随着新的分类标准的提出,国际上关于两种标准哪种更好的争论也随之而出。Rasmussen 等利用 2002 年 AECG 标准和 2012 年 ACR 标准,分别评估了 646 例患者腮腺和泪腺功能障碍和自身免疫的特点,并在其中 180 例患者的亚组中进行全基因图谱分析。结果发现,两种分类标准在大多数病例和基因表达分析中有较好的一致性;从临床或生物学角度,没有明确的证据显示新 ACR 标准比 AECG 标准有更高的诊断价值[3]。而在我国干燥综合征的患者中,关于 AECG 标准和 ACR 标准对诊断干燥综合征的敏感性和特异性差异的研究,我们尚未获得自己的数据,这也是未来干燥综合征临床研究的一个重要方向。

（三）继发性干燥综合征和重叠综合征

在本书的概述中董怡教授曾经提到了关于继发性干燥综合征与重叠综合征(overlap syndrome)的界定。目前认为,不能笼统的将符合诊断标准的干燥综合征,在与另一种结缔组织病并存的时候就直接称之为继发性干燥综合征。那么,干燥综合征患者在合并其他结缔组织病的时候,到底是继发性干燥综合征还是重叠综合征,这需要更多临床研究结果的支持,也希望在将来的工作中,研究人员在基因水平和血清学方面能够对两者的区别做出更多的工作。

（四）干燥综合征的治疗

干燥综合征是一种慢性疾病,治疗的基本原则是缓解症状,控制脏器损害。传统的治疗药物主要分为控制干燥症状药物以及针对系统损害的激素及免疫抑制剂治疗。近年来,生物制剂在风湿免疫病中的广泛应用也为干燥综合征的治疗提供了更多的可能。

1. B 细胞清除治疗　由于干燥综合征在发病机制上更多的与 B 细胞活化相关,因此研究人员认为清除 B 细胞的治疗可能有助于控制该病。从清除机制来看,针对 B 细胞的清除分为两种:①通过作用于 B 细胞表面分子的单克隆抗体直接清除 B 细胞,例如,作用于 CD19/20 分子的利妥昔单抗或者 Ocrelizumab,以及作用于 CD22 分子的 epratuzumab;②通过阻断 B 细胞生存过程中的相关因子来间接的清除 B 细胞,例如作用于 Blys/BAFF 的 Belimumab,以及作用于 APRIL 的 Atacicept。

目前临床上研究最多的仍然是经典的 CD20 单抗,即利妥昔单抗。有一系列开放标记的研究表明利妥昔单抗能够改善干燥综合征患者的干燥症状和系统损害,并有专家推荐利妥昔单抗可用于重症或者难治性干燥综合征患者的治疗。但最近结束的一项包含 122 名干燥综合征患者的大规模多中心、随机、安慰剂双盲、对照研究结果表明,利妥昔单抗的疗效亦有限[4]。因此,关于利妥昔单抗在干燥综合征中的疗效还需要更多的大规模临床试验证据支持。

越来越多的研究表明 BAFF/Blys(B 淋巴细胞刺激因子)在包括干燥综合征的多种自身免疫病的发病过程中起着重要作用,这也为干燥综合征的药物治疗提供了新的靶点。在 2013 年发表的一项关于 Belimumab 在原发性干燥综合征的开放标记Ⅱ期临床研究中,Belimumab 在控制干燥综合征症状方面得到了积极的结果[5],而该药的具体效果和安全性还有待于更多临床试验证实。

2. 协同刺激因子阻断剂　目前有越来越多的证据表明调节 T 淋巴细胞在干燥综合征的发病机制中有重要意义。Abatecept 为一种选择性 T 细胞协同刺激因子阻断剂,通过与抗原递呈细胞上的 CD80 和 CD86 结合,抑制 T 细胞的激活,目前已被美国 FDA 批准用于类风湿关节炎的治疗。在 2014 年发表的一项关于 Abatecept 在早期活动性干燥综合征的开放标记试验中表明,Abatecept 能有效控制病情,并有较好的安全性[6]。

当然,关于干燥综合征治疗的研究,我们不仅仅是要开发出更多的新药,同时也要寻找更合理的干燥综合征治疗手段。目前关于干燥综合征的治疗大部分属于经验性的,我们希望能够有更多的循证医学证据,来回答关于干燥综合征治疗的问题。

四、干燥综合征的基础研究

基础研究和临床研究是互为根本,相互促进的。回顾我国干燥综合征的基础研究,和国际先进水平相比目前还是有较大的差距,但近年来我们也获得了一些可喜的成就。我们也希望国内的研究人员能够结合自身的优势,努力工作,取得更多的成绩。

(一) 干燥综合征的基因学研究

原发干燥综合征具有明显的家族聚集倾向,患者的亲属易发生自身免疫性疾病。关于基因因素在干燥综合征发病过程中的意义尚有很多未明确的地方,而该领域也为目前的研究热点。人类白细胞抗原(HLA)(大部分为Ⅱ类基因)是包括干燥综合征在内的自身免疫性疾病遗传易感性的主要因素,其中与干燥综合征最相关的是 HLA-DR 和 HLA-DQ。但尚未发现一个与所有人种均相关的 HLA 位点基因。此外,研究表明 *STAT4*、*IRF5* 是目前已知的干燥综合征易感基因。

随着全基因组关联研究(Genome-wide association study,GWAS)工作的广泛开展,对原发性干燥综合征的基因决定因素有了更多的了解,在该方向已有两项大规模的研究结果。在2013年发表的一项美国研究中,研究人员发现干燥综合征的易感位点除了位于6p21的HLA相关基因外,还有IRF5-TNPO3、STAT4、IL12A、FAM167A-BLK、DDX6-CXCR5和TNIP1,以及一些其他可能的位点[7]。另一项研究是2013年,北京协和医院首次在世界上针对原发性干燥综合征进行了GWAS研究,通过对1845例病例和3777例健康对照样本(均为中国汉族)的分析,鉴定出了一个全新pSS易感位点,位于7q11.23上的GTF2I,并证实了其与既往在欧洲人中报道的STAT4、TNFAIP3和MHC区域的关联性[8]。该系列的进一步研究必将会帮助我们对干燥综合征的基因危险因素有更深入的了解,并有可能在干燥综合征的风险预测、诊断和个体化治疗方面均起到很大的促进作用。

(二) 干燥综合征的表观遗传改变

虽然基因因素在干燥综合征的发病中起到重要作用,但必须指出,在该病的发病过程中基因因素仅占一小部分。即使是同卵双生子同时患病的概率也是比较低的。近年来,表观遗传学的重要性逐渐得到了提升。表观遗传学主要指基因组相关功能改变而不涉及DNA本身的序列变化。其主要机制包括:①通过DNA甲基化来增强或抑制不同基因的表达;②通过miRNA的特异性而抑制不同的mRNA。研究发现在干燥综合征患者中,DNA高度甲基化与抗原提呈和表达相关,而DNA低甲基化主要和淋巴细胞活化和免疫反应相关。在干燥综合征的唾液腺中,研究人员还发现与健康对照人群相比,病患的miRNA表达发生了改变,而这可能会是该病的特征之一[1]。

(三) 免疫系统调节机制

在干燥综合征的发病过程中,T淋巴细胞和B淋巴细胞均起到了重要的作用。研究表明,在干燥综合征患者的唾液腺组织中绝大多数浸润的淋巴细胞为CD4阳性的T淋巴细胞。Th1/Th2细胞均在干燥综合征的发病过程中起相应的作用。已有证据表明,调节T淋巴细胞在干燥综合征的发病机制中有重要意义,但具体意义还需进一步研究证实。

滤泡型辅助性T细胞(follicular helper T cells,Tfh细胞)是最近发现的CD4阳性的辅助性T淋巴细胞亚群。众多研究表明Tfh细胞及其效应分子在多种自身免疫病的发病中起着重要作用。Tfh细胞的主要作用是通过分泌白介素-21(IL-21)来诱导干燥综合征患者唾液腺组织内的B细胞活化,从而参与干燥综合征的发病。关于Tfh细胞及其相关效应因子在干燥综合征的发病过程及将来药物治疗中的价值还需更多的研究支持[9]。

越来越多的研究发现,B淋巴细胞在干燥综合征发病过程中也扮演了重要的角色。和健康人群相比,干燥综合征患者中的B细胞分化和功能均出现明显的改变。B细胞分化异常导致外周血中记忆B细胞水平降低,同时浆细胞水平升高[10]。除了产生自身抗体和细胞因子外,干燥综合征患者中B细胞也能够直接诱导唾液腺上皮细胞凋亡。

BAFF主要由巨噬细胞、树突状细胞、上皮细胞和活化的T淋巴细胞分泌,在B细胞的平衡中起着重要作用。已发现干燥综合征患者的唾液中BAFF的水平升高,且和疾病严重程度相关。BAFF转基因小鼠的外分泌腺体中可出现Th2细胞的增生,并出现类似系统性红斑狼疮和干燥综合征样表现的疾病。但也有研究提出在某些干燥综合征的患者血清中 BAFF 水平正常乃至偏低,提示血清 BAFF 水平有可能和疾病活动度或者其他因素相关[11]。

　　Ⅰ型干扰素是机体固有免疫的重要因子之一,它在体内的重要来源是浆细胞样树突状细胞。50% 的干燥综合征患者的血液中或者唾液腺内发现有Ⅰ型干扰素的水平升高,这提示其可能在干燥综合征的发病中起到作用。因此阻断Ⅰ型干扰素的作用途径为干燥综合征的治疗提供了新的可能。另有证据表明 γ 干扰素在干燥综合征的起病中也起着重要作用。

五、总结

　　整体来说,干燥综合征的研究在国内还处于发展中的状态。我们希望国内干燥综合征的临床和基础研究人员能够更多的走出国门,向国外先进的临床及科研机构学习,经常参加与干燥综合征相关的国际学术会议,交流最新信息,吸收国际先进经验。我们也希望国内研究干燥综合征的同仁们能够互通有无,携手共进。争取早日在国内召开国际性的干燥综合征专题学术研讨会。我们还希望和其他学科的医学同道们积极开展多科交流,通力协作,共同进步。让我们一起努力,为干燥综合征的研究贡献自己的力量,努力造福广大的病患。

(唐福林　周佳鑫)

参 考 文 献

1. Cornec D,Jamin C,Pers JO. Sjögren's syndrome:Where do we stand,and where shall we go? J Autoimmun,2014,51:109-114

2. Shiboski SC,Shiboski CH,Criswell L,et al. American College of Rheumatology classification criteria forSjögren's syndrome:a data-driven,expert consensus approach in the Sjögren's International Collaborative Clinical Alliance cohort. Arthritis Care Res Hob(Hoboken),2012,64(4):475-487

3. Rasmussen A,Ice JA,Li H,et al. Comparison of the American-European Consensus GroupSjögren's syndrome classification criteria to newly proposed American College of Rheumatology criteria in a large,carefully characterised sicca cohort. Ann Rheum Dis,2014,73(1):31-38

4. Devauchelle-Pensec V,Mariette X,Jousse-Joulin S,et al. Tolerance and efficacy of rituximab in primary Sjögren syndrome:final results of a randomized controlled trial. Arthritis Rheum,2012,64(Suppl):S1079

5. Mariette X,Seror R,Quartuccio L,et al. Efficacy and safety of belimumab in primary Sjögren's syndrome:results of the BELISS open-label phase Ⅱ study. Ann Rheum Dis,2015,74(3):526-532

6. Meiners PM,Vissink A,Kroese FG,et al. Abatacept treatment reduces disease activity in early primary Sjögren's syndrome(open-label proof of concept ASAP study). Ann Rheum Dis,2014,73(7):1393-1396

7. Lessard CJ,Li H,Adrianto I,et al. Variants atmultiple loci implicated in both innate and adaptive immune responses are associated with Sjögren's syndrome. Nat Genet,2013,45(11):1284-1292

8. Li Y,Zhang K,Chen H,et al. A genome-wide association study in Han Chinese identifies a susceptibility locus for primary Sjögren's syndrome at 7q11. 23. Nat Genet,2013,45(11):1361-1165

9. Nocturne G,Mariette X. Advances in understanding the pathogenesis of primary Sjögren's syndrome. Nat Rev Rheumatol,2013,9(9):544-556

10. Aqrawi LA, Skarstein K, Bredholt G, et al. Autoantigen-specific memory B cells in primary Sjögren's syndrome. Scand J Immunolo,2012,75(1):61-68

11. Huang YF,Cheng Q,Jiang CM,et al. The immune factors involved in the pathogenesis,diagnosis,and treatment of Sjögren's syndrome. Clin Dev Immunol,2013,2013:160491

附 录—北京协和医院风湿免疫科医师——30余年在国内外发表论文精选

北京协和医院风湿免疫科师生 30 余年(1981—2015)来,对干燥综合征的临床及免疫异常做了大量探索工作,在中外医学杂志发表了百余篇有关文章。为方便有兴趣的读者进行查阅,我们精选 100 余篇北京协和医院风湿免疫科或与之直接相关第一作者(研究生、协作者、进修生)撰写的文章,按年次录写于下:

1. 董怡,吴东海,张乃峥,等.干燥综合征并发周期性麻痹五例报告.中华内科杂志,1983,22:685-687.

2. 吴东海,董怡,张乃峥,等.抗 SSA,SSB 抗体的测定及其临床意义.中华医学杂志,1984,23:194-196.

3. 董怡,吴东海,张乃峥,等.原发性干燥综合征 36 例临床分析.中华内科杂志,1984,23:697-700.

4. 董怡,吴东海,张乃峥,等.对我国干燥综合征的再认识.医学研究通讯,1985,14:229-232.

5. 陈寿坡,刘晓华,蒋明,等.干燥综合征对胃肠道和胰腺外分泌的功能的影响.中华内科杂志,1987,26:698.

6. 董怡,张乃峥.干燥综合征的肾损害.中华内科杂志,1988,27:162-164.

7. 董怡.干燥综合征的系统性损害值得重视.中华内科杂志,1991,30:388.

8. 董怡.原发性干燥综合征神经系统病变的特点.中华内科杂志,1991,30:619-21.

9. 董怡.环孢素 A 治疗原发性干燥综合征.中华内科杂志,1993,32:8.

10. 董怡,赵岩,郭晓萍.原发性干燥综合征诊断标准的初步研究.中华内科杂志.1996,35:114-117.

11. 王吉波,蒋明,邱长春.原发性干燥综合征与人类组织相容性抗原 DRβ 基因.中华内科杂志,1997,36:39.

12. 唐福林,汪国生,孙丽蓉,等.原发性干燥综合征合并甲状腺功能异常的临床分析.中华风湿病学杂志,1998,2:71-74.

13. 李玉兰,崔立新,董怡,等.150 例原发性干燥综合征临床表现.山西医药杂志,1998,27:139-140.

14. 张文,曾小峰,李明佳.原发性干燥综合征肺部病变的诊断与治疗.中国医刊 2001,36:31.

15. 张卓莉,董怡,王燕.原发性干燥综合征并发肾小管酸中毒的预后与治疗.中华风湿病学杂志,2001,5,80-83.

16. 艾脉兴,曾小峰.干燥综合征与原发性胆汁性肝硬化.中华风湿病学杂志 2002,6:115-118.

17. 曾小峰.干燥综合征的临床诊治.实用老年医学,2002,16:172-175.

18. 竺红,赵岩,董怡,等.原发性干燥综合征的心脏病变.中国误诊学杂志,2002,2:1820-1821.

19. 董怡.论 2002 年干燥综合征分类(诊断)标准.中华风湿病学杂志,2003,7:1-2.

20. 王芳,王振刚,唐福林.趋化因子 MIP-1α 在干燥综合征患者唇腺组织中的表达.中华微生物学和免疫学杂志,2003,23:728-731.

21. 王芳,王振刚,唐福林.干燥综合征患者唇腺导管上皮细胞趋化因子的表达.中华医学杂志,2003,83:220-223.

22. 王芳,王振刚,唐福林.趋化因子 RANTES 在干燥综合征患者唇腺组织中 mRNA 表达的研究.中华风湿病学杂志,2003,7:156-159.

23. 张奉春,徐东,董怡,等.人脾与牛脾中 SSA 抗原效价的比较.中华风湿病学杂志,2003,7:68-70.

24. 赵岩,贾宁,魏丽,等.原发性干燥综合征 2002 年国际分类(诊断)标准的临床验证.中华风湿病学杂志,2003,7:537-540.

25. 周炜,董怡,赵岩,等.干扰素诱导蛋白 10 在干燥综合征患者唇腺中的异常表达.中国医学科学院学报,2003,25:603-607.

26. 董怡.干燥综合征诊治指南(草案)的某些问题.中华风湿病学杂志,2004,8:438.

27. 房丽华,赵岩,曾小峰.儿童原发性干燥综合征的临床特点.中华儿科杂志,2004,42:568-570.

28. 李菁,赵岩,唐福林.水分子通道蛋白在干燥综合征发病机制中的作用.中华风湿病学杂志,2004,8:105-107.

29. 李敬扬,周炜,董怡,等.101 例原发性干燥综合征临床首发症状及误诊分析.中国医刊,2004,39:19-21.

30. 李玲,张烜,李永哲,等.抗着丝点抗体在干燥综合征中的临床意义.中华内科杂志,2004,43:778-779.

31. 张乃峥.原发性干燥综合征的诊断.中华风湿病学杂志,2004,8:193-195.

32. 张乃峥,张文,李小峰,等.胆汁淤积在原发性干燥综合征中的意义.中华风湿病学杂志,2004,8:147-151.

33. 李菁,赵岩,唐福林,等.水分子通道蛋白-5 在干燥综合征唇腺中的异常表达.中华风湿病学杂志,2005,9:453-457.

34. 张烜,刘炜,曾小峰,等.原发性胆汁性肝硬化与干燥综合征四例分析.临床内科杂志,2005,22:31-33.

35. 赵岩,费允云,邓学新,等.抗 α-胞衬蛋白抗体在干燥综合征诊断中的意义及与临床表现的相关性.中华风湿病学杂志,2005,9:261-264.

36. 费允云,吴迪,张奉春.原发性干燥综合征的中枢神经系统病变.中华全科医师杂志,

2006,5:102-104.

37. 郭潇潇,吴庆军,曾小峰,等.原发性干燥综合征继发淀粉样变三例.中华风湿病学杂志, 2006,10:315-316.

38. 罗日强,崔阳,周炜,等.原发性干燥综合征合并多发肺大疱五例.中华结核和呼吸杂志, 2006,29:501-502.

39. 董怡,赵岩,郭晓萍,等.原发性干燥综合征诊断标准的初步研究.中华内科杂志,1996, 35:114-117.

40. 史群.由病例分析看干燥综合征的诊断和治疗.中华全科医师杂志,2006,5:503-504, 509.

41. 赵岩,张奉春.原发性干燥综合征的治疗.中华全科医师杂志,2006,5:203-205.

42. 费允云,张奉春.原发性干燥综合征中枢神经系统病变 21 例临床分析.中华风湿病学杂志,2007,11:479-482.

43. 冷晓梅,赵岩,周道斌,等.大剂量化疗并自体外周血干细胞移植治疗重症原发性干燥综合征.中华风湿病学杂志,2007,11:206-209.

44. 茹晋丽,曾小峰,张立民,等.儿童原发性干燥综合征并发肾脏损害的特点分析.中华风湿病学杂志,2007,11:295-298.

45. 王玉华,王鸿琳,温晓宏,等.基质金属蛋白酶-9 在原发性干燥综合征患者唇腺中的表达.临床内科杂志,2007,24:483-485.

46. 颜淑敏,曾小峰,等.原发性干燥综合征诊治进展.实用医院临床杂志,2007,4:6-8.

47. 张奉春,刘莉,徐东.抗 60 000 SSA 和 52 000 SSA 抗体与系统性红斑狼疮和干燥综合征相关性的研究.中华医学杂志,2007,87:7-10.

48. 曾小峰,颜淑敏.老年人原发性干燥综合征的诊治进展.实用老年医学,2008,22:14-17.

49. 黄春梅,李永哲.原发性干燥综合征自身抗体谱研究进展.中华风湿病学杂志,2008,12: 640-642.

50. 史群,赵岩,董怡,等.羟氯喹治疗原发性干燥综合征前瞻性临床研究初探.中华风湿病学杂志,2008,12:258-260,插252.

51. 吴莹,李梦涛,董怡,等.抗乙酰胆碱 3 受体抗体在原发性干燥综合征中的临床意义.中华内科杂志,2008,47:563-565.

52. 颜淑敏,曾小峰,董怡,等.抗着丝点抗体阳性原发性干燥综合征的临床特点.中华内科杂志,2008,47:296-299.

53. 颜淑敏,赵岩,董怡,等.原发性干燥综合征患者肺部病变的临床分析.中华结核和呼吸杂志,2008,31:513-516.

54. 叶益聪,曾勇,朱文玲.干燥综合征的心血管损害.中华心血管病杂志,2008,36:327-331.

55. 尤欣,刘炜,张奉春,等.原发性胆汁性肝硬化和原发性干燥综合征患者血清中不同抗核抗体型别的分析.中华医学杂志,2008,88:168-170.

56. 冯胜,颜淑敏,苏丽,等.原发性干燥综合征合并恶性肿瘤29 例分析.中华风湿病学杂志, 2009,13:336-338.

57. 贾宁,唐福林.原发性干燥综合征合并非霍奇金淋巴瘤九例.中华医学杂志,2009,89:2786-2788.

58. 林东方,张文,赵岩.B 细胞在原发性干燥综合征中的作用.中华临床免疫和变态反应杂志,2009,3:216-220.

59. 王玉华,赵岩,曾小峰.基质金属蛋白酶-3 在原发性干燥综合征患者唇腺中的表达.军医进修学院学报,2009,30:18-20.

60. 徐东,张烜,曾小峰,等.以干燥综合征起病的系统性红斑狼疮临床及预后分析.中华风湿病学杂志,2009,13:169-171.

61. 赵岩.关注干燥综合征的临床研究.中华风湿病学杂志,2009,13:73-75.

62. 李鸿斌,张奉春,张烜,等.SSA 表位在原发性干燥综合征患者唾液腺中的表达.中华医学杂志,2010,90:1187-1191.

63. 李梦涛,赵岩,郑文洁,等.抗 SSA 抗体在原发性干燥综合征的诊断价值.中华内科杂志,2010,49:410-413.

64. 王立,赵岩,张奉春.原发性干燥综合征合并恶性淋巴瘤的临床特征.中华医学杂志,2010,90:2773-2775.

65. 王琳,张文,赵岩,等.原发性干燥综合征患者及其一级亲属外周血记忆性 B 细胞、B 细胞激活因子及与临床指标的相关性.协和医学杂志,2010,01:132-136.

66. 颜淑敏,张文,李梦涛,等.原发性干燥综合征 573 例临床分析.中华风湿病学杂志,2010,14:223-227.

67. 沈敏,曾学军.干燥综合征并原发性胆汁性肝硬化致多种心律失常.基础医学与临床,2011,31:1149-1150.

68. 高丽霞,张奉春,马毓梅,等.调节性 T 细胞在原发性干燥综合征中的异常表达.中华风湿病学杂志,2012,16:477-480,封 473.

69. 高丽霞,张奉春,王立,等.不同方案治疗原发性胆汁性肝硬化合并干燥综合征的临床研究.中华内科杂志,2012,51:851-854.

70. 马亚,焦洋,赵久良,等.系统性红斑狼疮继发干燥综合征合并 Fabry 病患者家系的酶活性和基因分析.中华风湿病学杂志,2012,16:473-476.

71. 王玉华,赵绵松,赵岩.骨桥蛋白在原发性干燥综合征患者唇腺中的表达.北京大学学报(医学版),2012,44:236-239.

72. 陈华,苏金梅,王迁,等.小剂量利妥昔单抗治疗系统性红斑狼疮或干燥综合征合并血小板减少症:长期随访研究.中华临床免疫和变态反应杂志,2013,7:139-145.

73. 费允云,李雪梅,林东方,等.唇腺灶性指数在原发性干燥综合征中的意义.中华医学杂志,2013,93:976-979.

74. 高丽霞,王立,张奉春.原发性胆汁性肝硬化合并干燥综合征的临床特点分析.中华医学杂志,2013,93:3457-3459.

75. 李娅,费允云,张奉春,等.唇腺病理阳性判定方法对干燥综合征的诊断价值.基础医学与临床,2013,33:671-674.

76. 李娅,李小峰,黄慈波,等.中国不同年龄发病原发性干燥综合征的临床特征.中华临床免疫和变态反应杂志,2013,7:129-133.

77. 李娅,李小峰,黄慈波,等.原发性干燥综合征患者继发间质性肺病的临床特点.中华风湿病学杂志,2013,17:667-671.

78. 李正富,杨云娇,王立,等.进展为系统性红斑狼疮的干燥综合征患者临床和实验室特点.中华临床免疫和变态反应杂志,2013,7:174-177.

79. 乔琳,罗妍,张丽丽,等.原发性干燥综合征合并视神经脊髓炎 11 例临床分析.中华内科杂志,2013,52:745-748.

80. 孙菲,李萍,吴子燕,等.FAM167A-BLK 和 TNFSF4 基因多态性与原发性干燥综合征的遗传相关性.中华检验医学杂志,2013,36:693-698.

81. 孙菲,李萍,徐涓娟,等.ETS1 基因多态性与原发性干燥综合征的相关性.中华临床免疫和变态反应杂志,2013,7:103-108.

82. 汪劭婷,张奉春,黎明,等.原发性胆汁性肝硬化及干燥综合征抗 SSA 抗原表位抗体的检测及临床分析.中华风湿病学杂志,2013,17:225-230.

83. 杨云娇,张奉春.原发性干燥综合征患者 IgG 亚类特点及临床特征相关性分析.中华风湿病学杂志,2013,17:533-536.

84. 张顺华,卞爱玲,董怡,等.角膜结膜染色评分新方法在原发性干燥综合征的应用.中华临床免疫和变态反应杂志,2013,7:134-138,封 133.

85. 李雪梅,王迁,费允云,等.原发性干燥综合征合并肺动脉高压的临床特征.中华全科医师杂志,2014,13:770-773.

86. 李永哲.新的中国汉族人群原发性干燥综合征的易感基因.中华内科杂志,2014,53:901.

87. 李尊忠,李梦涛,曾学军,等.干燥综合征合并间质性膀胱炎 3 例并文献复习.中华临床免疫和变态反应杂志,2014,138-142.

88. 罗妍,乔琳,赵岩,等.原发性干燥综合征与视神经脊髓炎.中华风湿病学杂志,2014,18:354-356.

89. 张顺华,卞爱玲,董怡,等.结膜角膜染色评分在干燥综合征诊断中的意义.中华临床免疫和变态反应杂志,2014,8,268-272.

90. Zhang NZ,Dong Y. Primary Sjögren's Syndrome in the People Republic of China. Springer,Verlag,Berlin Ed Talal N,1987.

91. Scofield RH,Zhang FC,Kurien BT,et al. Anti-Ro fine specificity defined by multiple antigenic peptides identifies components of tertiary epitopes. Clin Exp Immunol,1997,109:480-487.

92. Zhang ZL,Dong Y. Clinical Manifestations and immunological features of Sjögren's syndrome with liver involvement. Chinese Medical Journal,1998,111:220-223.

93. Zhao Y,Kang J,Zheng WJ,et al. Evaluation of international classification criteria(2002)for primary Sjögren's syndrome in Chinese patients. Chin Med Sci J,2005,20:190-193.

94. Zhang NZ,Shi CS,Yao QP,et al. Prevalence of primary Sjögren's syndrome in China. J Rheumatol,1995,22:659-661.

95. Scofield RH, Bruner GR, Harley JB, et al: Autoimmune thyroid disease is associated with a diagnosis of secondary Sjögren's syndrome in familial systemic lupus. Ann Rheum Dis, 2007, 66:410-413.

96. Liu B, Zhang FC, Zhang ZL, et al. Interstitial lung disease and Sjögren's syndrome in primary biliary cirrhosis: a causal or casual association? Clin Rheumatol, 2008, 27:1299-1306.

97. Lin DF, Yan SM, Zhao Y, et al. Clinical and prognostic characteristics of 573 cases of primary Sjögren's syndrome. Chin Med J(Engl), 2010, 123:3252-3257.

98. Zhang W, Feng S, Yan S, et al. Incidence of malignancy in primary Sjögren's syndrome in a Chinese cohort. Rheumatology(Oxford), 2010, 49:571-577.

99. Shiboski SC, Shiboski CH, Criswell L, et al; Sjögren's International Collaborative Clinical Alliance(SICCA) Research Groups. American College of Rheumatology classification criteria for Sjögren's syndrome: a data-driven, expert consensus approach in the Sjögren's International Collaborative Clinical Alliance cohort. Arthritis Care Res(Hoboken), 2012, 64:475-487.

100. Kong F, Li JX, Li P, et al. Association of TNFSF4 polymorphisms with susceptibility to primary Sjögren's syndrome and primary biliary cirrhosis in a Chinese Han population. Clin Exp Rheumatol, 2013, 31:546-551.

101. Li Y, Zhang K, Chen H, et al. A genome-wide association study in Han Chinese identifies a susceptibility locus for primary Sjögren's syndrome at 7q11. 23. Nat Genet, 2013, 45:1361-1365.

102. Yang Y, Li Z, Wang L, et al. The clinical and laboratory characteristics of Sjögren's syndrome that progresses to systemic lupus erythematosus: a retrospective case-control study. Int J Rheum Dis, 2013, 16:173-177.

103. Sun F, Xu J, Wu Z, et al. Polymorphisms in the FAM167A-BLK, but not BANK1, are associated with primary Sjögren's syndrome in a Han Chinese population. Clin Exp Rheumatol, 2013, 31:704-710.

104. Sun F, Li P, Chen H, et al. Association studies of TNFSF4, TNFAIP3 and FAM167A-BLK polymorphisms with primary Sjögren's syndrome in Han Chinese. J Hum Genet, 2013, 58:475-479.

105. Peng L, Ma W, Yi F, et al. MicroRNA profiling in Chinese patients with primary Sjögren syndrome reveals elevated miRNA-181a in peripheral blood mononuclear cells. J Rheumatol, 2014, 41:2208-2213.

106. Lin W, Jin L, Chen H, et al. B cell subsets and dysfunction of regulatory B cells in IgG4-related diseases and primary Sjögren's syndrome: the similarities and differences. Arthritis Res Ther, 2014, 16:R118.

107. Fei Y, Zhang W, Lin D, et al. Clinical parameter and Th17 related to lymphocytes infiltrating degree of labial salivary gland in primary Sjögren's syndrome. Clin Rheumatol, 2014, 33:523-529.

108. Qiao L,Wang Q,Fei Y,et al. The Clinical Characteristics of Primary Sjögren's Syndrome With Neuromyelitis Optica Spectrum Disorder in China:A STROBE-Compliant Article. Medicine(Baltimore),2015,94:e1145.

109. Zhao Y,Li Y,Wang L,et al. Primary Sjögren syndrome in Han Chinese:clinical and immunological characteristics of 483 patients. Medicine(Baltimore),2015,94:e667.

110. Baer AN,McAdams DeMarco M,Shiboski SC,et al;Sjögren's International Collaborative Clinical Alliance(SICCA)Research Groups;Sjögren's International Collaborative Clinical Alliance SICCA Research Groups. The SSB-positive/SSA-negative antibody profile is not associated with key phenotypic features of Sjögren's syndrome. Ann Rheum Dis,2015,74:1557-1561.

111. Deng C,Hu C,Chen S,et al. Meta-analysis of anti-muscarinic receptor type 3 antibodies for the diagnosis of Sjögren syndrome. PLoS One,2015,10:e0116744.

（董　怡）

中英文对照索引

F

G

H

I

J

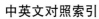